U0273784

周安方医案选粹

周安方◎著

中国中医药出版社
·北 京·

图书在版编目（CIP）数据

周安方医案选粹/周安方著．—北京：中国中医药出版社，2020. 10

ISBN 978-7-5132-6133-3

Ⅰ. ①周…　Ⅱ. ①周…　Ⅲ. ①医案-汇编-中国-现代　Ⅳ. ①R249. 7

中国版本图书馆 CIP 数据核字（2020）第 176182 号

中国中医药出版社出版

北京经济技术开发区科创十三街 31 号院二区 8 号楼

邮政编码　100176

传真　010－64405750

山东润声印务有限公司印刷

各地新华书店经销

开本 880×1230　1/32　印张 9. 75　彩插 0. 25　字数 215 千字

2020 年 10 月第 1 版　2020 年 10 月第 1 次印刷

书号　ISBN 978-7-5132-6133-3

定价　48. 00 元

网址　www. cptcm. com

社 长 热 线　010－64405720

购 书 热 线　010－89535836

维 权 打 假　010－64405753

微信服务号　zgzyycbs

微商城网址　https://kdt. im/LIdUGr

官 方 微 博　http://e. weibo. com/cptcm

天猫旗舰店网址　https://zgzyycbs. tmall. com

如有印装质量问题请与本社出版部联系（010－64405510）

作者简介

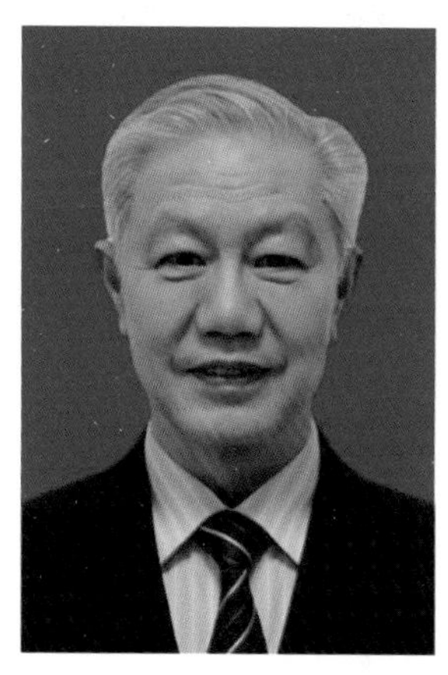

周安方教授，1948年9月24日出生，研究生学历，湖北孝感人。全国第四批及第五批老中医药专家学术经验继承工作指导老师，第二批及第三批全国优秀中医临床人才研修项目指导老师，湖北中医大师，湖北省中医师协会会长，湖北中医药大学二级教授、主任医师、博士研究生导师，湖北省有突出贡献专家，为国家中医药管理局确定的“周安方全国名老中医药专家传承工作室”指导老师。历任湖北中医药大学副校长，国家中医药管理局重点学科带头人，国务院学位委员会中医学中药学学科评议组专家，全国临床医学（中医学）、中药学专业学位研究生教育指导委员会委员，国家中医药管理局重点学科建设专家指导委员会委员。

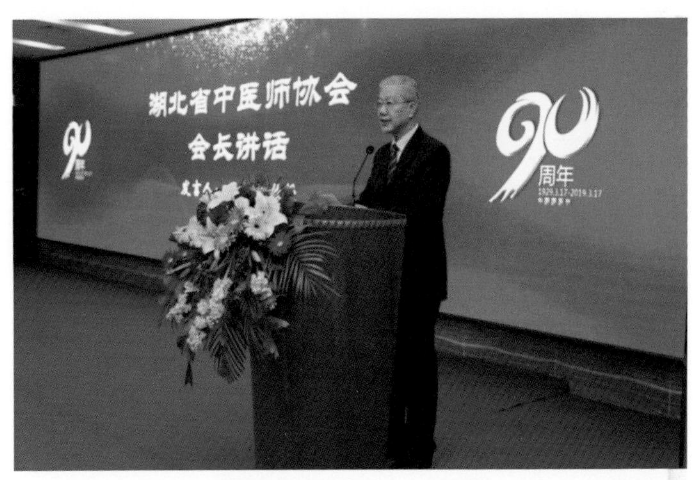

周安方教授在湖北省中医师协会主办的纪念国医节 90 周年大会上讲话

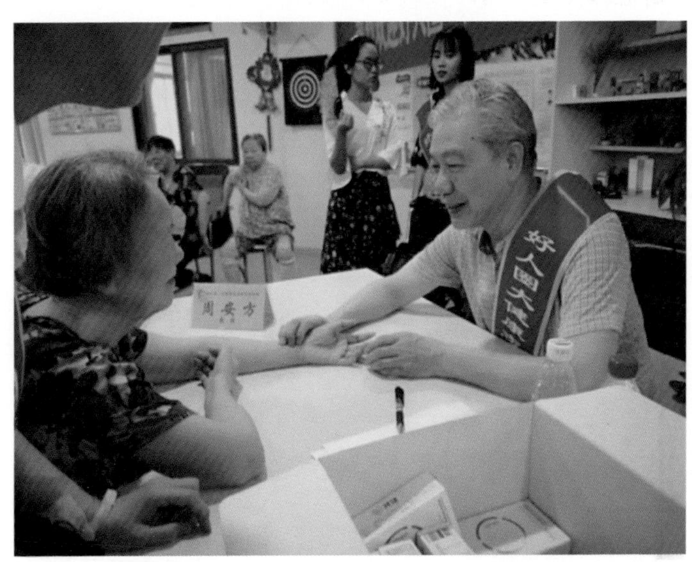

周安方教授等武汉好人圈大健康专家组成员为市民开展义诊活动

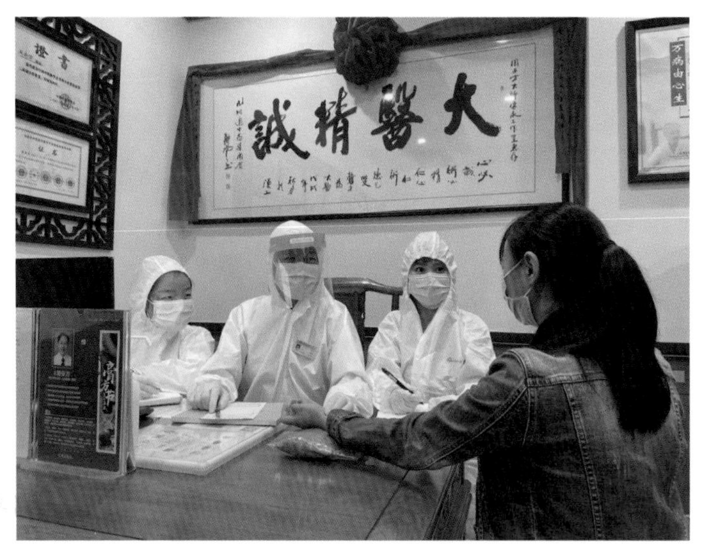

新冠肺炎疫情期间，周安方教授精心为患者诊治

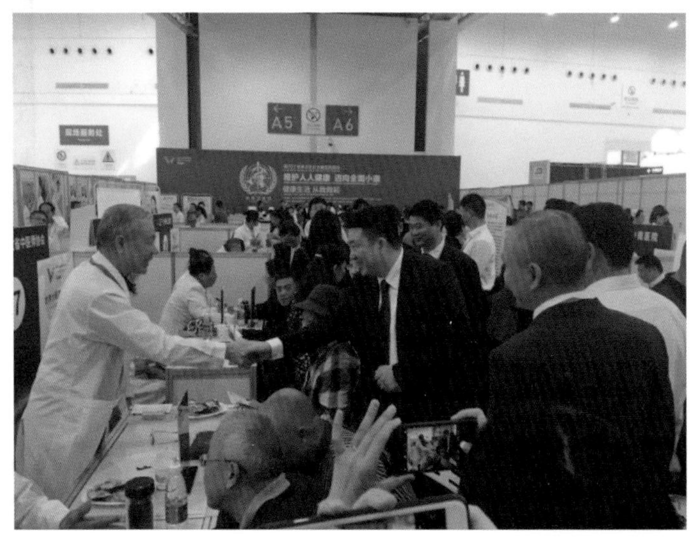

武汉市人民政府周先旺市长看望参加世界大健康博览会义诊专家周安方教授

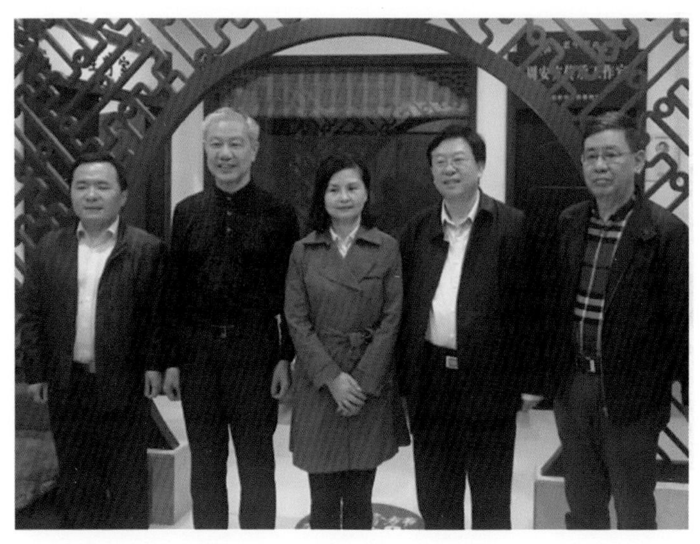

湖北省及武汉市卫生计生委领导视察全国名老中医周安方传承工作室并指导工作（左三刘英姿主任、左四姚云副主任、左五朱宏斌书记）

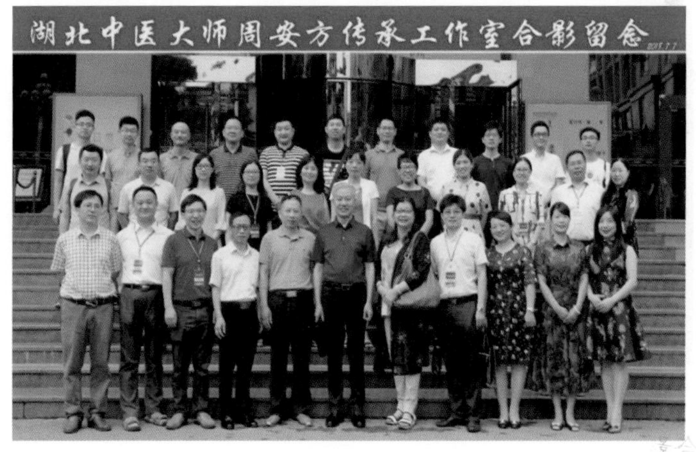

全国名老中医周安方传承工作室部分成员合影

青山在 岁月增 师生情永深（2019年9月7日合影）

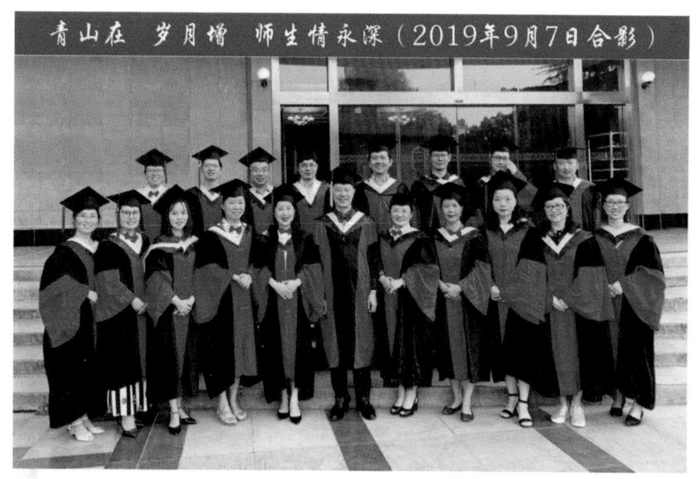

周安方教授与指导培养的部分博士研究生合影

弘扬中医文化 传承中华国粹
90
周年

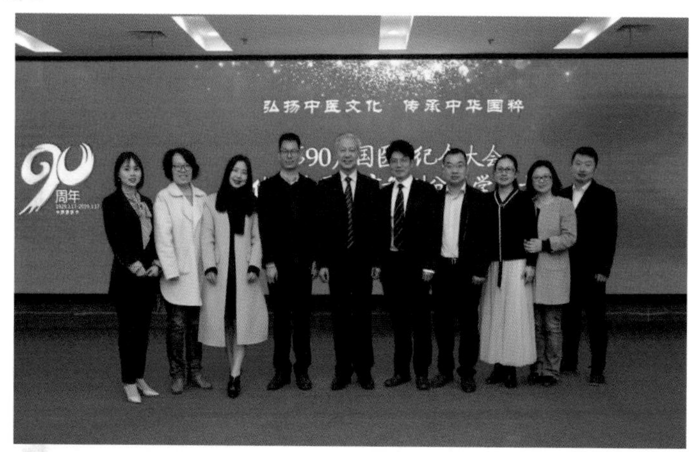

周安方教授与参加纪念国医节90周年大会的部分博士研究生合影

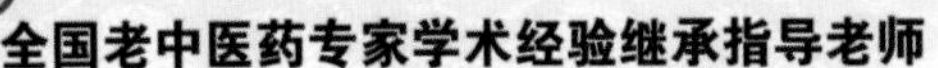

全国老中医药专家学术经验继承指导老师

证　书

周安方同志于2008年8月被确定为第四批全国老中医药专家学术经验继承指导老师，为培养中医药人才做出了贡献，特发此证。

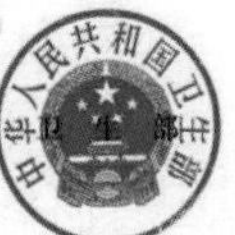
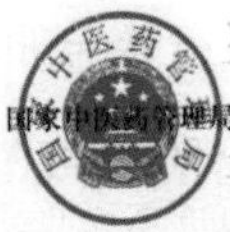

人力资源和社会保障部　国务院学位委员会　教　育　部　卫　生　部　国家中医药管理局

证书编号：ZDLS201217344　　　　二〇一二年九月四日

荣誉证书

授予**周安方**同志：

湖北中医大师荣誉称号。

湖北省卫生和计划生育委员会

二〇一八年六月

内容提要

周安方先生乃荆楚名医，于中医内科、男科等方面钻研甚深，诊治肝、肾、肺病及泌尿、生殖系统疾病经验丰富。从医50余年，周安方先生积累医案数万例，今择其形制完整、诊疗要素齐全、疗效突出者集成一册，“点按”中侧重病因病机分析、临证思辨方法、遣方用药特点、误诊误治教训，究原委，穷医理，以期辨正求真，启迪后学，展现中医学的临床内涵，为中医传承发展贡献一份力量。本书适合有一定临床基础的中医从业人员阅读参考，也可供中医爱好者及其他临床人员研读使用。

自　序

中医药学是中华民族的伟大创造，是中国古代科学的瑰宝，也是打开中华文明宝库的钥匙，为中华民族繁衍生息做出了巨大贡献，对世界文明进步产生了积极影响。

传承创新发展中医药是中华民族伟大复兴的大事，对于弘扬中华优秀传统文化、增强民族自信和文化自信，促进文明互鉴和民心相通、推动构建人类命运共同体具有重要意义。

在新时代的感召下，努力发挥中医药的原创优势，是我们中医药人的职责所在。为了把中医药这一祖先留给我们的宝贵财富继承好、发展好、利用好，余勉力将往日积累的部分医案加以整理，名曰《周安方医案选粹》，冀以“尘雾之微补益山海，荧烛末光增辉日月”。

余从医 50 余年，治疗患者无数，治愈患者固多，未愈患者亦不少，常感医者学无止境。因此，勤求古训，博采众方，师事百家，略有所得。

在中医学术上，强调继承不泥古，创新不离宗，继承是基础，创新是关键，既要善于继承，又要勇于创新。在自己的学术生涯中，一是全面界定了中医学的学科属性，认为中医学是我国拥有完全自主知识产权的、具有原创性和独创性的科学，属于自然科学的范畴，同时具有社会科学的特点，是一门以自然科学为主体、多学科知识相交融的医学科学，从而否定了中医学不是科学的臆说；二是以全新的视角阐释了“肾主发育”的学术观点，进而分别论述了肾主脏腑的发育、肾主骨脑的发育、肾主前列腺的发育，以及肾主精索静脉的发育等观点，为这些脏腑器官疾病从肾论治提供了理论依据；三是在前人“肾主生殖”之说的基础上，根据肝主藏血和主疏泄的生理功能可以影响人的生殖功能的临床实际，认为肝对维持人的正常生殖功能有着不可忽视的作用，首次提出了“肝司生殖”的学术观点；四是扩大“治病求本”的学术内涵，认为“治病求本”理论应该涵盖求阴阳、求病因、求病机、求精气（先天之本肾）、求胃气（后天之本脾）等，这五个方面不是孤立的，而是有机联系在一起的，临证诊疗必须整体把握，灵活运用。

余注重中医理论与临床实践相结合，以中医理论指导临床实践，以临床经验丰富中医理论。根据中医理论，肝肾同居下焦，水木相生，乙癸同源，生理上相互促进，病理上相互影响。对多年积累起来的诊疗男科疾病的经验进行理论上的升华，通过经验总结，发现男科疾病具有一些共同的基本规律，并首次提出了男科疾病的基本病机是“肝实肾虚”的学术观点。临床上，肝实可以导致肾虚，肾虚可以导致肝实，肝实与肾虚常常相互影响，进而导致虚实夹杂、肝肾同病，从而形成“肝实肾虚”相兼的病机特点。

在中医临床上，重视治病以人为本，以和为贵；遵循谨守病机、据机辨证、凭证立法、依法遣药的原则；强调中医既要治疗常见病，更要治疗疑难病，特别是对于疑难病症的诊治，主张在辨病论治与辨证论治相结合的基础上，根据不同情况分别采用多法联治、主次分治、久病奇治、重剂速治、守方缓治等治疗策略，注重恢复机体的阴阳气血平衡、调动机体的抗病康复能力。临证选方，推重经方，常用时方，亦用验方，也创新方；临证遣药，强调用药如用兵，因病而异，因人而别，注重阴中求阳，阳中求阴，血中求气，气中求血。

近20年来，余在临床诊疗过程中积累医案数万份，可惜在医院几次诊室维修、搬家过程中散失大半。在仅存的医案中，又由于当时诊务工作繁忙，部分医案记录比较简略，特别是治愈后忽略了对客观检查结果的记录，以致缺乏治疗前后客观检查结果对比，因而未纳入本书。在选集时，治疗前后既有症状和体征对照，又有客观检查对照者，优先纳入选集；对于同一病证而治疗方法基本相同者，即使治愈多例，也只纳入其中最先治愈的一例。每一案例，都按“患者、性别、年龄、初诊日期、主诉、病史、检查、中医诊断、西医诊断、辨证、治法、方剂、处方、复诊、点按”顺序编写，虽不强求有症必记，但须突出有辨证意义的主症。点按部分，侧重病因病机分析、临证思辨方法、遣方用药特点、误诊误治教训，既究原委，又穷医理，既融合理法方药于一体，又反映辨证论治全过程。

周安方传承工作室的成员，尤其是涂俊一、胡曼同志，在病例资料的搜集与筛选中协助做了大量工作，在此致以衷心感谢！

“宣明往范，昭示来学”（明代江瓘《名医类案·自序》），是吾之愿也。冀希后学既能开阔理论视野，又能启迪治疗思路，既能深化中医理论知识，又能提高临床诊疗水平，诚如清末张寿颐所说之“多读医案，绝胜于随侍名师”，则乃吾之幸也。

周安方

2020年6月22日于武汉

目录

引　言

名家医案是中医临床实践的记录文件，是中医临床医师技术水平的展示，是中医理论和临床的高度集中体现，是中医理论传承和发展的重要载体，也是中国医药学伟大宝库的重要组成部分。

名家医案客观而具体地反映了医家的诊疗经验，展示了医家的理论功底及学术思想，蕴含着医家多年临床实践中反复思考而形成的创新认识。

典型的名家医案案例熔辨证、立法、组方、遣药、施量于一炉，涵盖了中医学理法方药的各个方面，是一个完整的辨证论治范例，体现了医家的中医辨证思维模式和临床辨治经验。因此，典型医案可以供读者扩展见闻、启迪思路，有利于读者整合基础临床知识、加深对经典原文的理解、深化中医理论认识、拓展临床辨治思路、提高临床诊疗水平。故国学大师章太炎先生说：“中医之成绩，医案最著。欲求前人之经验心得，医案最有线索可寻。循此钻研，事半功倍。”

当代诸多名老中医，既精中医经典，又富临床经验；既是中医药学术发展的杰出代表，又是我等学习的楷模。他们秉承弘扬国医、造福国民之旨，撰著效验医案，传播临床经验，公开秘方秘术，其一片赤诚之心诚为我等敬仰。

笔者有感于此，不揣浅陋，抛砖引玉，撰此《周安方医案选粹》。在撰写医案过程中，既依据原始资料，又统一撰写体例，并且严格按照“患者、性别、年龄、初诊日期、主诉、病史、检查、中医诊断、西医诊断、辨证、治法、方剂、处方、复诊、点按”等顺序编写。特别是在按语部分，既注重突出中医思维方式，又侧重病因病机分析、临证思辨方法、遣方用药特点、误诊误治教训；既究原委，又穷医理；既融合理法方药于一体，又反映辨证论治全过程。中医发展，代有传人，承前创新方有光明未来，余执此拳拳之心，选编医案，以期为传承和发展中医药学、提高中医临床辨治水平贡献绵薄之力。

一、发热病证

不明原因低热

汪某，女，47 岁。2018 年 2 月 27 日初诊。

主诉：低热 1 年余。

患者于 2017 年初开始发生低热，持久不退，体温持续在 37.3～37.6℃，抗生素治疗无效。外院血液常规检查：白细胞 10.1×10^{12}/L，中性粒细胞 71%；胸部 DR（直接数字化 X 射线摄影）检查未见异常，诊断为不明原因性低热，建议中医药治疗。刻下患者低热不退，午后为甚，唇红颧赤，咽干口渴，盗汗，心烦。体温 37.5℃。舌红少苔，脉来细数。

中医诊断：低热。

西医诊断：不明原因性低热。

辨证：阴虚火旺，骨蒸潮热。

治法：滋阴清热，泻火除蒸。

方剂：清骨散、知柏地黄丸。

处方：银柴胡 9g，胡黄连 9g，秦艽 12g，醋鳖甲 12g（先煎），地骨皮 15g，青蒿 12g，知母 9g，黄柏 9g，生地黄 12g，山茱萸 9g，山药 12g，牡丹皮 12g，茯苓 9g，泽泻 9g，甘草 9g。7 剂，每日 1 剂，水煎，分 3 次服。

二诊（2018 年 3 月 6 日）：患者诉其服上方后体温略有下降，唇红颧赤、咽干口渴、心烦等症有所减轻，仍然盗汗。复查体温：37.2℃。舌红少苔，脉来细数。药用银柴胡9g，胡黄连9g，秦艽12g，醋鳖甲12g（先煎），地骨皮15g，青蒿12g，知母9g，黄柏9g，生地黄12g，山茱萸9g，山药12g，牡丹皮12g，茯苓9g，泽泻9g，甘草9g，浮小麦30g，煅牡蛎30g。7剂，每日1剂，水煎，分3次服。

三诊（2018年3月13日）：患者诉其服上方后体温基本正常，身体感觉舒适，唇红颧赤、咽干口渴、盗汗、心烦等症消失。复查体温：37.0℃。血液常规检查：白细胞 8.3×10^{12}/L，中性粒细胞63%。舌淡红，苔薄白，脉细缓。效不更方，药用银柴胡9g，胡黄连9g，秦艽12g，醋鳖甲12g（先煎），地骨皮15g，青蒿12g，知母9g，黄柏9g，生地黄12g，山茱萸9g，山药12g，牡丹皮12g，茯苓9g，泽泻9g，甘草9g，浮小麦30g，煅牡蛎30g。7剂，每日1剂，水煎，分3次服，以资巩固。

【点按】 阴液亏虚，阳气偏亢，虚火内炽，故见低热不退；阴虚火旺，虚火炎上，故见唇红颧赤；虚火伤津，无以濡口，故见咽干口渴；虚火扰心，心神不宁，故见心烦；阴虚火旺，虚火迫津外泄，故见盗汗。本例患者证属阴虚火旺、骨蒸潮热，治拟滋阴清热、泻火除蒸，方用清骨散、知柏地黄丸。方中知柏地黄丸（知母、黄柏、生地黄、山茱萸、山药、牡丹皮、茯苓、泽泻）滋阴清热降火，清骨散（银柴胡、胡黄连、秦艽、醋鳖甲、地骨皮、青蒿、知母、甘草）退虚热、除骨蒸。诸药合用，共奏滋阴清热、泻火除蒸之功。二诊时仍有盗汗，故以前方加浮小麦、煅牡蛎以收涩止汗。

乍热

陈某，女，51岁，已婚。2009年10月16日初诊。

主诉：不定时、突发的乍热2年。

患者于2007年起不定时发生乍热，不论夏天、冬天都有随时发生乍热的可能，每次乍热发作时都是全身燥热，必须用电扇吹风降温。外院妇科血清甲状腺功能5项检测值正常、空腹血糖及餐后2小时血糖检测值正常、血清性激素 E_2（雌二醇）3.9pg/mL（正常值18～84pg/mL），诊断为围绝经期综合征。刻下患者每天都发乍热4～6次，不论天晴、天阴，乍热时体温37.3～37.5℃，感全身燥热、身体难受，必须立即解开衣扣、敞开衣襟，并用电扇吹风降温，伴有口咽干燥、五心烦热、失眠多梦、头晕、耳鸣。舌红少津，苔少而干，脉象细数。

中医诊断：乍热。

西医诊断：围绝经期综合征。

中医辨证：肾阴不足，虚火内炽。

治法：滋阴降火。

处方：知柏地黄丸、天王补心丹等方加减。

处方：黄柏15g，知母15g，生地黄20g，山药20g，山茱萸15g，牡丹皮15g，茯神20g，玄参15g，天冬15g，麦冬20g，炙远志10g，酸枣仁30g，柏子仁10g。7剂，每日1剂，水煎，分3次服。

二诊（2009年10月23日）：患者服上方后于乍热时自查体温37.0～37.2℃，诉其服药后乍热的程度显著减轻，乍热时仅有轻微身燥，略感不适；乍热的频次显著减少，每天发作1～2次；睡眠转佳，口咽干燥、五心烦热等症显著好转，头晕、耳鸣有所减轻。复查舌质淡红、舌苔薄白、脉细略数。药用黄柏15g，知母15g，生地黄20g，山药20g，山茱萸15g，牡丹皮

15g，茯神20g，玄参15g，天冬15g，麦冬20g，磁石15g（先煎），石菖蒲10g。7剂，每日1剂，水煎，分3次服。

三诊（2009年10月30日）：患者诉其服上方后乍热未再发生，口咽干燥、五心烦热、头晕等症消失，耳鸣减轻。复查血清 $E_2$22.8pg/mL。舌质淡红，舌苔薄白，脉象细缓。药用黄柏10g，知母10g，生地黄20g，山药20g，山茱萸15g，牡丹皮15g，茯神20g，玄参15g，天冬15g，麦冬20g，磁石15g（先煎），石菖蒲10g。7剂，每日1剂，水煎，分3次服，以资巩固。

【点按】 乍热，是指人体不因天气炎热、穿衣过暖、服用温热药物等因素而自然地、不定时地、突发地身体燥热，但并非体温异常升高的发热。本例患者乍热，系由肾阴不足，阴虚火旺所致。肾阴不足，阴不制阳，虚火妄动，故见乍热身燥、五心烦热；肾阴不足，阴不上承，口咽失濡，故见口咽干燥；肾阴不足，阴虚火旺，虚火扰神，心神不安，故见失眠多梦；肾阴不足，无以上濡脑窍，脑窍失濡，故见头晕、耳鸣。药用知柏地黄丸、天王补心丹等方加减。方中黄柏、知母、生地黄、山药、山茱萸、牡丹皮、茯神、玄参、天冬、麦冬等滋阴清热降火；茯神、炙远志、酸枣仁、柏子仁等滋阴养心安神。诸药合用，共奏滋补肾阴、清降虚火之功。二诊时睡眠转佳，故以前方去养心安神之炙远志、酸枣仁、柏子仁；又因耳鸣尚未痊愈，故加磁石、石菖蒲等以增强其通窍聪耳之力。三诊时口咽干燥、五心烦热等症消失，故以前方减滋阴降火之黄柏、知母的用量。

二、多汗病证

乍　汗

叶某，女，53 岁。2013 年 12 月 4 日初诊。

主诉：不定时乍汗 2 年。

患者于 2011 年起不定时发生乍汗，每次乍汗时都是身半以上大汗淋漓，不论白天黑夜、不论夏天冬天，随时都有发生乍汗的可能。外院血清性激素检测值正常、血清甲状腺功能 5 项检测值正常、空腹血糖及餐后 2 小时血糖检测值正常，诊断为围绝经期综合征。刻下患者每天都发乍汗，有时发生在白天，有时发生在夜间，有时白天夜间都发，每天至少发作 2 次，多则发作 5 ~7 次，每次都会汗湿衣服，自感非常苦恼，伴有神疲乏力、腰膝酸软、形寒肢冷、小便清长、记忆力减退。舌质淡红，舌苔薄白，脉象沉迟。

中医诊断：乍汗。

西医诊断：围绝经期综合征。

辨证：肾阳亏虚，无力摄汗。

治法：温补肾阳，固摄汗液。

方剂：参附汤、赞育丹、牡蛎散等方加减。

处方：红参 10g，制附子 15g，肉桂 10g，仙茅 10g，淫羊藿 20g，巴戟天 20g，熟地黄 20g，黄精 20g，五味子 10g，山茱萸 15g，煅牡蛎 30g，浮小麦 60g，糯稻根 60g。7 剂，每日 1 剂，水煎，分3次服。

二诊（2013年12月11日）：患者诉其服上方后乍汗的程度显著减轻，乍汗发作时仅有微汗，发作的频次显著减少，每天发作1~2次，余症亦有好转。复查舌质淡红、舌苔薄白、脉象沉缓。药用红参10g，制附子15g，肉桂10g，仙茅10g，淫羊藿20g，巴戟天20g，熟地黄20g，黄精20g，五味子10g，山茱萸15g，煅牡蛎30g，浮小麦30g，糯稻根60g。7剂，每日1剂，水煎，分3次服。

三诊（2013年12月18日）：患者诉其服上方后乍汗基本消失，神疲乏力、腰膝酸软、形寒肢冷、小便清长等症显著好转，现症记忆力差。复查舌质淡红、舌苔薄白、脉象沉缓。药用红参10g，制附子15g，肉桂10g，仙茅10g，淫羊藿20g，巴戟天20g，熟地黄20g，黄精20g，五味子10g，山茱萸15g，炙远志10g，刺五加30g。7剂，每日1剂，水煎，分3次服，以资巩固。

【点按】乍汗，是指人体不因劳累、天热、穿衣过暖、服用发汗药物等因素而自然地、不定时地、突发地汗出，属于自汗的范畴，故宋代陈言《三因极一病证方论·自汗证治》说："无问昏醒，浸浸自出者，名曰自汗。"本例患者乍汗，系由肾阳亏虚、无力摄汗所致。肾阳具有固摄汗液的作用，可以控制汗液的分泌量、排出量，使之有规律地排泄，从而防止汗液过多排出和无故流失。肾阳亏虚，无力固摄汗液，汗液排出失控，故见乍汗。肾阳是一身阳气的根本，具有温煦形体的作用，肾阳亏虚，形体失煦，故见形寒肢冷；肾阳是生命活动的原动力，具有激发脏腑功能活动的作用，肾阳亏虚，人体脏腑功能活动的动力不足，故见神疲乏力；肾主骨，腰为肾之府，肾阳亏虚，腰膝失于温养，故见腰膝酸软；肾藏精，精生髓，髓通于脑，肾阳亏虚，肾精化生不足，无以生髓充脑，脑髓空虚，故见记忆力减退；肾阳具有蒸化膀胱尿液的作用，肾阳亏虚，气化不及，对膀胱尿液的蒸化失职，故见小便清长。治拟温补肾阳、固摄汗液，药用参附汤、赞育丹、牡蛎散等方加减。方中红参、肉桂、制附子、仙茅、淫羊藿、巴戟天、熟地黄、黄精、五味子、山茱萸等温补肾阳、固摄汗液；五味子、山茱萸、煅牡蛎、浮小麦、糯稻根等酸涩收敛、固表止汗；熟地黄、黄精等滋补肾阴，既有从阴中求阳之意，又有防汗出伤津之弊。诸药合用，共奏温补肾阳、固摄汗液之功。三诊时乍汗消失，故以前方去固表止汗之煅牡蛎、浮小麦、糯稻根；又因患者记忆力差，故加炙远志、刺五加等以增强其益智强记之力。

多汗症

肖某，男，42 岁。2012 年 12 月 28 日初诊。

主诉：患多汗症 3 年余，加重半年。

患者于 2009 年开始发生多汗，动则汗出，静则缓解。近半年来加重，稍动则汗出如雨。刻下患者多汗，就诊时正值寒冬，亦是稍动则汗出如雨，伴有神疲乏力、性欲低下、阳事不举、畏寒肢冷。舌质淡红，舌苔薄白，脉虚无力。

中医诊断：多汗。

西医诊断：多汗症。

辨证：阳气亏虚，卫表不固。

治法：益气温阳，固表敛汗。

方剂：参附汤、四君子汤、牡蛎散等方加减。

处方：红参10g，制附子15g，炙黄芪60g，炒白术15g，茯苓15g，炙甘草10g，麻黄根10g，浮小麦30g，煅牡蛎30g。14剂，每日1剂，水煎，分3次服。

二诊（2013年1月11日）：患者诉其服上方后汗出较前减少，精神转佳，但仍然性欲低下、阳事不举、畏寒肢冷。复查舌质淡红、舌苔薄白、脉虚无力。药用红参10g，制附子15g，炙黄芪60g，炒白术15g，茯苓15g，炙甘草10g，麻黄根10g，浮小麦30g，煅牡蛎30g，雄蚕蛾10g，鹿角胶10g（烊化）。14剂，每日1剂，水煎，分3次服。

三诊（2013年1月25日）：患者诉其服上方7剂，汗出较前显著减少，性欲提高，勃起增强，畏寒减轻。继服上方7剂，不再多汗，勃起正常，肢体转温。复查舌质淡红、舌苔薄白、脉沉有力。药用红参10g，制附子15g，炙黄芪60g，炒白术15g，茯苓15g，炙甘草10g，麻黄根10g，浮小麦30g，煅牡蛎30g，雄蚕蛾10g，鹿角胶10g（烊化）。14剂，每日1剂，水煎，分3次服，以资巩固。

【点按】 阳气具有固护肌表、收摄汗液的作用，患者阳气亏虚，无以收摄汗液，故见汗出如雨。《素问·举痛论》说“劳则气耗”，活动后更加消耗阳气，阳气更虚，故见动则汗出更甚；阳气是生命活动的原动力，阳气亏虚，故见神疲乏力；肾阳是五脏阳气之本，肾阳亏虚，不能鼓动阳事，故见性欲低下、阳事不举。阳气具有温煦形体的作用，阳气亏虚，无以温煦形体，故见畏寒肢冷。本例患者证属阳气亏虚、卫表不固，治拟益气温阳、固表敛汗，药用参附汤、四君子汤、牡蛎散等方加减。方中参附汤（红参、制附子）大补阳气以固表；四君子汤（红参、炒白术、茯苓、炙甘草）补益脾气以生阳；牡蛎散（炙黄芪、麻黄根、浮小麦、煅牡蛎）益气固表以敛汗。诸药合用，共奏益气温阳、固表敛汗之功。二诊时仍然性欲低下、阳事不举、畏寒肢冷，故加雄蚕蛾、鹿角胶等血肉有情之品，大补肾阳以散阴寒。

盗　汗

张某，女，46 岁。2010 年 11 月 2 日初诊。

主诉：盗汗 2 年余。

患者于 2008 年开始发生盗汗，最初是夜间睡眠中发生盗汗，继则在白天午睡中亦出现盗汗，外院肺部 CT、空腹血糖及甲状腺功能 5 项检查未见异常。刻下患者只要在睡眠中就会发生盗汗，伴有面赤心烦、口干唇燥、大便干结、小便短赤。舌红少苔，脉细而数。

中医诊断：盗汗。

辨证：阴虚火旺，迫津外泄。

治法：滋阴降火，固表敛汗。

方剂：当归六黄汤、牡蛎散等方加减。

处方：当归 10g，生地黄 15g，熟地黄 10g，黄芩 10g，黄连 10g，黄柏 10g，炙黄芪 30g，麻黄根 10g，浮小麦 30g，煅牡蛎 30g。7 剂，每日 1 剂，水煎，分 3 次服。

二诊（2010 年 11 月 9 日）：患者诉其服上方 4 剂，盗汗显著减少，口干唇燥、大便干结、小便短赤等症减轻。继服上方 3 剂，未再盗汗，口干唇燥、小便短赤等症基本消失，大便正常。复查见舌红少苔、脉细而数。药用当归 10g，生地黄 15g，熟地黄 10g，黄芩 10g，黄连 10g，黄柏 10g，炙黄芪 30g，麻黄根 10g，浮小麦 30g，煅牡蛎 30g。7 剂，每日 1 剂，水煎，分 3 次服，以资巩固。

【点按】《素问·阴阳别论》说“阳加于阴谓之汗”；《素问·阴阳应象大论》说“阴在内，阳之守也；阳在外，阴之使也”。阴不足于内，阳浮越于外，虚火（虚阳）迫使阴津外泄，故见盗汗；卫气日行于阳、夜行于阴，睡眠之中，卫阳行于阴，扰动内在阴液，迫使阴津外泄，故睡眠之中容易盗汗；阴液亏虚，阳气偏亢，故见口干唇燥、大便干结、小便短赤。本例患者证属阴虚火旺，迫津外泄，治拟滋阴降火、固表敛汗，药用当归六黄汤、牡蛎散等方加减。方中当归六黄汤（当归、生地黄、熟地黄、黄芩、黄连、黄柏、炙黄芪）滋阴泻火、固表止汗；牡蛎散（炙黄芪、麻黄根、浮小麦、煅牡蛎）益气固表、敛阴止汗。诸药合用，共奏滋阴降火、固表止汗之功。

三、皮肤病证

脱　发

陈某，男，32 岁。2017 年 11 月 3 日初诊。

主诉：脱发 4 年余。

患者于 2013 年开始出现脱发，以头顶及鬓角区脱发为最。曾内服非那雄胺片及外用米诺地尔酊，最初有效，后来无效。刻下患者头顶及鬓角区头发稀少，发丝很细，前发际线显著上移，目前每天脱发在 150 根以上，头发油腻，伴有纳呆、脘胀、大便稀溏。舌淡红，苔厚腻，脉濡缓。

中医诊断：脱发。

西医诊断：脂溢性脱发。

辨证：脾气亏虚，湿浊内盛。

治法：益气健脾，祛湿化浊。

方剂：健脾祛湿化浊方加减。

处方：党参 300g，炙黄芪 300g，炒白术 300g，茯苓 400g，陈皮 300g，炒苍术 300g，炒薏米 400g，土茯苓 400g，白鲜皮 300g，地肤子 300g，侧柏叶 400g，透骨草 400g，沙棘 300g，阿胶 250g（烊化），蜂蜜 1500g。1 剂，炼膏。每服 20g，每日 2 次，饭前开水冲服。

二诊（2018 年 1 月 5 日）：患者诉其服上方后脱发显著减少，每天脱发 100 根左右，并有新发长出，头发油腻显著减轻，脘胀消失，大便成形，食欲增进。复查见舌淡红、苔微腻、脉细缓。药用党参300g，炙黄芪300g，炒白术300g，茯苓400g，陈皮300g，炒苍术300g，炒薏米400g，土茯苓400g，白鲜皮300g，地肤子300g，侧柏叶400g，透骨草400g，沙棘300g，阿胶250g（烊化），蜂蜜1500g。1剂，炼膏。每服20g，每日2次，饭前开水冲服。

三诊（2018年3月16日）：患者诉其服上方后脱发基本控制，每天脱发40根左右，新发长出较多，头发油腻基本控制，唯有饮食乏味。患者见治疗有效，又自行再服上方1剂，服药后脱发控制良好，每天脱发很少，脱发区已长出比较密集的头发，饮食正常。复查见舌质淡红、舌苔薄白、脉象细缓。药用党参400g，炙黄芪400g，炒白术400g，茯苓400g，陈皮400g，炒薏米400g，侧柏叶400g，透骨草400g，沙棘400g，阿胶250g（烊化），蜂蜜1500g。1剂，炼膏。每服20g，每天2次，饭前开水冲服，以资巩固。

【点按】 脂溢性脱发，又称雄激素源性脱发，病因尚未完全明了，遗传因素的致病作用较为肯定，遗传的体质使头发对雄激素的生物学作用敏感性增加；而雄激素过多或对雄激素敏感性增加是主要致病因素。睾酮是男性的主要激素，5α还原酶能使其转变为双氢睾酮，后者结合雄激素受体的能力比睾酮强5倍。研究发现，在早秃患者的脱发部位双氢睾酮增加，除遗传因素外，还可能与5α还原酶异常有关。本例患者证属脾气亏虚，湿浊内盛。脾主运化，脾气亏虚，运化失职，水湿内停，酿成湿浊，湿浊阻滞头皮毛囊，气血不能通达毛囊以营养头发，导致头发失养而脱落；湿浊积聚头部，并从毛孔溢出，故见头发油腻；脾虚不运，湿浊内停胃脘，故见纳呆、脘胀；脾气亏虚，清气不升，湿浊下趋大肠，故见大便稀溏。治拟益气健脾、祛湿化浊。药用党参、炙黄芪、炒白术、茯苓、炒薏米、沙棘、陈皮等益气健脾化湿；炒苍术、土茯苓、白鲜皮、地肤子、侧柏叶、透骨草等健脾祛湿化浊；侧柏叶有生发乌发之功，故《本草衍义补遗》谓其是“补阴之要药”，《日华子本草》谓其能“黑润鬓发”；发为血之余，故用阿胶补血以生发。诸药合用，共奏益气健脾、祛湿化浊、补血生发之功。

斑　秃

李某，女，28 岁。2018 年 3 月 16 日初诊。

主诉：脱发 1 年余。

患者于 2017 年初开始出现脱发，开始是成片脱发，后来成片脱发区相互融合变成大片脱发。曾内服中药、外擦米诺地尔酊及局部皮下注射地塞米松注射液未效。刻下患者头部大片脱发，脱发面积占 80% 以上，且有部分眉毛脱落及部分白发，伴有神疲乏力、腰膝酸软。舌质淡红，舌苔薄白，脉沉无力。

中医诊断：脱发。

西医诊断：斑秃。

辨证：脾肾两虚，精血不足。

治法：补脾益肾，养血益精。

方剂：补脾益肾养血方加减。

处方：党参 300g，炙黄芪 300g，炒白术 300g，茯苓 300g，熟地黄 300g，当归 300g，制何首乌 300g，黄精 300g，枸杞子 300g，女贞子 300g，墨旱莲 300g，桑椹 300g，菟丝子 300g，侧

柏叶300g，陈皮300g，阿胶250g（烊化），蜂蜜1500g。1剂，炼膏。每服20g，每日2次，饭前开水冲服。

二诊（2018年5月18日）：患者诉其服上方后未再脱发，脱发区有新发长出，精神转佳。复查舌质淡红、舌苔薄白、脉象沉缓。药用党参300g，炙黄芪300g，炒白术300g，茯苓300g，熟地黄300g，当归300g，制何首乌300g，黄精300g，枸杞子300g，女贞子300g，墨旱莲300g，桑椹300g，菟丝子300g，侧柏叶300g，陈皮300g，阿胶250g（烊化），蜂蜜1500g。1剂，炼膏。每服20g，每日2次，饭前开水冲服。

三诊（2018年7月20日）：患者诉其服上方后脱发区长出新发的面积已达80%，腰膝酸软消失。复查舌质淡红、舌苔薄白、脉象细缓。药用党参300g，炙黄芪300g，炒白术300g，茯苓300g，熟地黄300g，当归300g，制何首乌300g，黄精300g，枸杞子300g，女贞子300g，墨旱莲300g，桑椹300g，菟丝子300g，侧柏叶300g，陈皮300g，阿胶250g（烊化），蜂蜜1500g。1剂，炼膏。每服20g，每日2次，饭前开水冲服，以资巩固。

【点按】斑秃，为突然发生的非炎症性、非瘢痕性的片状脱发。一般无自觉症状，可发生于全身任何长毛部位。若头发全部脱落称全秃，全身毛发脱落称普秃。斑秃的病因尚未明了，大量的研究提示与遗传、情绪、应激反应、内分泌失调、自身免疫等因素有关。本例患者证属脾肾两虚，精血不足。发为血之余，脾主运化，脾气亏虚，运化失职，气血生化乏源，无以滋养头发，故见头发脱落；脾主肌肉，脾气亏虚，气血生化乏源，无以滋养形体，故见神疲乏力。肾其华在发，精血同源，肾精亏虚，无以化血，精血不足，无以滋养头发，故见头发脱落；腰为肾之府，肾主骨，肾精亏虚，无以壮腰强骨，故见腰膝酸软。治拟补脾益肾、养血益精。药用党参、炙黄芪、炒白术、茯苓、陈皮等益气健脾以生血；熟地黄、当归、制何首乌、黄精、枸杞子、女贞子、墨旱莲、桑椹、菟丝子等补肾益精以化血；阿胶为血肉有情之品，擅补阴血；侧柏叶有生发乌发之功，故《本草衍义补遗》谓其是“补阴之要药”，《日华子本草》谓其能“黑润鬓发”。诸药合用，共奏补脾益肾、补血生发之功。

瘾　疹

刘某，女，41 岁。2012 年 4 月 11 日初诊。

主诉：皮肤上出现瘙痒性风团 1 年余。

患者于 2011 年初无明显诱因突然皮肤上出现瘙痒性风团，自此之后，瘙痒性风团反复发作，每次发作必须用抗组胺药才能缓解。患者因承受不了抗组胺药的嗜睡、头晕等副作用而来中医院寻求中医药治疗。刻下患者全身多处皮肤发生大片风团，颜色鲜红，灼热剧痒，遇热加重，得冷则减。舌质红，苔薄黄，脉细数。

中医诊断：瘾疹。

西医诊断：慢性荨麻疹。

辨证：风热犯表，郁遏肌肤。

治法：疏风清热止痒。

方剂：消风散、桑菊饮等方加减。

处方：黄芩 15g，生地黄 20g，牡丹皮 20g，赤芍 20g，紫草

20g，桑叶15g，薄荷15g，荆芥15g，防风15g，地肤子20g，蝉蜕10g，甘草10g。7剂，每日1剂，水煎，分3次服。

二诊（2012年4月18日）：患者诉其服上方4剂，风团瘙痒显著减轻。继服上方3剂，风团瘙痒消失。复查舌质红、苔薄黄、脉细数。药用黄芩15g，生地黄20g，牡丹皮20g，赤芍20g，紫草20g，桑叶15g，薄荷15g，荆芥15g，防风15g，地肤子20g，蝉蜕10g，甘草10g。7剂，每日1剂，水煎，分3次服，以资巩固。

2013年5月，患者带朋友前来看病，诉其上次巩固治疗后至今1年有余，未服任何抗组胺药也未复发。

【点按】 荨麻疹，是一种由多种因素引起的皮肤、黏膜小血管扩张和通透性增加引起的局限性水肿反应。其以时隐时现的风团，伴有瘙痒为特征。肺主皮毛，风热犯表，首犯肺卫，郁遏肌肤，发于肤表，故见皮肤风团瘙痒、颜色鲜红、灼热剧痒；风热内郁，熏蒸肌肤，得冷则热邪受制，故遇热加重，得冷则减。本例患者证属风热犯表，郁遏肌肤，治拟疏风清热止痒，药用消风散、桑菊饮等方加减。方中黄芩清热宣肺；生地黄、牡丹皮、赤芍、紫草等清热凉血；桑叶、薄荷、荆芥、防风、蝉蜕等疏风解表；地肤子清热止痒；甘草清热解毒，调和诸药。诸药合用，共奏疏风、清热、止痒之功。

粉　刺

于某，女，25岁，未婚。2016年6月24日初诊。

主诉：面部痤疮4年。

患者于2012年开始面部生长痤疮，初起仅限于鼻夹部，继则满布面颊、前额。刻下患者面颊、鼻部、前额等部位满布痤疮，有的是大小不一的毛囊性红色丘疹，有疼痛或挤压痛，用手挤压有小米粒大黄白色脂栓排出；有的是黑头粉刺，多数黑头粉刺周围形成炎症性丘疹。部分丘疹顶部有小脓疱，面部遗留多个黯红色结节。伴有口臭、便秘。舌质黯红，舌苔黄腻，脉象濡数。

中医诊断：粉刺。

西医诊断：痤疮。

辨证：湿热内蕴，痰瘀互结。

治法：清热利湿，活血化痰。

方剂：五味消毒饮、连翘金贝煎等方加减。

处方：蒲公英 30g，野菊花 30g，金银花 30g，紫花地丁 30g，鱼腥草 15g，连翘 30g，土茯苓 30g，赤芍 20g，大血藤 30g，浙贝母 15g，黄药子 10g，甘草 10g。14 剂，每日 1 剂，水煎，分 3 次服。

二诊（2016 年 7 月 8 日）：患者诉其服上方后痤疮显著好转，口臭消失，大便通畅。刻下患者鼻部、前额等部位红色丘疹及小脓疱消失，黑头粉刺周围的炎症消退，面颊仍有少数红色丘疹及多个黯红色结节。复查舌质黯红、舌苔黄腻、脉象濡数。药用蒲公英 30g，野菊花 30g，金银花 30g，紫花地丁 30g，鱼腥草 15g，连翘 30g，土茯苓 30g，夏枯草 20g，赤芍 20g，大血藤 30g，浙贝母 15g，黄药子 10g，甘草 10g。14 剂，每日 1 剂，水煎，分 3 次服。

三诊（2016 年 7 月 22 日）：患者诉其服上方后痤疮基本消失。刻下患者鼻部、前额等部位已无痤疮，仅面颊部位有散在黯红色结节。复查舌质黯红、舌苔薄黄、脉象濡缓。药用金银花30g，鱼腥草15g，连翘30g，土茯苓30g，夏枯草20g，赤芍20g，大血藤30g，浙贝母15g，黄药子10g，醋鳖甲20g（先煎），甘草10g。14剂，每日1剂，水煎，分3次服。

四诊（2016年8月5日）：患者诉其服上方后痤疮已经消失，要求巩固治疗。复查患者面部痤疮结节基本消失；舌质淡红，舌苔薄黄，脉象细缓。药用金银花30g，鱼腥草15g，连翘30g，土茯苓30g，夏枯草20g，赤芍20g，大血藤30g，浙贝母15g，黄药子10g，醋鳖甲20g（先煎），甘草10g。10剂，制小蜜丸，每服10g，每日3次，以资巩固。

【点按】痤疮，是一种多因素引起的疾病，以颜面、胸背部黑头、丘疹、脓疱、结节、囊肿等损害为特征。其发病主要是因性激素水平改变、皮脂腺大量分泌、痤疮丙酸杆菌增殖，造成毛囊皮脂腺导管的角化异常及炎症所致。本例患者证属湿热内蕴、痰瘀互结所致。湿热内蕴，损害颜面组织，腐败颜面血肉，故见颜面生疮、红肿疼痛；湿热内蕴，湿热阻碍血行而致瘀，湿邪内停过久而生痰，痰瘀互结，故见痤疮结节。湿热内蕴，停聚胃府，胃浊上泛，故见口臭；湿热内蕴，结聚大肠，腑气不通，故见便秘。治拟清热利湿、活血化痰，药用五味消毒饮、连翘金贝煎等方加减。方中蒲公英、野菊花、金银花、紫花地丁、鱼腥草、连翘、土茯苓等清热解毒利湿；赤芍、大血藤、浙贝母、黄药子等活血化痰散结；甘草清热解毒、调和诸药。诸药合用，共奏清热解毒利湿、活血化痰散结之功，使热毒去、湿邪除、痰瘀化，则痤疮可愈。二诊时仍有痤疮结节，故以前方加清热散结之夏枯草；三诊时以前方去蒲公英、野菊花、紫花地丁是因其热毒已减、大便已通，加鳖甲是增强其软坚散结之力。

水　肿

吴某，男，48 岁。2003 年 8 月 5 日初诊。

主诉：阴囊包皮水肿 1 个月。

患者于 1 个月前开始无明显原因而发生阴囊及阴茎包皮水肿，并呈进行性加重，外院以皮肤过敏而投以抗炎、抗过敏药治疗 1 个月无效。刻下患者阴茎包皮水肿呈晶莹透亮状，阴囊因显著水肿而大如柚子，阴囊及包皮不痛不痒，未见皮损，因阴囊显著增大而致行走不便，伴有纳差便溏、大腹微胀、小便量少。尿常规检查未见异常。舌苔薄白，舌体胖大，边有齿痕，脉来弦缓。

中医诊断：水肿，阴肿。

西医诊断：阴囊、包皮水肿症。

辨证：脾虚不运，水湿内停。

治法：健脾益气，利尿行水。

方剂：五苓散加味。

处方：党参 30g，炒白术 20g，茯苓 20g，炒扁豆 20g，薏苡仁 30g，泽泻 20g，猪苓 20g，泽兰 15g，益母草 20g，冬瓜皮 30g，大腹皮 20g，车前子 20g（布包煎），桂枝 10g。7 剂，每日 1 剂，水煎，分 3 次服。

二诊（2003 年 8 月 12 日）：患者诉其服上方后尿量增多，阴囊包皮水肿显著减轻，腹胀消失，食欲增进，大便成形。复查舌苔薄白、舌边齿痕、脉来弦缓。药用党参 30g，炒白术

20g，茯苓20g，炒扁豆20g，薏苡仁30g，泽泻20g，猪苓20g，泽兰15g，益母草20g，冬瓜皮30g，大腹皮20g，车前子20g（布包煎），桂枝10g。7剂，每日1剂，水煎，分3次服。

三诊（2003年8月19日）：患者诉其服上方后阴囊包皮水肿消失。检查阴囊包皮恢复原状。复查舌苔薄白、舌质淡红、脉来细缓。嘱其再服原方7剂，每日1剂，水煎，分3次服，以资巩固。

【点按】阴囊包皮水肿，多为局部感染、过敏、损伤所致。但该患者阴囊包皮既无皮损，又无痛痒，没有明显的感染、过敏、损伤之病因及体征。查其舌苔薄白、舌体胖大、舌边有齿痕、脉来弦缓，是为一派脾虚湿盛水停之象。据《素问·至真要大论》“诸湿肿满，皆属于脾”之经旨，辨证为脾虚不运，水湿内停。又忆及汉代张仲景《金匮要略·水气病脉证并治》“诸有水者，腰以下肿，当利小便”之明训，故治拟健脾益气、利尿行水，药用党参、炒白术、茯苓、炒扁豆、薏苡仁等健脾益气以化水；泽泻、猪苓、泽兰、益母草、冬瓜皮、大腹皮、车前子等渗湿利尿以行水；泽兰、益母草又具有活血之功，用以防止水病及血；桂枝既可温扶脾阳以助脾之运化而化水湿，又可温通肾阳以助膀胱气化而行水气。诸药合用，共奏健脾益气、利尿行水之功，故收效甚捷。

四、神志病证

不寐(1)

叶某，女，47岁。2017年5月2日初诊。

主诉：不寐3年。

患者于2014年开始出现不寐，并逐渐加重，长期靠服佐匹克隆片（7.5mg/片）入睡，开始每晚服1片即能入睡，现在每晚服2片也难入睡。因担心服佐匹克隆片成瘾而来中医院寻求中医药治疗。刻下患者入睡困难，上床后至少3小时以上才能勉强入睡，每晚最多睡眠3小时，而且睡眠很浅，稍有响动即醒，醒后难以入睡，有时整夜不能入睡，白天精神不振，伴有口舌干燥、心烦心悸、五心烦热。舌红少苔，脉象细数。

中医诊断：不寐。

西医诊断：失眠症。

辨证：心肾阴虚，虚火扰心。

治法：滋阴降火，宁心安神。

方剂：天王补心丹、黄连阿胶汤等方加减。

处方：黄连10g，阿胶10g（烊化），麦冬30g，百合20g，酸枣仁30g，炙远志10g，首乌藤20g，合欢皮30g，生龙骨30g，柏子仁15g，灵芝20g，刺五加30g。7剂，每日1剂，水煎，于晚饭前及睡前各服1次，并嘱其停服佐匹克隆片。

二诊（2017年5月9日）：患者从服上方当日起即停服佐

匹克隆片，诉其服上方后入睡时间由 3 小时以上缩短到 1.5 小时左右，每晚至少能够睡眠 4 小时，仍然睡眠不深；口舌干燥、心烦心悸、五心烦热等症好转。复查舌红少苔、脉象细数。药用黄连 10g，阿胶 10g（烊化），麦冬 30g，百合 20g，酸枣仁 30g，炙远志 10g，首乌藤 20g，合欢皮 30g，生龙骨 30g，柏子仁 15g，灵芝 20g，刺五加 30g。7 剂，每日 1 剂，水煎，于晚饭前及睡前各服 1 次。

三诊（2017 年 5 月 16 日）：患者诉其服上方后入睡时间进一步缩短到半小时左右，每晚至少能够睡眠 6～7 小时，睡眠质量提高，口舌干燥、心烦心悸、五心烦热等症消失，精神转佳，但大便不成形。复查舌质淡红、舌苔薄白、脉细略数。药用黄连 6g，阿胶 10g（烊化），麦冬 20g，百合 20g，酸枣仁 30g，炙远志 10g，首乌藤 20g，合欢皮 30g，生龙骨 30g，柏子仁 10g，灵芝 20g，刺五加 30g。7 剂，每日 1 剂，水煎，于晚饭前及睡前各服 1 次，以善其后。

【点按】 心藏神，心肾阴虚，阴虚火旺，虚火扰心，心神不宁，神不守舍，故见失眠、心烦、心悸；心肾阴虚，阴虚火旺，虚火内扰，故见五心烦热；心开窍于舌，舌为心之苗，心肾阴虚，阴液不能上濡心窍，故见口舌干燥。本例患者证属心肾阴虚、虚火扰心，治拟滋阴降火、宁心安神，药用天王补心丹、黄连阿胶汤等方加减。《素问·阴阳应象大论》说“阴静阳躁”，阴虚火旺，是为阳躁，躁则不寐，故药用黄连清心降火，宁心止躁；阿胶、麦冬、百合等滋补心肾，滋阴降火；酸枣仁、炙远志、首乌藤、合欢皮、生龙骨、柏子仁等滋养心血，宁心安神；灵芝、刺五加等益气安神。诸药合用，共奏滋阴降火、宁心安神之功。三诊时出现大便不成形，故减清热泻火之黄连用量及滋阴润肠之麦冬、柏子仁用量。

不寐(2)

曹某，女，35 岁。2018 年 9 月 14 日初诊。

主诉：不寐 3 年，加重半年。

患者于 2015 年开始发生不寐，今年 3 月以来不寐加重，伴有情绪抑郁。3 个月前口服氟哌噻吨美利曲辛片能够入睡，现在服氟哌噻吨美利曲辛片也不能入睡。刻下患者经常整夜不能入睡，伴有胁肋胀痛、心情郁闷、情绪低落、悲观厌世、时而太息。舌质淡红，舌苔薄白，脉象弦缓。

中医诊断：不寐。

西医诊断：抑郁症。

辨证：肝气郁结，肝血亏虚。

治法：疏肝解郁，养肝安魂。

方剂：逍遥散、酸枣仁汤等方加减。

处方：醋柴胡 10g，薄荷 10g，川芎 15g，白芍 30g，当归 15g，茯神 15g，炒白术 15g，炙甘草 10g，酸枣仁 30g，合欢皮 30g，首乌藤 20g。7 剂，每日 1 剂，水煎，分 3 次服。

二诊（2018 年 9 月 21 日）：患者诉其服上方后睡眠显著改善，每晚至少能够睡眠 6 小时；胁肋胀痛、心情郁闷、情绪低落、悲观厌世、时而太息等症显著减轻。复查舌质淡红、舌苔薄白、脉象弦缓。药用醋柴胡 10g，薄荷 10g，川芎 15g，白芍 30g，当归 15g，茯神 15g，炒白术 15g，炙甘草 10g，酸枣仁 30g，合欢皮 30g，首乌藤 20g。7 剂，每日 1 剂，水煎，分 3 次服，以善其后。

【点按】《灵枢·本神》说“肝藏血，血舍魂”，肝血亏虚，血不舍魂，肝魂不藏，故见不寐；肝经布胁肋，肝气郁结，疏泄失司，经气不畅，故见胁肋胀痛；肝主疏泄，肝气郁结，疏泄失司，不能调畅情志，情志不畅，故见不寐、心情郁闷、情绪低落、悲观厌世、时而太息。本例患者证属肝气郁结、肝血亏虚、肝魂不藏，治拟疏肝解郁、补血安魂，药用逍遥散、酸枣仁汤等方加减。方中醋柴胡、薄荷、川芎等疏肝解郁；当归、白芍等养血柔肝；酸枣仁、茯神、合欢皮、首乌藤等养血安魂；炒白术、茯神、炙甘草等益气生血。诸药合用，共奏疏肝解郁、养肝安魂之功。

善恐(1)

熊某，女，36 岁。2009 年 8 月 7 日初诊。

主诉：善恐半年。

患者于 2009 年 3 月某日一人在家，夜晚停电后突然心生恐惧，自此之后独自一人时常常心生恐惧，而且越来越重。刻下患者未遇恐惧之事却有恐惧之感，独自一人时恐惧更甚，总是害怕有人暗中突然伤害自己，常常有如人将捕之之感，伴有情绪抑郁，时而叹息，失眠多梦，头昏眼花，胸胁满闷，腹部走窜作痛。舌质淡白，舌苔薄白，脉象弦细。

中医诊断：善恐。

西医诊断：恐怖性神经症。

辨证：肝血亏虚，肝气郁滞。

治法：补血养肝，疏肝解郁。

方剂：四物汤、柴胡疏肝散、酸枣仁汤等方加减。

处方：熟地黄15g，当归15g，白芍20g，川芎10g，醋柴胡10g，制香附10g，枳壳10g，陈皮10g，酸枣仁30g，茯神20g，甘草10g。7剂，每日1剂，水煎，分3次服。

二诊（2009年8月14日）：患者诉其服上方后恐惧感明显减轻，睡眠明显改善，腹部窜痛消失。复查舌质淡白、舌苔薄白、脉象弦细。药用熟地黄15g，当归15g，白芍20g，川芎10g，阿胶10g（烊化），醋柴胡10g，制香附10g，枳壳10g，陈皮10g，酸枣仁30g，茯神20g，甘草10g。7剂，每日1剂，水煎，分3次服。

三诊（2009年8月21日）：患者诉其服上方后只要不遇恐惧之事则不会感到恐惧，胸胁满闷、时而叹息等症消失，情志舒畅，现症头昏、眼花。复查舌质淡红、舌苔薄白、脉象细缓。药用熟地黄15g，当归15g，白芍20g，川芎10g，制何首乌15g，女贞子20g，桑椹20g，阿胶10g（烊化），炙黄芪30g，党参30g，甘草10g。7剂，每日1剂，水煎，分3次服，以善其后。

【点按】 恐怖性神经症，是以恐怖症状为主要临床表现的神经症。其所害怕的特定事物或处境是外在的，尽管当时并无危险；恐怖发作时往往伴有显著的自主（植物）神经症状；当事人极力回避所害怕的处境，恐惧反应与引起恐惧的对象极不相称，患者本人也知道害怕是过分的、不应该的或不合理的，但并不能防止恐怖发作。本例患者证属肝血亏虚、肝气郁滞所致。《素问·脏气法时论》说：“肝病者……虚则……善恐，如人将捕之。”《素问·调经论》说：“血有余则怒，不足则恐。”

肝藏血，是情志活动的物质基础，肝又藏魂，肝血亏虚，肝魂不藏，故见恐惧不解、失眠多梦；肝经上行头颠，肝开窍于目，肝血亏虚，无以上荣头目，故见头昏眼花；肝藏血，是肝主疏泄的物质基础，肝血亏虚，肝失疏泄，气机郁滞，故见情绪抑郁、时而叹息；肝经抵小腹、布胁肋，肝气郁结，经气不畅，故见胸胁满闷、腹部窜痛。治拟补血养肝、疏肝解郁，药用四物汤、柴胡疏肝散、酸枣仁汤等方加减。方中熟地黄、当归、白芍、川芎等滋补肝血；醋柴胡、制香附、枳壳、陈皮等疏解肝郁；酸枣仁、茯神等安定肝魂；甘草调和诸药。诸药合用，共奏补血养肝、疏肝解郁之功。二诊时仍然头昏眼花，故于前方加阿胶以增强其滋补肝血之力。三诊时肝郁已解，故去醋柴胡、制香附、枳壳、陈皮之疏肝解郁；肝魂已安，故去酸枣仁、茯神之安定肝魂，加制何首乌、女贞子、桑椹等是增强其滋补肝血之力，加炙黄芪、党参等以补气，有从气中求血之功。

善恐(2)

项某，女，48岁。2011年9月14日初诊。

主诉：善恐1年，加重2个月。

患者于2010年某日独处一隅时突然心生恐惧，汗毛树立，自此之后便经常如此。近2个月来更加严重，不敢独自居处，以致影响睡眠和生活。刻下患者未遇恐惧之事却有恐惧之感，总觉得有人从背后盯着自己，害怕有人从背后伤害自己，在天黑之时或阴森之处更是如此，经常不敢闭眼入睡，伴有时而太息、面色无华、失眠多梦、头昏眼花、腰膝酸软、神疲乏力。舌质淡白，舌苔薄白，脉象沉细。

中医诊断：善恐。

西医诊断：恐怖性神经症。

辨证：肾精亏虚，肝血不足。

治法：滋补肾精，滋养肝血。

方剂：左归丸、四物汤等方加减。

处方：熟地黄 15g，制何首乌 15g，黄精 20g，枸杞子 20g，山茱萸 10g，山药 20g，鹿角胶 10g（烊化），当归 15g，白芍 20g，川芎 10g，桑椹 15g，杜仲 20g。7 剂，每日 1 剂，水煎，分 3 次服。

二诊（2011 年 9 月 21 日）：患者诉其服上方后恐惧感明显减轻，发作频次明显减少，已可独处，且不影响睡眠。现症面色无华，头昏眼花，腰膝酸软，神疲乏力。复查舌质淡白、舌苔薄白、脉象沉细。药用熟地黄 15g，制何首乌 15g，黄精 20g，枸杞子 20g，山茱萸 10g，山药 20g，鹿角胶 10g（烊化），当归 15g，白芍 20g，川芎 10g，桑椹 15g，杜仲 20g，桑寄生 30g，生晒参 10g。7 剂，每日 1 剂，水煎，分 3 次服。

【点按】《素问·阴阳应象大论》说“在脏为肾……在志为恐”，说明恐与肾的关系非常密切。本例患者证属肾精亏虚、肝血不足所致。肾藏精，精是恐志正常的物质基础，肾精亏虚，恐志失常，故见恐惧不解；肾主骨，腰为肾之府，肾精亏虚，腰府失养，故见腰膝酸软；肾精亏虚，形体失养，故见神疲乏力；肝藏血而主疏泄，肝血不足，疏泄失职，气机郁滞，故见时而太息；肝血不足，无以上荣头面孔窍，故见面色无华、头昏眼花；肝血不足，肝魂不藏，故见失眠多梦。治拟滋补肾精、滋养肝血，药用左归丸、四物汤等方加减。方中熟地黄、制何首乌、黄精、枸杞子、山茱萸、山药、鹿角胶等滋补肾精以敛恐志；当归、白芍、川芎、桑椹等滋养肝血以收肝魂；杜仲补肾壮骨以强腰膝。诸药合用，共奏滋补肾精、滋养肝血之功。二诊时仍面色无华、头昏眼花、腰膝酸软、神疲乏力，故加生晒参以益气而生精血。

五、神经病证

头痛（1）

陈某，男，61岁。2010年3月2日初诊。

主诉：头痛5年。

患者于2005年开始发生头痛，并伴有头昏，头痛减则昏亦轻，头昏重则痛亦甚。疼痛没有定处，时前时后，时侧时颠，但以颠顶疼痛为多；有时隐隐作痛，有时跳动作痛，有时锥刺样痛；上午多痛轻，下午多痛重；遇风寒则痛增，避风寒则痛减；劳累后多痛甚，休息后多痛缓；睡眠中多不痛，醒来后则又痛。外院诊断为神经性头痛、血管性头痛、高血压病，治用镇静止痛、扩管降压等西药以及祛风散寒、镇肝息风等中药，虽偶有微效，但旋即又发。舌苔薄白，舌质淡白，脉来弦涩。

中医诊断：头痛。

西医诊断：顽固性头痛，神经性头痛，血管性头痛。

辨证：精血不足，血瘀首府，风寒袭头，下虚上实。

治法：补养精血，活血通络，祛风散寒。

方剂：四物汤、川芎茶调散、羌活胜湿汤、川芎散等方加减。

处方：熟地黄20g，制何首乌15g，黄精20g，当归20g，川芎20g，延胡索30g，丹参30g，三七粉10g（冲服），白芷15g，藁本15g，甘草10g。14剂，每日1剂，水煎，分3次服。

二诊（2010 年 3 月 16 日）：患者诉其服上方后头痛大减。复查舌苔薄白、舌质淡白、脉来弦涩。药用熟地黄 20g，制何首乌 15g，黄精 20g，当归 20g，川芎 20g，延胡索 30g，丹参 30g，三七粉 10g（冲服），白芷 15g，藁本 15g，甘草 10g。14 剂，每日 1 剂，水煎，分 3 次服。

三诊（2010 年 3 月 30 日）：患者诉其服上方后头痛已除，头昏亦去。复查舌苔薄白、舌质淡红、脉来弦缓。药用熟地黄 20g，制何首乌 15g，黄精 20g，当归 20g，川芎 20g，延胡索 30g，丹参 30g，三七粉 10g（冲服），甘草 10g。14 剂，每日 1 剂，水煎，分 3 次服，以善其后。

2 个月后电话随访，患者头痛未发。

【点按】 肝经循行颠顶，患者头痛头昏，且头痛多在颠顶，从肝阳上亢立法施治，理应有效但少效，说明病位不全在肝经；风邪善行而数变，患者头痛没有定处，感受风寒则加重，从风寒外感立法施治，理应有效但少效，说明病因不全在风寒。患者舌苔薄白、舌质淡白，是为精血亏虚之象；脉来弦涩，则是血液瘀滞之征；感受风寒则加重，则是风寒在首之兆。肾藏精，精生血、充髓、养脑，精血亏虚而不能上荣清窍，故头昏头痛；十二经脉气血皆上行头面而荣清窍，其中太阳经下行头后、阳明经上行头前、少阳经上行头侧、厥阴经上行头颠，血瘀太阳则痛在头项、血瘀阳明则痛在头前、血瘀少阳则痛在头侧、血瘀厥阴则痛在头颠，故痛随瘀发而无定处；精血亏虚则不荣，清窍失荣则隐隐作痛，血脉瘀滞则不通，经脉不通则痛如锥刺，经脉时通时不通，通塞交替则跳动作痛；眠中、上午、休息时耗伤精血较少，故头痛减轻，醒后、下午、劳累时耗伤精血较多，故头痛加重；精血亏虚，则正气不足，正气不足则易感风寒，故每遇风寒则头痛加重。《素问·五脏生成》说："头痛颠疾，下虚上实。"证属精血不足、血瘀首府、风寒袭头、下虚上实。下虚宜补，上实宜泻，故药用熟地黄、制何首乌、当归、黄精等补养精血以荣清窍；当归、川芎、延胡索、丹参、三七等活血化瘀以通经脉；藁本、白芷、川芎等祛风散寒以却外邪；甘草调和诸药。此外，方中藁本归膀胱经，善于祛风散寒止痛，长于治疗太阳经颠顶及头项（膀胱经行颠顶及后项）风寒疼痛；白芷辛温，归脾胃经，善于散寒、祛风、止痛，长于治疗阳明经风寒头痛；川芎味辛性温，归肝、胆经，善于活血行气、祛风止痛，长于治疗少阳、厥阴经风寒、瘀血头痛，为"治头痛之要药"；延胡索"专治一身上下诸痛"（明代李时珍《本草纲目》），并借助藁本、白芷、川芎等引经药而直达太阳、阳明、少阳、厥阴经，发挥其治疗四经头痛的作用。本方采用多法联治，汇治疗太阳、阳明、少阳、厥阴之药于一炉，融补养精血、祛风散寒、活血通络于一体，兼顾了病因病位及病机的各个方面，故而取得良效。

头痛（2）

鲁某，女，35岁。2012年4月20日初诊。

主诉：右侧头痛2年。

患者于2010年起无明显诱因发生右侧头痛，上及颠顶，疼痛剧烈时常有恶心呕吐，每次发作都需服止痛药方能缓解；近半年来头痛呈进行性加重，发作频率越来越高、疼痛程度越来越重，以致严重影响工作和生活。外院经颅B超检查右侧脑动脉主要分支血流速度降低；脑血管功能检测提示右侧脑血管功能指标轻度异常；头颅部 CT 检查未见明显异常，诊断为偏头痛，血管神经性头痛。刻下患者右侧头痛，呈针刺样或搏动样疼痛，疼痛遇寒痛增、得温痛减，头痛发作前没有明显诱因，发作时情绪紧张、冷汗淋漓，常伴呕吐苦水；近 1 个月来每天都发头痛，每次发作持续 6 ~ 10 小时，均须服止痛药才能缓解疼痛，不服止痛药则不能忍受，伴有恶风寒、善太息。舌质黯红，舌苔薄白，脉象弦紧。

中医诊断：头痛。

西医诊断：偏头痛，血管神经性头痛。

辨证：肝经寒滞，肝脉瘀阻。

治法：温肝散寒，活血化瘀。

方剂：吴茱萸汤、暖肝煎、当归四逆汤、川芎茶调散等方加减。

处方：吴茱萸 6g，肉桂 10g，细辛 3g，当归 15g，白芍 30g，天麻 15g，川芎 30g，郁金 20g，延胡索 30g，防风 15g，甘草 10g，煨生姜 10g。14 剂，每日 1 剂，水煎，分 3 次服。

二诊（2012 年 5 月 4 日）：患者诉其服上方后头痛发作频率降低，每 3 ~ 5 天发作一次，疼痛程度减轻，不服止痛药可以忍受，且未呕吐，恶寒恶风显著好转。复查舌质黯红、舌苔薄白、脉象弦缓。药用吴茱萸 6g，肉桂 10g，细辛 3g，当归 15g，白芍 30g，天麻 15g，川芎 30g，郁金 20g，延胡索 30g，甘草 10g，醋柴胡 10g。14 剂，每日 1 剂，水煎，分 3 次服。

三诊（2012 年 5 月 18 日）：患者诉其服上方后已有半月未发头痛，心情转好，余无不适。复查舌质淡红、舌苔薄白、脉象细缓。药用吴茱萸 6g，肉桂 10g，细辛 3g，当归 15g，白芍 30g，天麻 15g，川芎 30g，郁金 20g，延胡索 30g，甘草 10g，醋柴胡 10g。10 剂，制小蜜丸，每服 10g，每日 3 次，以善其后。

【点按】《灵枢·经脉》说："胆足少阳之脉，起于目锐眦，上抵头角……肝足厥阴之脉，起于大指丛毛之际……上入颃颡，连目系，上出额，与督脉会于颠。"胆经上行头侧、肝经上行头颠，肝胆相表里，其经气互通，肝经寒滞，寒主收引，故见偏头疼痛，上及头颠；寒滞肝经，遇寒则寒聚，得温则寒散，故其头痛是遇寒痛增、得温痛减；寒滞肝经，肝气不舒，情志不畅，故其头痛时情绪紧张，又善太息；寒滞肝经，耗伤阳气，阳气亏虚，摄汗无力，故其头痛时冷汗淋漓；肝胆相表里，寒滞肝经，经气郁滞，迫使胆汁上逆，故其头痛时呕吐苦水；肝经上行头颠，肝经寒盛，头部遇风寒则疼痛更甚，故其头部恶风怕寒；肝藏血，寒则血凝涩，寒滞肝经，肝脉瘀阻，不通则痛，故见头部疼痛。本例患者证属肝经寒滞、肝脉瘀阻，治拟温肝散寒、活血化瘀，药用吴茱萸汤、暖肝煎、当归四逆汤、川芎茶调散等方加减。方中吴茱萸、肉桂、细辛、防风等温肝散寒止痛，其中吴茱萸为治疗厥阴头痛之圣药；当归、川芎、郁金、延胡索等疏肝活血止痛，其中川芎善治肝经头痛、延胡索善治一身上下诸痛；天麻、防风等息风祛风止痛；白芍、甘草等柔肝缓急止痛；煨生姜温中散寒止呕。诸药合用，共奏温肝散寒、活血化瘀之功。二诊时以前方去煨生姜，是因其未再恶心呕吐，去防风是因其未再恶风，加醋柴胡是增强其疏肝解郁之力。

头痛(3)

王某，女，43岁，已婚。2015年3月20日初诊。末次月经3月19日，目前正值经期。

主诉：经期头痛2年。

患者于2013年起每逢经期前后发生头痛，疼痛难以忍受，7～10天头痛逐渐减轻，但不能消失，下次月经之前头痛又再加重，如此反复2年。外院经颅B超检查脑动脉主要分支血流速度降低；脑血管功能检测提示双侧脑血管弹性下降、血管通畅程度下降、血管自身调节功能减退，脑血管功能指标轻度异常；头颅部CT检查未见明显异常，神经科诊断为血管神经性头痛。外院子宫附件B超检查未见明显异常声像图表现，妇科诊断为经前期紧张综合征。刻下患者每逢经期头痛，头痛呈跳痛及刺痛性质，痛处多从头顶开始，随着疼痛程度增加而疼痛范围逐渐由头顶扩大到四周部位，常在月经来潮前的1～2天头痛加重，初始疼痛程度较轻，当月经来潮时头痛加剧，并且难以忍受，必须服止痛药方能缓解，月经来潮初期的1～2天同时兼有小腹疼痛，在月经来潮一周后头痛逐渐减轻，但不能消失，伴有胁肋胀满，情绪抑郁，善太息；目前正值经期，经血黯红，并有血块。舌质黯红，舌苔薄白，脉象弦涩。

中医诊断：头痛。

西医诊断：经前期紧张综合征，血管神经性头痛。

辨证：肝经气郁，肝脉瘀阻。

治法：疏肝解郁，活血化瘀。

方剂：逍遥散、柴胡疏肝散、失笑散、金铃子散等方加减。

处方：醋柴胡10g，川芎20g，当归15g，白芍30g，炒白术15g，五灵脂15g（布包煎），蒲黄15g（布包煎），延胡索30g，制香附15g，甘草10g。14剂，每日1剂，水煎，分3次服。

二诊（2015年4月14日）：患者诉其服药期间经血先黯后红，并于3月25日月经干净，经期头痛及腹痛显著减轻，未服止痛药也能忍受，心情转好。复查舌质淡白、舌苔薄白、脉象沉细。方用四物汤、逍遥散等方加减，药用当归15g，白芍30g，熟地黄15g，川芎20g，阿胶10g（烊化），醋柴胡10g，炒白术15g，延胡索30g，制香附15g，甘草10g。14剂，每日1剂，水煎，分3次服。

三诊（2015年4月28日）：患者诉其末次月经于4月20—26日来潮，经前及经期均未发生头痛、腹痛；胁肋胀满、情绪抑郁、善太息等症消失，要求巩固治疗。复查舌质淡红、舌苔薄白、脉象沉缓。药用当归15g，白芍30g，熟地黄15g，川芎20g，阿胶10g（烊化），醋柴胡10g，炒白术15g，制香附15g，甘草10g。14剂，每日1剂，水煎，分3次服，以资巩固。

【点按】《灵枢·经脉》说："肝足厥阴之脉，起于大指丛毛之际……过阴器，抵小腹，挟胃属肝络胆……上入颃颡，连目系，上出额，与督脉会于巅。"足厥阴肝经与督脉会于巅顶，肝经气郁、肝脉瘀阻，不通则痛，故见巅顶疼痛，甚则波及四周；足厥阴肝经上抵小腹，肝经气郁、肝脉瘀阻，不通则痛，故见小腹疼痛；肝主疏泄，具有促进情志舒畅的作用，肝气郁结，疏泄失职，故见情绪抑郁、善太息；足厥阴肝经属肝络胆、布胁肋，气郁肝经，经气不畅，故见胁肋胀满。本例患者证属肝经气郁、肝脉瘀阻，治拟疏肝解郁、活血化瘀，药用逍遥散、柴胡疏肝散、失笑散、金铃子散等方加减。方中醋柴胡、川芎、白芍、制香附等疏肝行气解郁；川芎、当归、五灵脂、蒲黄、延胡索等活血化瘀止痛，川芎又为治疗厥阴头痛之圣药，延胡索则能治疗一身上下诸痛；白芍、甘草等柔肝缓急止痛；炒白术益气健脾，防肝气横逆犯土。诸药合用，共奏疏肝行气解郁、活血化瘀止痛之功。二诊时以前方去五灵脂、蒲黄、川楝子是因其瘀滞已解，加熟地黄、阿胶是因有阴血亏虚。三诊时以前方去延胡索是因其瘀滞已解、头痛腹痛已除。

呃　逆

宋某，女，60岁。2016年9月23日初诊。

主诉：呃逆1年，加重3个月。

患者于2015年开始出现间断性呃逆，每逢进食过快或吸入冷空气时即发生呃逆。近3个月来呃逆频繁，常常没有明显诱因而频发呃逆，而且呃逆的间歇期越来越短，发作的时程越来越长。外院胃镜检查、头部与胸部CT检查，以及心电图检查均无明显异常；发作时胸部X线透视下见膈肌阵发性痉挛。刻下患者呃逆频频而不能自制，嘱其屏住呼吸以及指压内关穴亦不能止呃，自感呃逆是遇寒加重，得热稍缓；近3个月来每天发作数次呃逆，每次持续30分钟至数小时，伴有胃脘痞闷、食欲不振。舌质淡白，舌苔薄白，脉象迟缓。

中医诊断：呃逆。

西医诊断：膈肌痉挛症。

辨证：寒邪犯胃，胃气上逆。

治法：温胃散寒，降逆止呃。

方剂：丁香柿蒂汤、橘皮竹茹汤、旋覆代赭汤等方加减。

处方：姜半夏10g，柿蒂10g，陈皮15g，竹茹15g，代赭石30g（先煎），沉香末3g（冲服），丁香6g（后下），吴茱萸6g。7剂，每日1剂，水煎，分3次服。

二诊（2016年9月30日）：患者诉其服上方后呃逆频次及持续时间显著减少，胃脘痞闷消失，现症食欲不振。复查舌淡白、苔薄白、脉细缓。药用姜半夏10g，柿蒂10g，陈皮15g，竹茹15g，代赭石30g（先煎），沉香末3g（冲服），丁香6g（后下），吴茱萸6g，炒山楂15g，炒谷芽、炒麦芽各15g。7剂，每日1剂，水煎，分3次服。

三诊（2016年10月7日）：患者诉其服上方后呃逆停止，脘痞消失，纳食增进。复查舌淡白、苔薄白、脉细缓。药用姜半夏10g，柿蒂10g，陈皮15g，竹茹15g，代赭石30g（先煎），沉香末3g（冲服），丁香6g（后下），吴茱萸6g，炒山楂15g，炒谷芽、炒麦芽各15g。7剂，每日1剂，水煎，分3次服，以资巩固。

【点按】 膈肌痉挛症，是由各种原因引起的膈肌不自主收缩运动所致的一种病症，既可是某一疾病的一个症状，也可是独立的一种疾病。膈肌痉挛可以是阵发的、有规律的，也可是周期性的、无规律的、一过性的，少数可几乎伴随终生。本例患者证属寒邪犯胃，胃气上逆所致。胃气以通降为顺，寒邪犯胃，影响胃的通降，胃气上逆，故见呃逆频作；寒邪遇寒则寒聚，得热则寒散，故呃逆是遇寒则重、得热则缓；胃主受纳、腐熟水谷，寒邪犯胃，胃之受纳、腐熟失职，水谷停滞胃脘，故见胃脘痞闷、食欲不振。治拟温胃散寒、降逆止呃，药用丁香柿蒂汤、陈皮竹茹汤、旋覆代赭汤等方加减。方中丁香、吴茱萸等温胃散寒；姜半夏、柿蒂、陈皮、竹茹等降逆止呃；代赭石重镇降逆；沉香温胃降逆。诸药合用，共奏温胃散寒、降逆止呃之功，使胃寒得散、气逆得降，因而呃逆自止。二诊时仍然食欲不振，故以前方加炒山楂、炒谷芽、炒麦芽等以增强其健胃消食之功。

六、关节病证

腰痛（1）

贾某，男，49岁。2013年10月16日初诊。

主诉：腰痛2年余，加重半年。

患者于2011年开始发生腰部酸软隐痛；近半年来腰痛加重，行推拿、针灸治疗当时缓解，旋即复发。外院腰椎DR片显示$L_1 \sim L_5$椎体前缘唇刺样改变，L_5/S_1椎间隙变窄，诊断为腰椎退行性病变。刻下患者腰部酸软隐痛，喜揉喜按，缠绵不愈，遇劳则甚，卧则减轻，性欲低下，勃起不坚。舌质淡红，舌苔薄白，脉沉无力。

中医诊断：腰痛。

西医诊断：腰椎退行性病变。

辨证：肾气亏虚，腰府失养。

治法：补肾壮腰。

方剂：青蛾丸、煨肾丸等方加减。

处方：杜仲20g，怀牛膝20g，桑寄生30g，狗脊30g，续断30g，补骨脂10g，肉苁蓉10g，菟丝子20g，肉桂10g，胡桃肉15g。7剂，每日1剂，水煎，分3次服。

二诊（2013年10月23日）：患者服上方4剂，诉其腰痛减轻；继服上方3剂，腰痛基本消失，遇劳亦未疼痛，性欲提高，勃起增强。复查舌质淡红、舌苔薄白、脉沉有力。药用杜仲20g，怀牛膝20g，桑寄生30g，狗脊30g，续断30g，补骨脂10g，肉苁蓉10g，菟丝子20g，肉桂10g，胡桃肉15g。7剂，每日1剂，水煎，分3次服，以资巩固。

【点按】腰椎退行性病变，是指腰椎自然老化、退化的生理病理过程。腰椎是人体躯干活动的枢纽，而所有的身体活动都无一不在增加腰椎的负担，随着年龄的增长，过度的活动和超负荷的承载，都可使腰椎加快老化。肾主骨，腰为肾之府，肾气亏虚，骨骼与肾府失养，故见腰部酸软隐痛，缠绵不愈；肾气亏虚，虚则多喜揉按；劳则气耗，故见遇劳痛甚，卧则减轻；肾气亏虚，肾阳不足，鼓动无力，故见性欲低下、勃起不坚。本例患者证属肾气亏虚、腰府失养，治拟补肾壮腰，药用青蛾丸、煨肾丸等方加减。方中杜仲、怀牛膝、桑寄生、狗脊、续断等补肾强腰壮骨；补骨脂、肉苁蓉、菟丝子、肉桂、胡桃肉等补肾壮阳起痿。诸药合用，共奏补肾壮阳、强腰壮骨之功。

腰痛(2)

褚某，男，46岁。2014年12月3日初诊。

主诉：腰痛3年，加重1年。

患者于2011年开始发生腰部沉重冷痛，近1年来腰痛加重。刻下患者腰部沉重冷痛，每遇阴雨天气则腰痛加剧，痛处喜温，得热则减，形寒肢冷，倦怠乏力，阳事不举。舌质淡，苔白滑，脉沉迟。

中医诊断：腰痛。

辨证：肾阳亏虚，寒湿痹阻。

治法：补肾壮阳，散寒除湿。

方剂：右归丸、渗湿汤、甘姜苓术汤等方加减。

处方：制附子10g，肉桂10g，干姜10g，桂枝10g，炒苍术10g，炒白术10g，茯苓15g，独活15g，细辛3g，甘草10g。7剂，每日1剂，水煎，分3次服。

二诊（2014年12月10日）：患者服上方4剂，诉其腰痛有所减轻；继服上方3剂，腰部重着冷痛及形寒肢冷显著减轻，仍然倦怠乏力、阳事不举。复查舌质淡红、舌苔薄白、脉沉无力。药用制附子10g，肉桂10g，干姜10g，桂枝10g，炒苍术10g，炒白术10g，茯苓15g，独活15g，细辛3g，甘草10g，巴戟天15g，淫羊藿15g，雄蚕蛾10g，红参10g。7剂，每日1剂，水煎，分3次服。

三诊（2014年12月17日）：患者诉其服上方后腰部重着冷痛消失，精神转佳，勃起增强。复查舌质淡红、舌苔薄白、脉沉而缓。药用制附子10g，肉桂10g，干姜10g，桂枝10g，炒苍术10g，炒白术10g，茯苓15g，独活15g，细辛3g，甘草10g，巴戟天15g，淫羊藿15g，雄蚕蛾10g，红参10g。14剂，每日1剂，水煎，分3次服，以资巩固。

【点按】 肾阳亏虚，阴盛则寒，寒湿相合，侵袭腰部，腰部经络气血痹阻，不通则痛，故腰部冷痛；寒主收引，湿性重着，故腰部冷痛重着；阴雨天气则寒湿加重，故腰痛亦剧；《素问·痹论》说“凡痹之类，逢寒则急，逢热则纵”，寒湿为阴邪，得阳始化，故痛处喜温，得热则减。本例患者证属肾阳亏虚、寒湿痹阻，治拟补肾壮阳、散寒除湿，药用右归丸、渗湿汤、甘姜苓术汤等方加减。方中制附子、肉桂、干姜、桂枝、细辛等补肾壮腰，温阳散寒；炒白术、茯苓、炒苍术、独活等健脾化湿，祛风除湿；甘草益气和中，调和诸药。诸药合用，共奏补肾壮阳强腰、散寒除湿蠲痹之功。二诊时仍然倦怠乏力、阳事不举，故加巴戟天、淫羊藿、雄蚕蛾、红参等以补肾助阳、益气生阳。

骨痹

王某，女，55岁。2008年1月2日初诊。

主诉：膝关节疼痛3个月余。

患者于3个月前开始右膝关节疼痛，疼痛多在长时间行走或上下楼梯时发生，痛如锥刺，休息或卧床时疼痛减轻。最近1个月来，行走时疼痛加重而导致跛行，并且休息时也常有疼痛，服过多种中成药、贴过多种止痛膏疗效不显。X线片显示膝关节间隙变窄、膝关节内胫骨及髌骨有典型的“骨刺”形成。体检：膝关节屈伸功能受限，屈伸活动时有关节弹响声，而且疼痛加重。舌苔薄白，舌质偏黯，脉弦而细。

中医诊断：骨痹。

西医诊断：退行性膝关节炎。

辨证：血瘀肾虚。

治法：活血补肾。

方剂：健骨汤加减。

处方：当归20g，红花15g，三七粉10g（冲服），延胡索30g，鸡血藤30g，川牛膝20g，狗脊30g，骨碎补20g，杜仲20g，独活20g。7剂，每日1剂，水煎，分3次服。

二诊（2008年1月9日）：患者诉其服上方后膝关节在行走时疼痛显著减轻，在休息时疼痛基本消失。复查舌苔薄白、舌质偏黯、脉弦而细。药用当归 20g，红花 15g，三七粉 10g（冲服），延胡索 30g，鸡血藤 30g，川牛膝 20g，狗脊 30g，骨碎补 20g，杜仲 20g，独活 20g。7 剂，每日 1 剂，水煎，分 3 次服。

三诊（2008 年 1 月 16 日）：患者诉其服上方后膝关节疼痛消失，行走自如。复查舌苔薄白、舌边瘀点、脉细而缓。药用当归 20g，红花 15g，三七粉 10g，延胡索 30g，鸡血藤 30g，川牛膝 20g，狗脊 30g，骨碎补 20g，杜仲 20g，独活 20g。10 剂，制成小蜜丸，每服 10g，每日 3 次，以资巩固。

【点按】 退行性膝关节炎，又称增生性膝关节炎、肥大性关节炎、老年性关节炎。退行性膝关节炎是由于膝关节的退行性改变和慢性积累性关节磨损而造成的，以膝部关节软骨变性、关节软骨面反应性增生、骨刺形成为主要病理表现。多由超负荷等因素反复持久地刺激而引起膝关节的关节软骨面和相邻软组织的慢性积累性损伤，同时使膝关节内容物的耐受力降低，当持久行走或跑跳时，关节应力集中的部位受到过度的磨损，使膝关节腔逐渐变窄，关节腔内容物相互磨擦，产生炎性改变，从而引起膝关节疼痛。本例患者除膝关节疼痛外，并无其他明显症状，因其辨证素材不多，诊断较难确定。思索再三，忆及《素问·脉要精微论》有“转摇不能，肾将惫矣”之论，今膝关节屈伸功能受限，当属“转摇不能”，应与肾虚有关；肾主骨，膝关节发生骨质增生，其病在骨，但亦与肾虚有关；《素问·上古天真论》有肾气盛衰决定着人之生、长、壮、老、已的生命过程的论述，患者女性，年届七八，已处肾虚阶段。据上应当辨证为肾虚，故投以补肾之川牛膝、狗脊、骨碎补、杜仲等以壮其骨。又思及骨质增生是骨上生有赘生物，其赘生物相当于中医学的“癥积”，癥积常因血瘀而成，加之患者有痛如锥刺之血瘀症状，据此应当辨证为血瘀，故投以活血之当归、红花、三七、延胡索、鸡血藤等以消其癥；还考虑到骨质增生属于中医学的“骨痹”范畴，独活与相应药物配伍后善治下半身之多种痹证，而此病位于下半身的膝关节，故以独活配伍补肾药以蠲骨痹。

寒痹

张某，女，51岁。2016年1月6日初诊。

主诉：全身多处关节肌肉疼痛1年余。

患者于2014年因冒雨受凉及久处阴凉潮湿环境后发生关节肌肉疼痛，自此之后，疼痛反复发作；近1个月来疼痛加重。外院血液检查，红细胞沉降率：32mm/s（正常值为0～20mm/s）；抗链球菌溶血素“O”：850U（正常值<500U）。刻下患者全身多处关节、肌肉冷痛，关节屈伸不利，痛处固定，得热痛减，遇寒痛增，形寒肢冷，神疲乏力。舌质淡白，舌苔薄白，脉象弦紧。

中医诊断：寒痹。

西医诊断：风湿性关节炎。

辨证：寒湿痹阻，经脉不通。

治法：温经散寒，通络蠲痹。

方剂：乌附麻辛桂姜汤加减。

处方：制川乌10g，制附子10g，干姜10g，麻黄6g，桂枝10g，细辛3g，羌活15g，独活15g，威灵仙20g，淫羊藿20g，桑寄生 20g，杜仲 20g，续断 20g，炙甘草 10g。14 剂，每日 1 剂，水煎，分 3 次服。

二诊（2016 年 1 月 20 日）：患者诉其服上方后关节、肌肉疼痛有所减轻，仍然神疲乏力。复查舌质淡白、舌苔薄白、脉沉而迟。药用制川乌 10g，制附子 10g，干姜 10g，麻黄 6g，桂枝 10g，细辛 3g，羌活 15g，独活 15g，威灵仙 20g，淫羊藿 20g，桑寄生 20g，杜仲 20g，续断 20g，炙甘草 10g，红参 10g。14 剂，每日 1 剂，水煎，分 3 次服。

三诊（2016 年 2 月 3 日）：患者诉其服上方 7 剂，关节、肌肉疼痛基本消失，精神转佳；继服上方 7 剂，关节、肌肉疼痛完全消失。复查血红细胞沉降率：16mm/s，抗链球菌溶血素“O”：410U；舌质淡红、舌苔薄白、脉沉而缓。药用制川乌 10g，制附子 10g，干姜 10g，麻黄 6g，桂枝 10g，细辛 3g，羌活 15g，独活 15g，威灵仙 20g，淫羊藿 20g，桑寄生 20g，杜仲 20g，续断 20g，炙甘草 10g，红参 10g。7 剂，每日 1 剂，水煎，分 3 次服，以资巩固。

【点按】《素问·痹论》说“痛者，寒气多也，有寒故痛也……凡痹之类，逢寒则急，逢热则纵”，寒湿内蕴，壅滞经脉，痹阻气血，经气不通，不通则痛，故见关节疼痛、屈伸不利；寒湿内蕴，阴寒内盛，故见局部冷痛；遇冷则寒邪更盛，得热则寒邪受制，故疼痛遇冷则甚、得热则缓；阴寒内盛，阳气衰微，形体失煦，故见形寒肢冷、神疲乏力。本例患者证属寒邪痹阻、经脉不通，治拟温经散寒、通络蠲痹，药用乌附麻辛桂姜汤加减。方中制川乌、制附子、干姜、麻黄、桂枝、细辛等温经散寒止痛；羌活、独活、威灵仙等祛风散寒蠲痹；淫羊藿、桑寄生、杜仲、续断等补肾温阳壮骨；炙甘草清热解毒、调和诸药，既可解乌、附之毒，又可减乌、附之燥。二诊时仍然神疲乏力，故加大补元气、益气生阳之红参。诸药合用，共奏温经散寒、补肾助阳、通络蠲痹之功。

热　痹

董某，男，41岁。2017年5月24日初诊。

主诉：左足第一跖趾关节及左足踝关节疼痛1周。

患者于1周前开始发生左足第一跖趾关节及左足踝关节疼痛，近4天来又发生左足第一跖趾关节红肿灼痛。患者素有血尿酸升高病史，但未予重视。刻下患者左足第一跖趾关节及左足踝关节疼痛，活动困难，遇热痛甚，得冷痛缓。体检：左足第一跖趾关节及左足踝关节活动受限，左足第一跖趾关节处红肿灼热，痛处拒按。舌质红，苔黄腻，脉弦数。

中医诊断：热痹。

西医诊断：痛风性关节炎。

辨证：湿热痹阻，经脉不通。

治法：清热利湿，通络蠲痹。

方剂：白虎加桂枝汤、四妙丸等方加减。

处方：石膏30g（先煎），知母15g，甘草10g，桂枝10g，黄柏10g，炒苍术10g，薏苡仁30g，川牛膝15g，秦艽15g，络石藤20g，豨莶草20g，地龙10g，三七粉10g（冲服）。7剂，每日1剂，水煎，分3次服。

二诊（2017年5月31日）：患者诉其服上方4剂，左足第一跖趾关节及左足踝关节疼痛显著减轻；继服上方4剂，红肿热痛消失，活动自如。复查舌质淡红、舌苔微黄、脉细略数。药用石膏 30g（先煎），知母 15g，甘草 10g，桂枝 10g，黄柏 10g，炒苍术 10g，薏苡仁 30g，川牛膝 15g，秦艽 15g，络石藤 20g，豨莶草 20g，地龙 10g，三七粉 10g（冲服）。7 剂，每日 1 剂，水煎，分 3 次服，以资巩固。

【点按】痛风性关节炎，是由于尿酸盐沉积在关节囊、滑囊、软骨、骨质和其他组织中而引起的病损及炎性反应，好发于 40 岁以上男性，多见于第一跖趾关节，也可发生于其他较大关节，尤其是踝部与足部关节。本例患者证属湿热痹阻、经脉不通。湿热内蕴，壅滞经脉，痹阻气血，经气不通，不通则痛，故见关节疼痛、活动受限；湿热内蕴，热邪炽盛，腐败血肉，故见局部红肿灼热；湿热内蕴，遇热则热邪更炽，得冷则热邪受制，故疼痛遇热则甚、得冷则缓。治拟清热利湿、通络蠲痹，药用白虎加桂枝汤、四妙丸等方加减。方中白虎加桂枝汤（石膏、知母、甘草、桂枝）清热通络；四妙丸（黄柏、炒苍术、薏苡仁、牛膝）清热化湿；加秦艽、络石藤、豨莶草等清热祛湿利关节；地龙、三七粉等清热化瘀通经脉。诸药合用，共奏清热利湿、通络蠲痹之功。

七、血管病证

脉痹

祝某，男，62岁。2015年6月26日初诊。

主诉：右足疼痛2个月。

患者患糖尿病10余年，近2年来双足时有麻木，近2个月来发生右足疼痛，并且逐渐加重。外院B超显示右侧足背动脉呈闭塞性声像图表现。刻下患者右足疼痛，走路跛行，自感右足特别怕冷，所居房间内不能吹电扇、开冷气，疼痛是遇寒加重、得热则缓，因此即使目前在炎热的夏天，右足仍然要穿袜子以防蔽风寒。体检：右足背皮色苍白，皮温降低，二趾、三趾呈紫红色，足背动脉搏动消失。舌质紫黯，舌苔薄白，脉象沉细。

中医诊断：脉痹。

西医诊断：血栓闭塞性脉管炎，糖尿病。

辨证：阳虚阴盛，寒凝脉痹。

治法：温阳散寒，化瘀通络。

方剂：右归丸、当归四逆汤、抵当汤等方加减。

处方：肉桂10g，制附子30g（先煎），细辛3g，仙茅10g，淫羊藿20g，当归20g，白芍30g，川牛膝20g，水蛭10g，虻虫6g，蜈蚣2条，全蝎6g。7剂，每日1剂，水煎，分3次服。

二诊（2015年7月3日）：患者诉其服上方后足痛无明显改善。复查舌质紫黯、舌苔薄白、脉象沉细。药用肉桂10g，制附子 30g（先煎），细辛 3g，仙茅 10g，淫羊藿 20g，当归 20g，白芍 30g，川牛膝 20g，炮穿山甲（代）6g，水蛭 10g，虻虫 6g，蜈蚣 2 条，全蝎 6g。14 剂，每日 1 剂，水煎，分 3 次服。

三诊（2015 年 7 月 17 日）：患者诉其服上方后足痛及怕冷明显减轻。体检：右足背动脉有微弱搏动。舌质黯，苔薄白，脉沉缓。药用肉桂 10g，制附子 50g（先煎），细辛 3g，仙茅 10g，淫羊藿 20g，当归 20g，白芍 30g，川牛膝 20g，炮穿山甲（代）6g，水蛭 10g，虻虫 6g，蜈蚣 2 条，全蝎 6g。14 剂，每日 1 剂，水煎，分 3 次服。

四诊（2015 年 7 月 31 日）：患者诉其服上方后足痛消失，已不跛行。体检：右足背皮色淡红，皮温正常，二趾、三趾呈黯红色，足背动脉搏动明显。舌质黯，苔薄白，脉沉缓。药用肉桂 10g，制附子 50g（先煎），细辛 3g，仙茅 10g，淫羊藿 20g，当归 20g，白芍 30g，川牛膝 20g，炮穿山甲（代）6g，水蛭 10g，虻虫 6g，蜈蚣 2 条，全蝎 6g。14 剂，每日 1 剂，水煎，分 3 次服，以资巩固。

【点按】 血栓闭塞性脉管炎，是慢性复发性中、小动脉和静脉的节段性炎症性疾病，下肢多见。表现为患肢缺血、疼痛、间歇性跛行、足背动脉搏动减弱或消失、游走性表浅静脉炎，严重者有肢端溃疡和坏死。本例患者证属阳虚阴盛，寒凝脉痹。血得温则行，得寒则凝，肾阳亏虚，阴寒内盛，血液凝聚，经脉闭塞，不通则痛，故见足部疼痛，遇寒加重，得温痛缓，局部怕冷；肾阳亏虚，阴寒内盛，阳气失煦，足背失荣，故见足背皮色苍白；肾阳亏虚，阴寒内盛，血液凝聚，瘀阻足趾，故见足趾颜色紫红。治拟温阳散寒、化瘀通络，药用右归丸、当归四逆汤、抵当汤等方加减。方中肉桂、制附子、细辛、仙茅、淫羊藿等温补肾阳，温通血脉；当归、川牛膝、水蛭、虻虫、蜈蚣、全蝎等活血化瘀，疏通痹阻；川牛膝还可引药下行而直达足部病所；当归、白芍滋补阴血，可使大队虫类药在逐瘀通络的同时而不耗血伤正。二诊时足痛尚无明显改善，说明仍有痹阻不通，故加炮穿山甲（代）以增强其疏通经脉之力；三诊时加重附子用量，意在增强其温通血脉之力。

寒厥(1)

田某，男，37岁。2015年11月25日初诊。

主诉：双手手指冰冷2年余。

患者于2013年开始发生双手手指冰冷，夏天减轻，冬天加重，西医诊断为雷诺综合征。刻下患者双手手指冰冷、颜色紫黯，遇冷更甚，时有疼痛，伴有性欲低下，勃起不坚。舌边色黯，舌苔薄白，脉象沉迟。

中医诊断：寒厥。

西医诊断：雷诺综合征。

辨证：肾阳亏虚，寒凝血脉。

治法：温补肾阳，温通经脉。

方剂：四逆汤、当归四逆汤等方加减。

处方：制附子20g，干姜10g，桂枝10g，细辛3g，当归15g，白芍15g，通草10g，大枣3枚，炙甘草10g。14剂，每日1剂，水煎，分3次服。

二诊（2015年12月9日）：患者诉其服上方后双手厥冷显

著减轻，手指颜色黯红，疼痛消失，仍然性欲低下、勃起不坚。复查舌边色黯、舌苔薄白、脉象沉迟。药用制附子20g，干姜10g，桂枝10g，细辛3g，当归15g，白芍15g，通草10g，大枣3枚，炙甘草10g，仙茅10g，淫羊藿20g。14剂，每日1剂，水煎，分3次服。

三诊（2015年12月23日）：患者诉其服上方后双手手指转温，手指颜色红润，性欲提高，勃起增强。复查舌色黯红、舌苔薄白、脉沉有力。药用制附子20g，干姜10g，桂枝10g，细辛3g，当归15g，白芍15g，通草10g，大枣3枚，炙甘草10g，仙茅10g，淫羊藿20g。14剂，每日1剂，水煎，分3次服，以资巩固。

【点按】 雷诺综合征，是血管神经功能紊乱所引起的肢端小动脉痉挛性疾病，以双手皮肤发作性苍白、发绀和潮红为其临床特点，常因情绪激动或受凉受寒而诱发。本例患者证属肾阳亏虚，寒凝血脉。肾阳具有温煦四肢百骸的作用，肾阳亏虚，阴寒内盛，形体失煦，故见手指冰冷；肾阳具有推动血液循环的作用，肾阳亏虚，推动无力，血瘀四末，故见手指紫黯；血瘀四末，不通则痛，故见手指疼痛；肾阳是生命活动的原动力，具有振奋阳事的作用，肾阳亏虚，不能振奋阳事，故见性欲低下、勃起不坚。治拟温补肾阳、温通经脉，药用四逆汤、当归四逆汤等方加减。方中制附子大辛大热，通行十二经脉，温壮肾阳，破阴逐寒；干姜辛热，守而不走，助附子破阴逐寒；桂枝、细辛等温经散寒，温通经脉；当归、白芍等既可活血通脉，又可补血和营；通草善通血脉而利关节；大枣补血、甘草益气，二药合用，既助归、芍以补营血，又助桂、辛以通阳气。二诊时仍然性欲低下、勃起不坚，故加仙茅、淫羊藿等补肾壮阳以振阳事。诸药合用，共奏温补肾阳、温通经脉之功。

寒厥(2)

刘某，男，48岁。2016年8月3日初诊。

主诉：身寒怕冷2年余。

患者于2014年开始发生身寒怕冷，夏天卧室不能开冷气，身需穿棉袄，冬天卧室不能开暖气，还要盖三床棉被；当前时值炎夏，仍然身着羽绒服和围巾盖头，并由两位男子搀扶来诊室就诊。刻下患者身寒怕冷，身体寒战，面色淡白，气短懒言，神疲乏力，食欲不振。舌质淡白，舌苔薄白，脉沉而迟。

中医诊断：寒厥。

辨证：命门火衰，阴寒内盛。

治法：温补命火，消散阴寒。

方剂：参附汤、四逆汤、右归丸等方加减。

处方：红参10g，制附子30g（先煎），肉桂10g，干姜10g，鹿角胶10g（烊化），熟地黄10g，枸杞子10g，炙甘草10g。14剂，每日1剂，水煎，分3次服。

二诊（2016年8月17日）：患者诉其服上方后仍然身寒怕冷，但神疲乏力、食欲不振、气短懒言有所好转。复查舌质淡白、舌苔薄白、脉沉而迟。药用红参10g，制附子45g（先煎），肉桂15g，干姜10g，鹿角胶10g（烊化），熟地黄10g，枸杞子10g，炙甘草10g。14剂，每日1剂，水煎，分3次服。

三诊（2016年8月31日）：患者身着夹克衣自行前来就诊，诉其服上方后身寒怕冷显著减轻，精神转佳，食欲增进，面色红润。复查舌质淡红、舌苔薄白、脉沉而缓。药用红参10g，制附子45g（先煎），肉桂15g，干姜10g，鹿角胶10g（烊化），熟地黄10g，枸杞子10g，炙甘草10g。14剂，每日1剂，水煎，分3次服。

四诊（2016年9月14日）：患者身着单衣自行前来就诊，诉其服上方后自感不再身寒怕冷，身穿单衣也不觉冷，饮食正常。复查舌质淡红、舌苔薄白、脉沉而缓。药用红参10g，制附子15g，肉桂10g，干姜6g，鹿角胶10g（烊化），熟地黄10g，枸杞子10g，炙甘草10g。14剂，每日1剂，水煎，分3次服，以资巩固。

【点按】 肾阳是五脏之阳的根本，具有温煦脏腑形体的作用，肾阳衰微，命门火衰，阴寒内盛，形体失煦，故见身寒怕冷、面色淡白；肾阳是生命活动的原动力，具有振奋精神、促进脏腑功能活动的作用，肾阳衰微，既不能振奋精神，又不能促进脏腑功能活动，脏腑功能低下，故见神疲乏力、气短懒言。本例患者证属肾阳衰微，命门火衰，阴寒内盛，治拟温补命火、消散阴寒，药用参附汤、四逆汤、右归丸等方加减。方中红参大补元气，回阳救逆，补后天以助先天；制附子、肉桂等大辛大热，温壮肾阳，破阴逐寒；干姜辛热，守而不走，助附、桂以消阴翳；鹿角胶为血肉有情之品，既补肾阳，又益肾精；熟地黄、枸杞子等善补肾阴，在大队补肾温阳药中佐此二味，既有从阴中求阳之义，又可防止附、桂、姜之燥烈伤阴；甘草既能益气助阳，又能调和诸药。二诊时加重制附子、肉桂之用量，意在增强其补火消阴之力；四诊时减少制附子、肉桂之用量，是因其阴寒已散。诸药合用，共奏温补命火、消散阴寒之功。

八、乳房病证

乳　痈

邹某，女，29岁，已婚。2005年7月8日初诊。

主诉：右侧乳房肿痛半个月，加重5天。

患者于2005年6月下旬产子后排乳不畅，继而发生右侧乳房肿大、胀痛及触痛，近5天来右侧乳房红肿热痛，伴有恶寒发热。刻下患者右侧乳房肿痛，翻身或活动上身时疼痛更甚，伴有恶寒发热、口渴欲饮。体检：体温38.7℃；右侧乳房显著肿大，皮肤灼热，皮色红赤，肿块质地硬韧，触痛（+++）。血常规检查：白细胞（WBC）13.9×10^9/L，中性分叶核粒细胞（N）84%。舌质红绛，舌苔黄腻，脉象弦数。

中医诊断：乳痈。

西医诊断：哺乳期急性乳腺炎。

辨证：热毒炽盛，痰瘀互结。

治法：清热解毒，化痰逐瘀。

方剂：五味消毒饮、连翘金贝煎等方加减。

处方：蒲公英30g，野菊花30g，金银花30g，紫花地丁30g，冬葵子20g，连翘30g，败酱草30g，大血藤30g，石见穿20g，土贝母15g，甘草10g。7剂，每日1剂，水煎，分3次服。

二诊（2005年7月15日）：患者服上方3剂，恶寒、发热、口渴等症消失，乳房红肿热痛减轻；继服4剂，乳房红肿热痛大减。体检：体温37.2℃；右侧乳房肿块显著缩小，皮肤常温常色，肿块质地变软，挤压乳房有少量乳汁排出，触痛（+）。血常规检查：WBC $9.3\times10^{9}/L$，N 69%。舌质红，苔黄腻，脉象弦。药用蒲公英30g，野菊花30g，金银花30g，紫花地丁30g，冬葵子20g，连翘30g，败酱草30g，大血藤30g，石见穿20g，土贝母15g，炮穿山甲（代）6g，甘草10g。7剂，每日1剂，水煎，分3次服。

三诊（2005年7月22日）：患者诉其服上方后右侧乳房肿痛消失。体检：右侧乳房肿块及触痛消失，挤压乳房有较多乳汁排出。舌质淡红，舌苔薄白，脉象弦缓。药用蒲公英30g，野菊花30g，金银花30g，紫花地丁30g，冬葵子20g，连翘30g，败酱草30g，大血藤30g，石见穿20g，土贝母15g，炮穿山甲（代）6g，甘草10g。5剂，每日1剂，水煎，分3次服，以资巩固。

【点按】 急性乳腺炎，是乳房的急性化脓性感染，大多数发生在产后哺乳期最初的3~4周，尤其以初产妇为多见，临床特点是乳房肿胀疼痛；中医学称其为“乳痈”，发生于哺乳期的称为“外吹乳痈”，发生于妊娠期的称为“内吹乳痈”，发生于非哺乳非妊娠期的称为“非哺乳妊娠期乳痈”或“不乳儿乳痈”，临床上以“外吹乳痈”为最多见。本例患者证属热毒炽盛、痰瘀互结所致。热毒炽盛，腐败血肉，故见乳房红肿热痛；热毒炽盛，伤津耗液，故见口渴欲饮；热邪内炽，正与邪争，故见恶寒发热。痰瘀互结，结聚成块，故见乳房肿块、质地硬韧。治拟清热解毒、化痰逐瘀，药用五味消毒饮、连翘金贝煎等方加减。方中蒲公英、野菊花、金银花、紫花地丁、冬葵子、连翘、败酱草、大血藤、石见穿、土贝母、甘草等清热解毒散结；败酱草、大血藤、石见穿等活血化瘀通络；土贝母、连翘等清热化痰散结。二诊时加穿山甲（代）是增强其疏通乳络之力。诸药合用，共奏清热解毒、活血化瘀、化痰散结之功。

乳　癖

苏某，男，53岁，已婚。2015年11月18日初诊。

主诉：双侧乳房疼痛1年。

患者于2014年某日于洗澡时发现双侧乳房触痛，继而发生双侧乳房自发性间歇性疼痛。外院B超检查：双侧乳房组织可见多个圆形及椭圆形低回声光团，包膜完整光滑，光团内光点分布尚均，周边和光团内无明显血流信号，提示双侧乳腺增生。刻下患者双侧乳房间歇性疼痛，伴有性欲低下，勃起不坚，腰膝酸软。体检：双侧乳晕皮下可触及多个扁平圆形结节，质地较硬韧，边缘清楚整齐，活动度好，与皮肤无粘连，压痛(+)。血清性激素检测：T（睾酮）191.6ng/dL（正常值241~827ng/dL），E_2（雌二醇）92.5pg/mL（正常值11~41pg/mL）。舌质黯红，舌苔薄白，脉象弦涩。

中医诊断：乳癖。

西医诊断：男性乳腺增生症，男性迟发性性腺功能减退症。

辨证：肾阳亏虚，肝血瘀滞。

治法：补肾温阳，活血化瘀。

方剂：右归丸、赞育丹、失笑散、金铃子散等方加减。

处方：肉桂10g，制附子15g，仙茅10g，淫羊藿20g，巴戟天20g，韭菜子10g，肉苁蓉20g，羊红膻15g，川芎20g，郁金20g，五灵脂20g（布包煎），蒲黄15g（布包煎），延胡索30g，川楝子10g。28剂，每日1剂，水煎，分3次服。

二诊（2015年12月16日）：患者诉其服上方后乳房疼痛、腰膝酸软等症减轻；现症性欲低下，勃起不坚。体检：双侧乳晕皮下结节质地变软、压痛消失。复查血清T升至270. 3ng/dL，E_2降至64. 1pg/mL。舌质淡红，舌苔薄白，脉象弦缓。药用肉桂10g，制附子15g，仙茅10g，淫羊藿20g，巴戟天20g，韭菜子10g，肉苁蓉20g，海马5g，羊红膻15g，川芎20g，郁金20g，五灵脂20g（布包煎），蒲黄15g（布包煎），延胡索30g，川楝子10g。28剂，每日1剂，水煎，分3次服。

三诊（2016年1月13日）：患者诉其服上方后乳房疼痛、腰膝酸软等症消失，性欲提高，勃起正常。体检：双侧乳晕皮下未触及结节。复查B超：双侧乳房未见明显异常声像图表现；血清T升至305. 7ng/dL，E_2降至38. 2pg/mL。舌质淡红，舌苔薄白，脉象沉缓。药用肉桂10g，制附子15g，仙茅10g，淫羊藿20g，巴戟天20g，韭菜子10g，肉苁蓉20g，海马5g，羊红膻15g，川芎20g，郁金20g，五灵脂20g（布包煎），蒲黄15g（布包煎），延胡索30g，川楝子10g。10剂，制小蜜丸，每服10g，每日3次，以资巩固。

【点按】 男性更年期乳腺增生症，又称老年期乳腺肥大症，此期常有内分泌紊乱，造成体内雄激素水平下降，或雌激素水平相对或绝对增高，从而引起男性乳腺增生症。本例患者证属肾阳亏虚，肝血瘀滞。男子乳房属肾，乳头属肝，说明男子乳房疾病与肾、肝的关系非常密切。肾阳是生命活动的原动力，具有推动气血正常运行的作用，肾阳虚衰，不能推动气血运行，血液瘀滞乳房，结聚成块，故见乳房结节、疼痛；肾阳具有鼓动阳事的作用，肾阳虚衰，不能激发鼓动阳事，故见性欲低下、勃起不坚；肾主骨，腰为肾之府，肾阳亏虚，腰膝失煦，故见腰膝酸软。肝藏血、主疏泄，肝之疏泄失职，不能疏泄肝血以运行全身，肝血瘀滞乳房，结聚成块，故见乳房结节、疼痛。治拟补肾温阳、活血化瘀，药用右归丸、赞育丹、失笑散、金铃子散等方加减。方中肉桂、制附子、仙茅、淫羊藿、巴戟天、韭菜子、肉苁蓉、羊红膻等补肾温阳以行血；羊红膻、川芎、郁金、五灵脂、蒲黄、延胡索、川楝子等活血化瘀以散结。二诊时仍然性欲低下、勃起不坚，故以前方加海马以增强其补肾壮阳、活血化瘀之功。

乳疬(1)

喻某，男，56岁，已婚。2007年7月6日初诊。

主诉：双侧乳房弥漫性增大1年余。

患者于2006年春季洗澡时无意中发现双侧乳房较前增大，以为是自己体形胖了，又因无何不适而未引起注意；2007年夏季穿单衣时发现乳房显著增大，变得非常丰满，呈女性乳房表现；目前因穿单衣时丰满的乳房外观感到尴尬害羞而来就诊。刻下患者双侧乳房显著增大，伴有神疲乏力、腰膝酸软、性欲低下、勃起不坚。体检：双侧乳房弥漫性增大，外观丰满，呈青年女性乳房形状；触诊乳房组织柔软，富有弹性，无压痛，未触及结节或包块。B超检查：双侧乳房体积显著增大，未见异常声像图表现。血清性激素检测：睾酮（T）182.8ng/dL

（正常值241～827ng/dL）。脑垂体磁共振成像（MRI）检查未发现明显异常。舌质淡白，边有齿痕，舌苔白腻，脉象沉缓。

中医诊断：乳疬。

西医诊断：男性乳房发育症，男性迟发性性腺功能减退症。

辨证：肾阳亏虚，痰湿结聚。

治法：温补肾阳，温化痰湿。

方剂：右归丸、赞育丹、导痰汤等方加减。

处方：肉桂10g，制附子15g，仙茅10g，淫羊藿20g，巴戟天20g，韭菜子10g，蛇床子10g，制天南星10g，法半夏10g，陈皮10g，茯苓20g，猫爪草10g。28剂，每日1剂，水煎，分3次服。

二诊（2007年8月3日）：患者诉其服上方后神疲乏力、腰膝酸软等症减轻，乳房体积较前显著缩小。现症性欲低下，勃起不坚。复查血清T升至252.1ng/dL。舌质淡，苔薄白，脉沉细。药用肉桂10g，制附子15g，仙茅10g，淫羊藿20g，巴戟天20g，韭菜子10g，蛇床子10g，制天南星10g，法半夏10g，陈皮10g，茯苓20g，猫爪草10g，雄蚕蛾10g。28剂，每日1剂，水煎，分3次服。

三诊（2007年8月31日）：患者诉其服上方后性欲提高，勃起增强，乳房体积大小基本正常。复查血清T升至287.5ng/dL。舌质淡，苔薄白，脉沉细。药用肉桂10g，制附子15g，仙茅10g，淫羊藿20g，巴戟天20g，韭菜子10g，蛇床子10g，制天南星10g，法半夏10g，陈皮10g，茯苓20g，猫爪草10g，雄蚕蛾10g。10剂，制小蜜丸，每服10g，每日3次，以善其后。

【点按】 男性乳房发育症，又称男性乳房肥大症。乳房属肾，因此乳房的发育与肾的关系非常密切。肾主生长发育，肾气的充盛是机体各器官正常生长发育的基础。肾气充盛，能主持生长发育，各器官就能正常生长发育；肾气虚衰，不能主持生长发育，各器官不仅不能正常生长，反而导致生长异常。肾阳充盛，能主持生长发育，乳房就能正常生长发育；肾阳虚衰，不能主持生长发育，乳房不仅不能正常生长，反而导致生长异常，从而发生乳房异常发育症，故见乳房显著增大。肾阳虚衰，无以充养脏腑形体，故见神疲乏力；肾主骨，腰为肾之府，肾阳虚衰，腰膝失养，故见腰膝酸软；肾阳为生命活动的原动力，具有鼓动阳事的作用，肾阳虚衰，鼓阳无力，故见性欲低下、勃起不坚。肾阳具有推动水液运行的作用，肾阳虚衰，则水液停聚而酿湿生痰，痰湿结聚乳房，故见乳房体积增大。治拟温补肾阳、温化痰湿，药用右归丸、赞育丹、导痰汤等方加减。方中肉桂、制附子、仙茅、淫羊藿、巴戟天、韭菜子、蛇床子等补肾壮阳以温化痰湿；制天南星、法半夏、陈皮、茯苓、猫爪草等燥湿化痰以消散结聚。二诊时仍然性欲低下、勃起不坚，故以前方加雄蚕蛾以增强其补肾壮阳之力。

乳疬(2)

孙某，男，42岁，已婚。2008年5月13日初诊。

主诉：两侧乳房增大半年。

患者于2007年11月洗澡时发现两侧乳房增大，但未引起注意；近3个月来伴发性欲低下，进而勃起困难，以致不能同房。刻下患者身体肥胖，情绪抑郁，两侧乳房显著增大，并且胀痛，性欲低下，勃起困难，完全不能同房，手足冰凉。触诊：

两侧乳房丰满，富有弹性，其内可触及多个结节，且有触痛。血清性激素检测：睾酮（T）188.2ng/dL（正常值241～827ng/dL），泌乳素（PRL）32.6μg/L（正常值2.1～17.7μg/L）；脑垂体磁共振成像（MRI）检查未见异常。舌苔白腻，舌质偏黯，脉来沉涩。

中医诊断：乳疬。

西医诊断：男性乳房发育症，高泌乳素血症。

辨证：肝郁气滞，血瘀痰凝，肾阳亏虚。

治法：疏肝行气，活血化痰，温肾助阳。

方剂：消癖方加减。

处方：醋柴胡10g，橘核20g，川芎15g，郁金20g，延胡索30g，三七粉10g（冲服），浙贝母20g，海藻20g，昆布20g，生牡蛎30g，巴戟天20g，淫羊藿20g，麦芽60g。14剂，每日1剂，水煎，分3次服。

二诊（2008年5月27日）：患者诉其服上方后乳房胀痛大减。触诊，乳房结节略有缩小，触痛减轻。舌苔白腻，舌质偏黯，脉来沉涩。药用醋柴胡10g，橘核20g，川芎15g，郁金20g，延胡索30g，三七粉10g（冲服），浙贝母20g，海藻20g，昆布20g，生牡蛎30g，巴戟天20g，淫羊藿20g，麦芽60g。14剂，每日1剂，水煎，分3次服。

三诊（2008年6月10日）：患者诉其服上方后乳房胀痛消失，乳房形态基本正常，性功能没有改善。触诊，乳房触痛消失，结节显著缩小。舌苔薄白，舌质略黯，脉来沉缓。药用醋柴胡10g，橘核20g，川芎15g，郁金20g，延胡索30g，三七粉10g（冲服），浙贝母20g，海藻20g，昆布20g，生牡蛎30g，巴戟天20g，淫羊藿20g，仙茅10g，制附子15g，麦芽60g。14剂，每日1剂，水煎，分3次服。

四诊（2008年6月24日）：患者诉其服上方后手足冰凉减轻，勃起功能改善。外观乳房形态基本正常，触诊乳房结节消失。复查血清T 297.3ng/dL，PRL 11.9μg/L，均已恢复至正常值。舌苔薄白，舌质淡红，脉来沉缓。再处上方14剂，每日1剂，水煎，分3次服。

五诊（2008年7月8日）：患者诉其服上方后性功能基本正常。嘱其再服上方14剂，每日1剂，水煎，分3次服，以资巩固。

【点按】男性乳房发育症，亦称女性型乳房或女性化乳房，是男性胸部因为乳腺不正常发育造成的增大状况，一般认为是激素分泌不平衡或者是胸部组织对激素刺激反应异常所致。本例患者情绪抑郁、乳房胀痛、性欲低下，是由肝郁气滞所致；身体肥胖、乳房增大且内有结节、舌苔白腻、舌色偏黯、脉象见涩，是由血瘀痰凝而成；性欲低下、勃起困难、手足冰凉、血清T偏低及PRL升高、脉象见沉，则是肾阳亏虚之征。治拟疏肝行气、活血化痰、温肾助阳。药用醋柴胡、橘核、川芎、郁金等疏肝行气；川芎、郁金、延胡索、三七等活血化瘀；浙贝母、海藻、昆布、生牡蛎等化痰散结；巴戟天、淫羊藿等补肾助阳；麦芽功善回乳，用以降低过高的泌乳素。三诊时仍然勃起困难，故以前方加仙茅、制附子以增强其温阳补肾之力。

九、五官病证

燥　证

陈某，女，62岁。2003年9月12日初诊。

主诉：眼、鼻、口干燥1年。

患者于2002年开始发生眼、鼻、口腔干燥，眼干少泪，鼻干少涕，口干少津，外院检查血清抗干燥综合征A抗体（抗SSA抗体）阳性、角膜荧光染色阳性、自然唾液流率 < 0.03mL/分钟，诊断为原发性干燥综合征。刻下患者眼睛干涩，没有眼泪，每日需用人工泪液滴眼数次；鼻腔干燥，没有鼻涕，每日需用甘油滴鼻数次；口咽干燥，频欲饮水，皮肤干燥，伴有倦怠乏力、腰膝酸软。舌红少津，苔黄而干，脉象细数。

中医诊断：燥证。

西医诊断：原发性干燥综合征。

辨证：气阴两虚。

治法：益气养阴润燥。

方剂：生脉散、杞菊地黄丸等方加减。

处方：生晒参10g，太子参30g，炙黄芪30g，黄精20g，黄柏10g，知母15g，生地黄20g，枸杞子20g，杭菊花15g，玄参15g，山药20g，石斛20g，南沙参15g，天冬15g。14剂，每日1剂，水煎，分3次服。

二诊（2003年9月26日）：患者诉其服上方后眼鼻口及皮

肤仍然干燥，腰膝酸软减轻、精神转佳。复查舌红少津、苔微黄干、脉象细数。药用生晒参 10g，太子参 30g，炙黄芪 30g，黄精 20g，黄柏 10g，知母 15g，生地黄 30g，枸杞子 30g，杭菊花 15g，玄参 20g，山药 20g，石斛 30g，南沙参 20g，天冬 20g，巴戟天 15g。14 剂，每日 1 剂，水煎，分 3 次服。

三诊（2003 年 10 月 10 日）：患者诉其服上方后眼、鼻、口及皮肤干燥症状减轻，已有眼泪与鼻涕，每日仅用人工泪液滴眼 1 次即可，鼻腔已经不需甘油滴鼻，饮水次数减少。复查舌红少津、苔微黄干、脉象细数。药用生晒参 10g，太子参 30g，炙黄芪 30g，黄精 20g，黄柏 10g，知母 15g，生地黄 30g，枸杞子 30g，杭菊花 15g，玄参 20g，山药 20g，石斛 30g，南沙参 20g，天冬 20g，巴戟天 15g。14 剂，每日 1 剂，水煎，分 3 次服。

四诊（2003 年 10 月 24 日）：患者诉其服上方后眼、鼻、口及皮肤干燥症状基本消失，已经不需要人工泪液滴眼及甘油滴鼻，口咽已不干燥。外院 10 月 20 日复查血清抗 SSA 抗体阴性、角膜荧光染色阴性、自然唾液流率 0. 08mL/分钟。舌质淡红、舌苔薄白、脉象细缓。药用生晒参 10g，太子参 30g，炙黄芪 30g，黄精 20g，生地黄 30g，枸杞子 30g，杭菊花 15g，玄参 20g，山药 20g，石斛 30g，南沙参 20g，天冬 20g，巴戟天 15g。14 剂，每日 1 剂，水煎，分 3 次服，以资巩固。

【点按】 干燥综合征，又称自身免疫性外分泌腺病、斯约格伦综合征、口眼干燥关节炎综合征，是一种侵犯外分泌腺体尤以侵犯唾液腺和泪腺为主的慢性自身免疫性疾病，主要表现为口、眼干燥，也可有多器官、多系统损害，血清中多种自身抗体阳性，常与其他风湿病或自身免疫性疾病重叠。本例患者证属气阴两虚所致，脾为气血生化之源，肺为宗气生成之所，脾气虚则气血化源不足，肺气虚则宗气生成不足，故见倦怠乏力；肺脾气虚，气化不及，阴液生成不足，故见眼、鼻、口及皮肤干燥。药用生晒参、太子参、炙黄芪、黄精等补益脾肺之气。肾阴是五脏阴液之本，肺开窍于鼻，肾阴不足，导致上焦肺阴不足，故见鼻腔干燥；脾开窍于口，肾阴不足，导致中焦胃阴不足，故见口咽干燥；肝开窍于目，肾阴不足，导致下焦肝阴不足，故见眼睛干涩；肾主骨，腰为肾之府，肾阴不足，腰膝失养，故见腰膝酸软；药用黄柏、知母、生地黄、枸杞子、杭菊花、玄参、山药、石斛、南沙参、天冬等滋补三焦之阴。诸药合用，共奏益气养阴润燥之功。二诊时干燥症状并无缓解，故以前方加重生地黄、枸杞子、玄参、石斛、南沙参、天冬等滋阴药之用量，意在增强其养阴之力；加巴戟天意在从“阳中求阴”。四诊时干燥症状消失，且无阳亢表现，故于前方中去泄热降火之黄柏、知母。

眩　晕

贺某，女，41岁。2015年9月25日初诊。

主诉：发作性旋转性眩晕1年。

患者于2014年开始发生眩晕，常是突然发作，呈旋转性，可伴有恶心呕吐、面色苍白、冷汗淋漓，但是神志清醒；初起时1~2个月发作一次，近半年来发作频率增加，平均一周发作一次，且伴有耳鸣，眩晕缓解后遗有头昏、胸闷等症状。耳鼻喉科前庭功能检查异常，诊断为梅尼埃病。刻下患者发作性旋转性眩晕，发作时不敢睁眼，感觉周围事物均在旋转，且伴有恶心呕吐、面色苍白、冷汗淋漓等症状，但是神志清醒，5～7天发作一次，每次发作持续2～3天缓解，眩晕缓解后遗有头昏、耳鸣、胸闷、纳呆等症状；家属诉其发作时有眼球震颤。舌质淡白，舌体胖大、边有齿痕，舌苔白腻，脉象濡缓。

中医诊断：眩晕。

西医诊断：梅尼埃病。

辨证：脾气亏虚，痰湿阻窍。

治法：益气健脾，化痰祛湿。

方剂：六君子汤、五苓散、半夏白术天麻汤等方加减。

处方：党参30g，炒白术15g，茯苓20g，泽泻20g，猪苓20g，桂枝10g，法半夏15g，陈皮15g，天麻15g，石菖蒲10g，甘草6g。14剂，每日1剂，水煎，分3次服。

二诊（2015年10月9日）：患者诉其服上方以来仅发一次眩晕，且程度减轻，持续一天缓解，缓解后头昏、耳鸣、胸闷等症状亦有所好转；现症脘痞、纳呆。复查舌质淡红、舌边齿痕、舌苔薄白、脉象濡缓。药用党参30g，炒白术15g，茯苓20g，泽泻20g，猪苓20g，桂枝10g，法半夏15g，陈皮15g，天麻15g，石菖蒲10g，佛手15g，鸡内金10g，甘草6g。28剂，每日1剂，水煎，分3次服。

三诊（2015年11月6日）：患者诉其服上方以来已经一月有余未发眩晕，头昏、耳鸣、胸闷、纳呆等症状均已消失，要求巩固治疗。复查舌质淡红、舌边齿痕、舌苔薄白、脉象细缓。药用党参30g，炒白术15g，茯苓20g，泽泻20g，猪苓20g，法半夏15g，陈皮15g，天麻15g，石菖蒲10g，佛手15g，甘草

6g。10 剂，制小蜜丸，每服 10g，每日 3 次，以资巩固。

【点按】梅尼埃病，又称内耳眩晕病，是因膜迷路积水所致的一种内耳疾病。本病以发作性旋转性眩晕、波动性耳聋、耳鸣为主要临床特征，属耳源性眩晕之一。一般认为，该病可能系由变态反应、内分泌障碍、维生素缺乏及精神神经因素等引起自主神经功能紊乱，内淋巴生成过多或淋巴引流与吸收障碍，导致膜迷路积水，刺激耳蜗及前庭感受器而引起耳鸣、耳聋、眩晕等一系列临床症状。本例患者证属脾气亏虚、痰湿阻窍所致。脾主运化，脾气亏虚，运化失职，水湿内停，聚而生痰，痰湿蒙蔽清窍，故见耳鸣、眩晕；痰湿内停胸脘，胃气上逆，故见恶心呕吐、脘痞纳呆、胸闷。治拟益气健脾、化痰祛湿，药用六君子汤、五苓散、半夏白术天麻汤等方加减化裁。方中党参、炒白术、茯苓、甘草等补脾益气；炒白术、茯苓、泽泻、猪苓、桂枝等行水化湿；法半夏、陈皮、天麻、石菖蒲等化痰祛湿；石菖蒲豁痰开窍。诸药合用，共奏补脾益气、行水化湿、豁痰开窍之功。二诊时脘痞、纳呆，故以前方加佛手、鸡内金以增强其燥湿化痰、健胃消食之力。

耳 鸣

彭某，男，47 岁。2011 年 10 月 26 日初诊。

主诉：耳鸣 2 年，加重半年。

患者于 2009 年夏天起发生左耳鸣响，半年后又发生右耳鸣响；近半年来鸣声逐渐增大，以致影响入睡。外院耳鼻喉科检查诊断为迷路微循环障碍。刻下患者双耳鸣响，耳中有如蝉鸣声、虫叫声、汽笛声，声调忽高忽低，变化不定，严重影响睡眠，伴有形体肥胖、头目眩晕、晕甚则吐、腰膝冷痛、神疲乏力、性欲淡漠。血清总胆固醇（TC）7.1mmol/L（正常值<5.18mmol/L），甘油三酯（TG）3.6mmol/L（正常值<1.7mmol/L）；颈部大血管B超检查提示双侧颈总动脉斑块形成。舌边紫黯，舌苔厚腻，脉象濡缓。

中医诊断：耳鸣。

西医诊断：迷路微循环障碍，血脂异常症，颈总动脉粥样硬化症。

辨证：肾阳亏虚，痰瘀阻窍。

治法：温阳补肾，活血化痰。

方剂：右归丸、涤痰汤、通窍活血汤等方加减。

处方：肉桂10g，制附子10g，菟丝子20g，鹿角胶10g（烊化），红参10g，茯苓20g，法半夏10g，制天南星10g，陈皮10g，石菖蒲10g，桃仁10g，红花10g，麝香0.2g（冲服）。14剂，每日1剂，水煎，分3次服。

二诊（2011年11月9日）：患者诉其服上方后耳鸣程度显著减轻，睡眠好转，眩晕减轻，呕吐停止。现症腰膝冷痛，神疲乏力，性欲淡漠。复查舌边紫黯、舌苔白腻、脉象濡缓。药用肉桂10g，制附子10g，菟丝子20g，巴戟天20g，淫羊藿20g，杜仲20g，鹿角胶10g（烊化），红参10g，茯苓20g，法半夏10g，制天南星10g，陈皮10g，石菖蒲10g，桃仁10g，红花10g，麝香0.2g（冲服）。14剂，每日1剂，水煎，分3次服。

三诊（2011年11月23日）：患者诉其服上方后耳鸣、头目眩晕、腰膝冷痛等症基本消失，睡眠改善，精神转佳，性欲提高。复查舌边瘀点、舌苔薄白、脉象细缓。药用肉桂 10g，制附子 10g，菟丝子 20g，巴戟天 20g，淫羊藿 20g，杜仲 20g，鹿角胶 10g（烊化），红参 10g，石菖蒲 10g，桃仁 10g，红花 10g，三七粉 10g（冲服）。14 剂，每日 1 剂，水煎，分 3 次服，以善其后。

【点按】 耳是听觉器官，耳的听觉功能正常与否，与肾之精气的盛衰密切相关，故《素问·阴阳应象大论》说“肾……在窍为耳”，《灵枢·脉度》说“肾气通于耳，肾和则耳能闻五音矣”。肾阳亏虚，气化失职，推动无力，气血运行不畅而停聚为瘀、水液布散失常而停聚生痰，痰瘀互结，引起迷路微循环障碍，阻塞清窍，鼓动有声，故见耳中鸣响；肾阳亏虚，水液不运，停聚生痰，痰湿上蒙清窍，故见头目眩晕；肾阳亏虚，阴寒内盛，寒则收引，腰膝失煦，故见腰膝冷痛；肾阳亏虚，鼓动无力，人体功能衰退，故见神疲乏力、性欲淡漠。本例患者证属肾阳亏虚、痰瘀阻窍，治拟温阳补肾、活血化痰，药用右归丸、涤痰汤、通窍活血汤等方加减。方中肉桂、制附子、菟丝子、鹿角胶、红参等温补肾阳；茯苓、法半夏、制天南星、陈皮、石菖蒲等祛湿化痰；桃仁、红花等活血化瘀；石菖蒲、麝香等化痰开窍；血得温则行，肉桂、制附子等温阳以行血化瘀；湿得温则化，肉桂、制附子等温阳以祛湿化痰；血得气则行，红参益气以行血化瘀；脾为生痰之源，红参、茯苓、陈皮等益气健脾以杜生痰之源。诸药合用，共奏温阳补肾、活血化痰之功。二诊时仍然腰膝冷痛、神疲乏力、性欲淡漠，故以前方加补肾强腰之巴戟天、淫羊藿、杜仲。三诊时痰湿已去，故以前方去化痰祛湿之茯苓、法半夏、制天南星、陈皮。去麝香是因其耳窍已通，加三七粉是增强其活血化瘀之力。

耳聋

戴某，男，61岁。2002年9月3日初诊。

主诉：耳鸣耳聋5年。

患者于1997年开始出现双耳鸣响，耳中有如蝉鸣之声，而且没有间断，白天影响工作，夜间影响睡眠，进而发生耳聋，听力严重下降，不能听清从背后传来的话语声。耳鼻喉科诊断为神经性耳聋、高血压病，经扩管降压、营养神经西药及补肾聪耳中药治疗效不佳。查其舌苔薄白、舌质淡红、脉沉细而略数。辨证肾阴不足，治拟滋补肾阴、开通耳窍，药用六味地黄丸加当归、磁石、石菖蒲。9月17日复诊，患者诉其服上方7剂耳鸣如前；又自购上方7剂，服后亦是无功。进一步仔细询问，患者4年前就开始夜尿频多，性欲低下，勃起困难，因患者以为与耳鸣耳聋无关，故初诊时未言及此。再查舌边有数个瘀点，舌下络脉怒张紫黯。

中医诊断：耳鸣，耳聋。

西医诊断：神经性耳聋。

辨证：肾气亏虚，瘀血内停。

治法：补肾益气，活血化瘀。

方剂：聪耳汤加减。

处方：熟地黄20g，制何首乌20g，枸杞子20g，巴戟天20g，淫羊藿20g，菟丝子20g，当归20g，川芎20g，丹参30g，红花10g，三七粉10g（冲服），磁石20g（先煎），石菖蒲10g。14剂，每日1剂，水煎，分3次服。

三诊（2002 年 10 月 8 日）：患者诉其服上方后耳鸣有所减轻。复查舌苔薄白、舌质黯红、脉象沉涩。药用熟地黄 20g，制何首乌 20g，枸杞子 20g，巴戟天 20g，淫羊藿 20g，菟丝子 20g，当归 20g，川芎 20g，丹参 30g，红花 10g，三七粉 10g（冲服），磁石 20g（先煎），石菖蒲 10g。14 剂，每日 1 剂，水煎，分 3 次服。

四诊（2002 年 10 月 22 日）：患者诉其服上方后耳鸣显著减轻，听力有所改善，大便略溏。复查舌苔薄白、舌质黯红、脉象沉缓。药用熟地黄 20g，制何首乌 20g，枸杞子 20g，巴戟天 20g，淫羊藿 20g，菟丝子 20g，当归 20g，川芎 20g，丹参 30g，红花 10g，三七粉 10g（冲服），石菖蒲 10g。14 剂，每日 1 剂，水煎，分 3 次服。

五诊（2002 年 11 月 19 日）：患者诉其服上方后耳鸣消失，听力恢复，排尿通畅，夜尿减少，性欲提高，勃起好转。再处上方 10 剂，煎汁加蜜炼膏，每服 20g，每日 2 次，开水冲服，以善其后。

【点按】《灵枢·脉度》说："肾气通于耳，肾和则耳能闻五音矣。"患者耳鸣耳聋 5 年，而且年近八八，存在肾虚无疑，方用六味地黄丸加当归、磁石、石菖蒲治疗理应有效而无效，说明患者不单纯是肾阴不足。患者不仅伴有夜尿频多、性欲低下、勃起困难等症，而且舌边还有瘀点，舌下络脉怒张、络色紫黯。综合判断，应属肾气（包括肾阴肾阳）亏虚、瘀血内停，故改投补益肾气、活血化瘀之药。肾开窍于耳，肾气充盛，肾之精气上荣于耳，则耳不鸣而听力聪，今肾气亏虚，不能上荣于耳，故用补益肾气之熟地黄、制何首乌、枸杞子、巴戟天、淫羊藿、菟丝子等充养肾气以荣耳聪耳；十二经脉气血皆上行头面而荣耳窍，气血上荣于耳，则耳不鸣而听力聪。今血瘀经脉，不能上荣于耳，故用活血化瘀之当归、川芎、丹参、红花、三七等使血液上达以荣耳聪耳；肾虚血瘀，则耳窍不利，故用磁石、石菖蒲等聪耳通窍。诸药合用，共奏补益肾气、活血化瘀、通窍聪耳之功。

口臭(1)

方某，男，41岁。2014年7月9日初诊。

主诉：口臭1年余。

患者于2013年上半年开始发生口气热臭，并因口臭严重而不敢正面与人谈话，害怕别人反感自己口中有臭气，口腔科检查未见口腔疾患。刻下患者口中发出恶臭之气，与患者对面交谈时明显感到患者口中呼出的臭气难闻，伴有口燥唇干、口渴易饥、大便秘结。舌质红，苔黄燥，脉数实。

中医诊断：口臭。

辨证：胃热炽盛。

治法：清泄胃热。

方剂：清胃散、泻黄散等方加减。

处方：黄连10g，炒栀子10g，石膏30g（先煎），大黄6g，生地黄20g，牡丹皮20g，升麻10g，藿香15g，防风10g，甘草10g。7剂，每日1剂，水煎，分3次服。

二诊（2014年7月16日）：患者诉其服上方4剂，口臭、口燥唇干、口渴易饥等症显著减轻，大便通畅。继服上方3剂，诸症消失。复查舌质淡红、舌苔薄黄、脉象略数。药用黄连

10g，炒栀子 10g，石膏 30g（先煎），生地黄 20g，牡丹皮 20g，升麻 10g，甘草 10g。7 剂，每日 1 剂，水煎，分 3 次服，以资巩固。

【点按】 脾开窍于口，与胃相表里。患者胃热炽盛，腐败胃中食物，产生臭气，上泛口中，故见口臭难闻；胃热炽盛，火热伤耗津液，故见口燥、唇干、口渴；胃热炽盛，热则消谷，故见易饥；阳明胃热，下趋阳明大肠，伤耗大肠津液，故见大便秘结。本例患者证属胃热炽盛，治拟清泄胃热，药用清胃散、泻黄散等方加减。方中黄连、炒栀子、石膏、升麻、甘草等清泄胃热；大黄泄热通便；生地黄、牡丹皮等清热滋阴；“火郁发之”，故用防风发散郁火；藿香芳香醒脾，以振复脾胃之气机。诸药合用，共奏清泄胃热、滋阴通便之功。二诊时大便已通，故去泄热通便之大黄；口燥唇干、口渴易饥等症消失，故减滋阴润燥之生地黄用量。

口臭(2)

王某，女，35 岁。2015 年 9 月 22 日初诊。

主诉：口臭 2 年余。

患者于 2013 年开始发生口气热臭，常伴牙龈肿痛或口腔溃疡，久治无效。刻下患者口中臭气难闻，龋齿疼痛，牙龈肿痛，糜烂出血，伴有口渴多饮、大便秘结。舌质红，苔黄腻，脉数有力。

中医诊断：口臭。

辨证：热毒内盛。

治法：清热泻火解毒。

方剂：黄连解毒汤、五味消毒饮等方加减。

处方：黄连10g，黄芩10g，黄柏10g，炒栀子10g，蒲公英30g，金银花30g，野菊花30g，紫花地丁30g，天葵子15g。7剂，每日1剂，水煎，分3次服。

二诊（2015年9月29日）：患者诉其服上方后口臭、龋齿疼痛、牙龈肿痛、糜烂出血、口渴多饮等症显著减轻，大便通畅。复查舌质红、苔薄黄、脉略数。药用黄连10g，黄芩10g，黄柏10g，炒栀子10g，蒲公英15g，金银花30g，野菊花30g，紫花地丁30g，天葵子15g。7剂，每日1剂，水煎，分3次服。

三诊（2015年10月6日）：患者诉其服上方后口臭、龋齿疼痛、牙龈肿痛、糜烂出血、口渴多饮等症消失。复查舌质淡红、舌苔微黄、脉来和缓。药用黄连10g，黄芩10g，黄柏10g，炒栀子10g，蒲公英15g，金银花30g，野菊花30g，紫花地丁30g，天葵子15g。7剂，每日1剂，水煎，分3次服，以资巩固。

【点按】 患者三焦热毒内盛，腐败口腔血肉，产生恶臭之气，故见口臭难闻；手阳明经入下齿中，足阳明经入上齿中，三焦热毒内盛，阳明经热毒更盛，故见牙齿疼痛、牙龈肿痛。阳明热毒内盛，腐败牙龈，故见牙龈糜烂出血；耗伤津液，故见口渴多饮、大便秘结。本例患者证属三焦热毒内盛，治拟清热泻火解毒，药用黄连解毒汤、五味消毒饮等方加减。方中黄连、黄芩、黄柏、炒栀子等清泄三焦火热；蒲公英、金银花、野菊花、紫花地丁、天葵子等清热泻火解毒。诸药合用，共奏清泄三焦火热、清解三焦热毒之功。二诊时，因大便已通，故具有缓泻作用的蒲公英用量减为15g。

口 甜

颜某，女，43岁。2016年3月14日初诊。

主诉：口甜半年余。

患者于2012年开始发生口甜，自觉口中常有甜味，并且口中甜味逐渐加重，前医以为苦能制甜，投以苦寒泻火之剂罔效，外院空腹血糖检测值正常。刻下患者自觉口中常有甜味，即使是吃咸味、苦味的食物亦觉口甜，伴有纳呆、便溏。舌质淡，苔白腻，脉象缓。

中医诊断：口甜。

西医诊断：味觉异常症。

辨证：脾气亏虚，湿浊内停。

治法：益气健脾，芳香化湿。

方剂：参苓白术散加减。

处方：党参10g，炒白术15g，炒扁豆15g，炒薏米15g，山药15g，莲米15g，茯苓15g，桔梗10g，砂仁10g（后下），佩兰10g，炙甘草10g。10剂，每日1剂，水煎，分3次服。

二诊（2013年3月25日）：患者诉其服上方5剂，口甜显著减轻；继服上方5剂，口甜消失，口味正常，大便成形。复查舌质淡红、舌苔薄白、脉象和缓。药用党参10g，炒白术15g，炒扁豆15g，炒薏米15g，山药15g，莲米15g，茯苓15g，桔梗10g，砂仁10g（后下），佩兰10g，炙甘草6g。10剂，每日1剂，水煎，分3次服，以资巩固。

【点按】 口甜，亦称“口甘”，最早见于《素问·奇病论》：“帝曰：有病口甘者，病名为何？何以得之。岐伯曰：此五气之溢也，名曰脾瘅。夫五味入口，藏于胃，脾为之行其精气，津液在脾，故令人口甘也……治之以兰。”患者脾气亏虚，运化失司，水谷精微停聚于中焦，上泛于口中，故觉口中有甜味；脾气亏虚，运化失司，湿浊中生，停聚胃脘则纳呆，下趋大肠则便溏。本例患者证属脾气亏虚、湿浊内停，治拟益气健脾、芳香化湿，药用参苓白术散加减。方中党参擅补脾胃之气，炒白术补气健脾燥湿，茯苓健脾利水渗湿。其中参、术相合，益气补脾之功更著；苓、术为伍，除湿运脾之效更彰；参、术、苓三药合用，脾气充则自有化湿之力，湿浊去则自有健脾之功，共同发挥益气健脾渗湿作用。山药益气补脾，莲米健脾开胃，炒扁豆健脾化湿，炒薏米健脾利湿，砂仁化湿醒脾；桔梗宣开肺气，通利水道；佩兰气味芳香，擅化湿浊，正合《素问·奇病论》“治之以兰”之意；炙甘草益气和中，调和诸药。诸药合用，共奏益气健脾、芳香化湿之功。

口咸

曹某，女，48岁。2017年6月16日初诊。

主诉：口咸半年余。

患者于2016年底开始自觉口中常有咸味，并且口中咸味逐渐加重，曾在当地服用中药治疗未效。刻下患者自觉口中常有咸味，即使是吃无味、甜味的食物亦觉口咸，伴有口干咽燥、失眠多梦、身体乍热。舌红少苔，脉象细数。

中医诊断：口咸。

西医诊断：味觉异常症。

辨证：肾阴不足，肾液上泛。

治法：滋补肾阴，清降虚火。

方剂：大补阴丸、知柏地黄丸等方加减。

处方：生地黄20g，山药15g，山茱萸10g，牡丹皮20g，枸杞子10g，五味子10g，龟甲15g（先煎），黄柏10g，知母15g。14剂，每日1剂，水煎，分3次服。

二诊（2017年6月23日）：患者诉其服上方7剂，口咸有所减轻；继服上方7剂，口味基本正常，口干咽燥消失，睡眠质量改善，身体偶有乍热。复查舌质淡红、舌苔薄白、脉细略数。药用生地黄20g，山药15g，山茱萸10g，牡丹皮20g，枸杞子20g，五味子10g，龟甲15g（先煎），黄柏10g，知母15g。14剂，每日1剂，水煎，分3次服，以资巩固。

【点按】 口咸，为肾液上泛所致，明代虞抟《医学正传·口病》说："肾热则口咸。"盖咸为肾之味，肾水上泛则口咸。患者肾阴亏损，阴虚而生内热，虚热蒸腾逼迫肾液上泛于口，故觉口中咸味；肾阴亏虚，不能上濡口咽，故见口干咽燥；阴虚而生内热，虚热内扰，故见身体乍热；虚热内扰，心神不宁，故见失眠多梦。本例患者证属肾阴不足、肾液上泛，治拟滋补肾阴、清降虚火，药用大补阴丸、知柏地黄丸等方加减。方中生地黄、山药、山茱萸、枸杞子、五味子等滋阴降火；龟甲滋阴潜阳；黄柏、知母、牡丹皮等清热泻火。方中配伍黄柏、知母等苦寒之品，意在培本清源，标本兼顾，但本方仍以滋阴培本为主。诸药合用，共奏滋补肾阴、清降虚火之功。

舌痛（1）

冯某，女，47岁。2013年5月15日初诊。

主诉：舌痛1年余。

患者于2012年4月开始发生舌尖疼痛，西医诊断为灼口综合征。因久治无效，遂来中医院寻求中医药治疗。刻下患者自感舌尖灼痛，常以口含冰水以缓解舌痛，伴有口咽干燥、大便秘结、小便短赤。舌尖红赤，舌苔黄燥，脉数有力。

中医诊断：舌痛。

西医诊断：灼口综合征。

辨证：心火亢盛。

治法：清心泻火。

方剂：泻心汤、导赤散等方加减。

处方：黄连10g，黄芩10g，大黄10g（后下），生地黄30g，木通6g，淡竹叶30g，甘草10g。7剂，每日1剂，水煎，分3次服。

二诊（2013年5月22日）：患者诉其服上方后舌痛显著减轻，并且不需要口含冰水以缓解舌痛，口咽干燥、小便短赤亦见好转，但大便转为日泻3次。复查舌质淡红、舌苔薄黄、脉象略数。药用黄连10g，黄芩10g，大黄6g，生地黄20g，木通6g，淡竹叶20g，甘草10g。7剂，每日1剂，水煎，分3次服。

三诊（2013年5月29日）：患者诉其服上方3剂，舌痛等症完全消失，大便日行1次；继服上方3剂，无何不适。复查舌质淡红、舌苔微黄、脉象略数。药用黄连10g，黄芩10g，大黄6g，生地黄20g，川木通6g，淡竹叶20g，甘草10g。7剂，每日1剂，水煎，分3次服，以资巩固。

【点按】 灼口综合征，是指发生在口腔黏膜，以烧灼样疼痛感觉为主要表现的一组症状，常不伴明显的临床损害，也无特征性组织学改变，以舌部为主要发病部位，多发于舌根，次为舌缘、舌背和舌尖，常伴随口干、味觉改变、头痛、情感变化。本例患者证属心火亢盛。《灵枢·脉度》说“心气通于舌”，心开窍于舌，舌为心之苗，舌尖属于心，故舌尖疼痛当属心经病变。心属火，火性灼热而炎上，心火亢盛，上炎心窍，故见舌尖灼痛；火为阳邪，易伤阴液，火热伤阴，故见口咽干燥；火热伤阴，肠道津液不足，大肠燥化太过，故见大便干结；心与小肠相表里，心火下移小肠，故见小便短赤。治拟清心泻火，药用泻心汤、导赤散等方加减。方中黄连、黄芩等大苦大寒之品清泄上焦之火；大黄清热攻下以泻火；生地黄清热养阴以润燥；川木通、淡竹叶、甘草等清热泻火以通淋。诸药合用，共奏清热泻火、养阴润燥之功。

舌痛(2)

程某，女，51 岁。2016 年 11 月 2 日初诊。

主诉：舌痛 2 年余。

患者于 2014 年夏季开始发生左侧舌边疼痛，西医诊断为灼口综合征。因久治无效，遂来中医院寻求中医药治疗。刻下患者自感左侧舌边刺痛、灼痛，凡在清醒时均感舌痛，只有在熟睡中才不觉舌痛，一旦醒来则又感舌痛，并呈阵发性加重，烦躁易怒时舌痛更甚，伴有神疲乏力、食欲不振、失眠多梦。舌质淡红，舌苔薄白，脉弦而缓。

中医诊断：舌痛。

西医诊断：灼口综合征。

辨证：肝郁脾虚。

治法：疏肝解郁，益气健脾。

方剂：逍遥散、柴胡疏肝散等方加减。

处方：醋柴胡10g，制香附15g，当归15g，白芍15g，炒白术15g，茯苓15g，薄荷10g，煨生姜10g，焦山楂15g，炙甘草10g。7剂，每日1剂，水煎，分3次服。

二诊（2016年11月9日）：患者诉其服上方后舌痛显著减轻，食欲增进，仍然神疲乏力、失眠多梦。复查舌质淡红、舌苔薄白、脉弦而缓。药用醋柴胡10g，制香附15g，当归15g，白芍15g，炒白术15g，茯苓15g，薄荷10g，煨生姜10g，焦山楂15g，炙甘草10g，生晒参10g，灵芝20g，刺五加30g。7剂，每日1剂，水煎，分3次服。

三诊（2016年11月16日）：患者诉其服上方后舌痛完全消失，饮食正常，精神转佳，睡眠改善。复查舌质淡红、舌苔薄白、脉来细缓。药用醋柴胡10g，制香附15g，当归15g，白芍15g，炒白术15g，茯苓15g，薄荷10g，煨生姜10g，焦山楂15g，炙甘草9g，生晒参10g，灵芝20g，刺五加30g。7剂，每日1剂，水煎，分3次服，以资巩固。

【点按】舌边属肝，故舌边疼痛当属肝经病变。肝主疏泄，肝气郁结，经气不利，故舌边疼痛；肝在志为怒，怒则气郁肝经，故怒时舌痛更甚；肝藏血舍魂，肝不藏魂，故失眠多梦；肝属木，脾属土，肝木横犯脾土，脾运失职，故食欲不振；脾虚不运，气血化源不足，形体失养，故神疲乏力。本例患者证属肝郁脾虚，治拟疏肝解郁、益气健脾，药用逍遥散、柴胡疏肝散等方加减。方中醋柴胡、制香附、薄荷、煨生姜等疏肝理气以解肝郁；白芍滋阴柔肝，当归养血和营，二味相合，养肝体以助肝用；炒白术、茯苓、炙甘草等益气健脾以助运化；焦山楂健胃消食以助胃纳。诸药合用，共奏疏肝解郁、益气健脾之功。二诊时仍然神疲乏力、失眠多梦，故以前方加人参、灵芝、刺五加等益气安神。

十、心脑病证

心悸(1)

吴某，女，55岁。2016年1月6日初诊。

主诉：心悸2年余。

患者于2014年开始发生心悸，伴有形寒肢冷、下肢浮肿、小便短少，外院诊断为慢性心力衰竭、扩张型心肌病。刻下患者心悸，活动后加重，伴有眩晕、形寒肢冷、下肢浮肿、小便短少、神疲乏力、气短懒言、食欲不振、面色淡白、唇色紫黯。舌质胖淡，舌苔白滑，脉沉而迟。

中医诊断：心悸。

西医诊断：慢性心力衰竭，扩张型心肌病。

辨证：脾肾阳虚，水饮内停。

治法：温补脾肾，利水消肿。

方剂：参附汤、真武汤、五苓散等方加减。

处方：红参10g，制附子15g，炒白术15g，泽泻20g，猪苓20g，茯苓20g，桂枝10g，白芍10g，生姜10g。7剂，每日1剂，水煎，分3次服。

二诊（2016年1月13日）：患者诉其服上方后眩晕、形寒肢冷、下肢浮肿、小便短少、神疲乏力、气短懒言、食欲不振等症显著好转，仍然心悸、面色淡白、唇色紫黯。复查舌质胖淡、舌苔白滑、脉沉而迟。药用红参10g，制附子15g，炒白术

15g，泽泻20g，猪苓20g，茯神20g，桂枝10g，白芍10g，生姜10g，炙远志10g。7剂，每日1剂，水煎，分3次服。

三诊（2016年1月20日）：患者诉其服上方后诸症消失，无何不适。复查舌质淡红、舌苔薄白、脉沉有力。药用红参10g，制附子15g，炒白术15g，泽泻20g，猪苓20g，茯神20g，桂枝10g，白芍10g，生姜10g，炙远志10g。14剂，每日1剂，水煎，分3次服，以资巩固。

【点按】 金代成无己《伤寒明理论·悸》说："其停饮者，由水停心下，心主火而恶水，水既内停，心自不安，则为悸也。"肾主水液，脾主运化，共同主持水液代谢，脾肾阳虚，水液代谢失常，停聚体内，上凌于心而见心悸怔忡，上泛头目而见头目眩晕，积聚胃肠而见食欲不振，下行下焦而见下肢浮肿；《素问·举痛论》说"劳则气耗"，故活动后心悸加重；脾肾阳虚，动力不足，振奋无力，故见神疲乏力、气短懒言；脾肾阳虚，水湿上泛面部，血不荣于面部，故见面色淡白；脾肾阳虚，阴寒内盛，血脉瘀阻，故见唇色紫黯。本例患者证属脾肾阳虚，水饮内停，治拟温补脾肾、利水消肿，药用参附汤、真武汤、五苓散等方加减。方中红参大补元气，益气以生阳；制附子大温脾肾，温阳以行水；炒白术、泽泻、猪苓、茯苓等益气健脾，补土以制水；桂枝、生姜等既可化气以利水，又可温阳以祛寒；白芍利小便以行水气。二诊时患者仍然心悸，故易茯苓为茯神，并加炙远志宁心以安神。诸药合用，共奏温补脾肾、利水消肿之功，药中肯綮，故近期疗效满意。

心悸(2)

江某，男，57岁。2016年7月15日初诊。

主诉：心悸3年，加重1年。

患者于2013年开始发生心悸，近1年来加重，素有高血压病史，西医诊断为心房纤颤、高血压性心脏病。刻下患者呈持续性心悸，活动后加重，伴有神疲乏力、口干咽燥、大便秘结。舌红少苔，脉来结代。

中医诊断：心悸。

西医诊断：心房纤颤，高血压性心脏病。

辨证：心气亏虚，阴血不足。

治法：补气养心，补血滋阴。

方剂：生脉散、炙甘草汤等方加减。

处方：炙甘草12g，生晒参9g，麦冬15g，五味子9g，生地黄15g，阿胶9g（烊化），桂枝9g，胡麻仁12g，生姜9g，大枣5枚。7剂，每日1剂，水煎，分3次服。

二诊（2016年7月22日）：患者诉其服上方后心悸减轻，精神转佳，口干咽燥消失，大便正常。复查舌质淡红、舌苔薄白、脉缓而虚。药用炙甘草12g，生晒参9g，麦冬15g，五味子9g，生地黄15g，阿胶9g（烊化），桂枝9g，胡麻仁6g，生姜9g，大枣5枚。7剂，每日1剂，水煎，分3次服。

三诊（2016年7月29日）：患者诉其服上方后未再心悸，感觉良好。复查舌质淡红、舌苔薄白、脉来和缓。药用炙甘草12g，生晒参9g，麦冬15g，五味子9g，生地黄15g，阿胶9g（烊化），桂枝9g，胡麻仁6g，生姜9g，大枣5枚。14剂，每日1剂，水煎，分3次服，以资巩固。

【点按】 金代成无己《伤寒明理论·悸》说“其气虚者，由阳气虚弱，心下空虚，内动而为悸也”。患者心气亏虚，阴血不足，无以养心，心神不宁，故见心悸；劳则气耗，故活动后心悸加重；心气亏虚，阴血不足，无以充养形体，故见神疲乏力；阴血不足，无以濡润口咽而见口干咽燥，无以濡润大肠而见大便秘结。本例患者证属心气亏虚、阴血不足，治拟补气养心、补血滋阴，药用生脉散、炙甘草汤等方加减。方中生晒参、炙甘草、大枣等补气生血以养心；阿胶补益心血以滋阴；麦冬、五味子、生地黄等滋阴润燥以养血；胡麻仁滋阴润肠以通便；桂枝、生姜等辛温走散，既温心阳，又通心脉。诸药合用，共奏补气养心、补血养阴之功。二诊时患者大便正常，故减润肠通便之胡麻仁用量。

眩　晕

汤某，女，55 岁。2013 年 10 月 15 日初诊。

主诉：发作性眩晕 1 年。

患者于 2012 年开始发生眩晕，近半年来眩晕程度加重、发作频率增加，外院经颅 B 超检查可见椎 - 基底动脉斑块形成、管腔狭窄、血流缓慢；磁共振血管成像（MRA）检查显示轻度脑动脉硬化、颈内动脉颅内段轻度狭窄。刻下患者发作性眩晕，呈旋转性，意识清楚，发作时下肢发软，站立不稳，有地面移动或倾斜的感觉，立即平卧后可在 2 小时至 2 天内自行缓解，经 2 ~5 天再次发作眩晕，如此反复已经半年，缓解后遗有少气懒言、倦怠乏力、枕部刺痛。舌质黯、有瘀斑，苔薄白，脉细弱。

中医诊断：眩晕。

西医诊断：椎 - 基底动脉供血不足，椎 - 基底动脉粥样硬化症。

辨证：脾肺气虚，血液瘀滞。

治法：补益脾肺，活血化瘀。

方剂：四君子汤、补阳还五汤等方加减。

处方：炙黄芪60g，党参30g，炒白术15g，茯苓15g，当归15g，川芎20g，地龙10g，赤芍15g，桃仁10g，红花10g，炙甘草10g。14剂，每日1剂，水煎，分3次服。

二诊（2013年10月29日）：患者诉其服上方以来发作眩晕2次，发作程度减轻，可在一天之内缓解。现症少气懒言，倦怠乏力，枕部刺痛。复查舌边瘀点、舌苔薄白、脉象细弱。药用生晒参10g，炙黄芪60g，党参30g，炒白术15g，茯苓15g，当归15g，川芎20g，地龙10g，赤芍15g，桃仁10g，红花10g，细辛3g，炙甘草10g。14剂，每日1剂，水煎，分3次服。

三诊（2013年11月12日）：患者诉其服上方后已近三周未发眩晕，精神转佳，头痛消失，要求巩固治疗。复查舌边瘀点、舌苔薄白、脉象细弱。药用生晒参10g，炙黄芪60g，党参30g，炒白术15g，茯苓15g，当归15g，川芎20g，地龙10g，赤芍15g，桃仁10g，红花10g，细辛3g，炙甘草10g。10剂，制小蜜丸，每服10g，每日3次，以资巩固。

【点按】 椎－基底动脉供血不足，是由颈椎病、脑动脉粥样硬化、高血压或低血压等引起的以眩晕、头昏、旋转感及伴恶心、呕吐为主的综合征，是常见的中老年人脑血管疾病。本例患者证属脾肺气虚、血液瘀滞所致。脾肺气虚，推动无力，血液瘀滞，不能上荣于脑，清空失养，故见眩晕、头痛；肺主气，宗气生成于肺，声音发自于肺，肺气亏虚，宗气生成不足，声音发生无力，故见少气懒言；脾主运化，为气血生化之源，脾气亏虚，气血化源不足，形体失养，故见倦怠乏力。治拟补益脾肺、活血化瘀，药用四君子汤、补阳还五汤等方加减。方中炙黄芪、党参、炒白术、茯苓、炙甘草等补益脾肺之气，气足则能推动血液运行而不致停留成瘀；当归、川芎、地龙、赤芍、桃仁、红花等活血化瘀通络，络通则血行顺畅以上荣于脑而不致眩晕；当归既能活血，又能补血，可使活血而不伤血。诸药合用，共奏补益脾肺、活血化瘀之功。二诊时仍然少气懒言、倦怠乏力，故以前方加生晒参以增强其益气补脾之功；加细辛因其有上达颠顶、善治头痛之力，又因血得温则行，细辛之辛散温通有助于活血化瘀。

晕厥(1)

殷某，男，55岁。2008年12月19日初诊。

主诉：间歇性排尿时晕厥1年。

患者于2007年开始发生间歇性排尿晕厥，发作前没有任何不适，常在夜间起床排尿时发生晕厥，初起时仅是在排尿时发生晕厥，只要很快用手扶着墙壁则不会晕厥倒地，但近2个月来发作4次排尿性晕厥，半个月左右发作一次，每次晕厥时都来不及手扶墙壁而立即晕厥倒地，发作过后遗有精神不振。患者昨晚睡醒起床排尿，当排尿接近终了时突然发生眩晕，紧接着晕倒在地，冷汗淋漓，意识丧失，1分钟左右自行苏醒，苏醒过后感觉形寒肢冷、倦怠乏力、少气懒言。血压（BP）100/60mmHg；血常规检查：红细胞（RBC）4.2×10^{12}/L［正常值

(4.0~5.5) $\times 10^{12}$/L]，白细胞（WBC）4.5×10^9/L［正常值(4.0~10.0) $\times 10^9$/L]，血红蛋白（Hb）125g/L（正常值120~160g/L）。舌质淡红，舌苔薄白，脉象细缓。

中医诊断：晕厥。

西医诊断：排尿性晕厥。

辨证：中气下陷，肾阳亏虚。

治法：益气升阳，补肾温阳。

方剂：补中益气汤、举元煎、附子理中汤等方加减。

处方：制附子10g，红参10g，炙黄芪30g，党参30g，炒白术15g，茯苓15g，炙升麻10g，柴胡10g，当归10g，炙甘草10g。14剂，每日1剂，水煎，分3次服。

二诊（2009年1月2日）：患者诉其服上方以来未再发生晕厥，余症亦减。复查BP 120/76mmHg；舌质淡红，舌苔薄白，脉象细缓。药用制附子10g，红参10g，炙黄芪30g，党参30g，炒白术15g，茯苓15g，炙升麻10g，柴胡10g，当归10g，炙甘草10g。14剂，每日1剂，水煎，分3次服。

2009年12月11日患者因患前列腺增生症前来就诊，诉其服上方14剂后停药，至今已近一年未再发生排尿性晕厥。

【点按】 排尿性晕厥，又称小便猝倒，主要是由于血管舒张和收缩功能障碍造成低血压所致，其发生机制是在排尿时因体位突然变换或排尿时用力过大，膀胱突然排空，腹内压骤然降低，反射性引起血压下降，导致大脑一时性供血不足，从而发生晕厥。本例患者证属中气下陷、肾阳亏虚所致。脾主升清，脾气亏虚，中气下陷，清阳不升，清空失养，故见眩晕晕厥；脾主运化，脾气亏虚，运化失职，气血生化乏源，中气不足，形体失养，故见少气懒言、倦怠乏力；肾阳亏虚，无以收摄津液，津液失守，故见冷汗淋漓；肾阳亏虚，无以温煦形体，故见形寒肢冷。治拟益气升阳、补肾温阳，药用补中益气汤、举元煎、附子理中汤等方加减。方中红参、炙黄芪、党参、炒白术、茯苓、炙甘草等补脾益气；制附子、红参等补肾温阳；炙黄芪、炙升麻、柴胡等升阳举陷；当归补血，又有血中求气之功。诸药合用，共奏温补脾肾、益气升阳之功，从而使阳气升而不陷，故不再发晕厥。

晕厥(2)

郝某，男，45 岁。2012 年 11 月 9 日初诊。

主诉：近 1 个月来多次发生晕厥。

患者于半年前开始每于劳累后发生头昏、心慌、乏力，近 1 个月来多次在过度劳累之后发生两眼黑蒙，继而昏倒，冷汗淋漓，四肢冰凉，经平卧休息后自行苏醒，苏醒后感到心慌、头昏、乏力。外院做动态心电图及阿托品试验、异丙肾上腺素试验等检查，诊断为病态窦房结综合征，给服多种抗心律失常药物后于昨日又发晕厥，因此建议植入人工心脏起搏器。患者不愿植入人工心脏起搏器而来中医院寻求中医药治疗。刻下患者心慌，头昏，乏力，怕冷，手足冰凉。心率（P）40 次/分钟，血压（BP）108/64mmHg；血常规检查：红细胞（RBC）4.6×10^{12}/L［正常值（4.0～5.5）$\times10^{12}$/L］，白细胞（WBC）4.0×10^{9}/L［正常值（4.0～10.0）$\times10^{9}$/L］，血红蛋白（Hb）131g/L（正常值 120～160g/L）。舌质淡白，舌苔薄白，脉象沉迟无力。

中医诊断：晕厥，心悸。

西医诊断：病态窦房结综合征。

辨证：心肾阳虚，阴寒内盛。

治法：温补心肾，消散阴寒。

方剂：参附汤、麻黄附子细辛汤、四逆加人参汤、回阳救急汤等方加减。

处方：红参 10g，制附子 20g（先煎），干姜 10g，麻黄 10g，细辛 3g，肉桂 10g，炙黄芪 30g，黄精 20g，炙甘草 10g。14 剂，每日 1 剂，水煎，分 3 次服。

二诊（2012 年 11 月 23 日）：患者诉其服上方以来未再发生晕厥，心慌、头昏、乏力等症亦有所减轻。复查 P 44 次/分钟，舌质淡白、舌苔薄白、脉象沉迟无力。药用红参 10g，制附子 30g（先煎），干姜 10g，麻黄 10g，细辛 3g，肉桂 10g，炙黄芪 30g，黄精 20g，炙甘草 10g。14 剂，每日 1 剂，水煎，分 3 次服。

三诊（2012 年 12 月 7 日）：患者诉其服上方以来将近 1 个月未再发生晕厥，心慌、头昏、乏力等症继续减轻，仍然怕冷，手足冰凉。复查 P 48 次/分钟，舌质淡白、舌苔薄白、脉象沉迟。药用红参 10g，制附子 40g（久煎），干姜 10g，麻黄 10g，细辛 3g，肉桂 10g，炙黄芪 30g，黄精 20g，炙甘草 10g。14 剂，每日 1 剂，水煎，分 3 次服。

四诊（2012 年 12 月 21 日）：患者诉其服上方以来虽然时有劳累但未发生晕厥，心慌、头昏、乏力等症基本消失，怕冷、手足冰凉有所减轻。复查 P 52 次/分钟，舌质淡白、舌苔薄白、脉象沉迟。药用红参 10g，制附子 40g（久煎），干姜 10g，肉桂 10g，炙黄芪 30g，黄精 20g，炙甘草 10g。14 剂，每日 1 剂，水煎，分 3 次服。

五诊（2013 年 1 月 3 日）：患者诉其服上方后怕冷、手足冰凉显著减轻。复查心电图见窦性心动过缓，未见窦房传导阻滞，为正常心电图。P 60 次/分钟；舌质淡白，舌苔薄白，脉象沉迟。药用红参 10g，制附子 40g（久煎），干姜 10g，肉桂 10g，炙黄芪 30g，炒白术 15g，黄精 20g，熟地黄 15g，炙甘草 10g。14 剂，每日 1 剂，水煎，分 3 次服，以资巩固。

【点按】 病态窦房结综合征，简称病窦，又称窦房结功能不全，是由于窦房结或其周围组织（亦可包括心房、房室交接区等）的器质性病变，导致窦房结冲动形成障碍和冲动传出障碍而产生的心律失常和多种症状的综合病征。本例患者证属心肾阳虚、阴寒内盛所致。心阳亏虚，鼓动无力，心血不能上荣于脑，故见头昏、晕厥；汗为心液，心阳亏虚，不能收敛心液，故见冷汗淋漓；心阳亏虚，鼓动无力，心动失常，故见心律缓慢、心慌心悸；心阳亏虚，推动无力，血行缓慢，形体失养，故见身体乏力；肾阳亏虚，阴寒内盛，故见怕冷、手足冰凉。治拟温补心肾、消散阴寒，药用参附汤、麻黄附子细辛汤、四逆加人参汤、回阳救急汤等方加减。方中红参、制附子、干姜、麻黄、细辛、肉桂等温补心肾阳气、消散体内阴寒；红参、炙黄芪等大补肾之元气，益气以生心肾之阳；黄精滋补肾之阴精，从阴中求阳；炙甘草调和诸药。诸药合用，共奏温补心肾、消散阴寒之功。二诊时前方附子用量加至 30g 是增强其温阳散寒之力；三诊时前方附子用量再加至 40g 是因其里寒仍盛；四诊时前方去麻黄、细辛是因其阴寒已减；五诊时前方加炒白术是补后天以益先天，加熟地黄意在从阴中求阳。

脑鸣

范某，男，49岁。2012年9月21日初诊。

主诉：脑中鸣响1年，加重半年。

患者于2005年患高血压病（目前仍每天服降压药），2011年起发生脑中鸣响，初起鸣声较小，因未影响睡眠而未引起重视；近半年来感觉鸣声越来越大，并且随着心脏搏动、血管跳动而听到脑中咚咚的响声，以致影响睡眠而难以入睡。外院经颅B超检查脑动脉的主要分支血流速度降低，提示脑动脉硬化可能；脑血管功能检测提示右侧脑血管弹性下降，双侧脑血管通畅程度下降，双侧脑血管自身调节功能减退，脑血管功能指标轻度异常；血脂检测血清总胆固醇（TC）6.9mmol/L（正常值<5.18mmol/L），甘油三酯（TG）3.15mmol/L（正常值<1.7mmol/L）。刻下患者脑中鸣响如同心脏搏动声音，其频率与心脏搏动一致，常因脑鸣影响入睡，即使入睡也常被脑鸣吵醒，伴有头晕头痛、面颊红赤、急躁易怒、失眠多梦。血压（BP）142/94mmHg。舌红少津，舌边瘀斑，舌苔薄黄，脉象弦数。

中医诊断：脑鸣。

西医诊断：脑动脉粥样硬化症，高血压病。

辨证：肝阳上亢，肝血瘀阻。

治法：平肝潜阳，活血化瘀。

方剂：天麻钩藤饮、通窍活血汤等方加减。

处方：天麻10g，钩藤30g，石决明30g（先煎），黄芩15g，炒栀子15g，首乌藤15g，朱茯神20g，川牛膝20g，益母草 20g，赤芍 20g，桃仁 10g，红花 10g，葱白 3 根（后下）。14 剂，每日 1 剂，水煎，分 3 次服。

二诊（2012 年 10 月 5 日）：患者诉其服上方后脑鸣程度显著减轻、频次显著减少，睡眠转佳，头痛头晕显著减轻。现症急躁易怒、面色红赤。复查舌质黯红、舌边瘀斑、舌苔薄黄，脉弦有力。药用天麻 10g，钩藤 30g，石决明 30g（先煎），黄芩 15g，炒栀子 15g，川牛膝 20g，益母草 20g，赤芍 20g，桃仁 10g，红花 10g，三七粉 10g（冲服），川芎 20g，葱白 3 根（后下）。14 剂，每日 1 剂，水煎，分 3 次服。

三诊（2012 年 10 月 19 日）：患者诉其服上方后脑鸣、头痛、头晕消失，面色红润，睡眠良好，情绪稳定。复查舌质略黯、舌苔薄白、脉象弦细。药用天麻 10g，钩藤 30g，石决明 30g（先煎），川牛膝 20g，益母草 20g，赤芍 20g，桃仁 10g，红花 10g，三七粉 10g（冲服），川芎 20g，葱白 3 根（后下）。14 剂，每日 1 剂，水煎，分 3 次服，以资巩固。

【点按】《灵枢·经脉》说："肝足厥阴之脉，起于大指丛毛之际……抵小腹，挟胃属肝络胆……上出额，与督脉会于颠。"足厥阴肝经上入颠顶，故位于颠顶的脑与肝的关系密切。肝为刚脏，其性主升主动，肝阳亢盛，上扰颠顶，清窍不宁，故见脑中鸣响、头晕头痛；肝阳亢盛，上扰于面，血随阳升，故见面色红赤；肝阳亢盛，内扰肝魂、上扰心神，故见急躁易怒、失眠多梦；肝脉上入颠顶，肝藏血而主疏泄，心主血脉，肝心通过血脉而密切相关，肝阳亢盛，疏泄不及，血行不畅，瘀滞肝经，颠顶气血时滞时通，故见脑鸣随心脏搏动而发生。本例患者证属肝阳上亢、肝血瘀阻，治拟平肝潜阳、活血化瘀，药用天麻钩藤饮、通窍活血汤等方加减。方中天麻、钩藤、石决明、黄芩、炒栀子等平肝潜阳泻火；川牛膝、益母草、赤芍、桃仁、红花、三七粉、川芎、葱白等活血化瘀通络；川牛膝引上亢之肝阳下行；葱白宣通阳气以行血散瘀。诸药合用，共奏平肝潜阳、活血化瘀之功。二诊时睡眠转佳，故以前方去养心安神之首乌藤、朱茯神；仍然舌质黯红、舌边瘀斑，故加三七粉、川芎以增强其活血化瘀之力。三诊时急躁易怒、面色红赤等症消失，说明肝火已降，故去清泄肝火之黄芩、炒栀子。

十一、肺系病证

咳嗽(1)

余某，男，55岁。2013年5月22日初诊。

主诉：咳嗽3个月余。

患者于2013年2月初患感冒咳嗽，外院血液常规检查：白细胞（WBC）$10.5\times10^9/L$［正常值（4.0～10.0）$\times10^9/L$］，中性分叶核粒细胞（N）80%（正常值50%～70%）；DR胸片显示双肺纹理增多、增粗、紊乱，提示慢性支气管炎。经抗生素及中成药治疗未见明显好转。刻下患者频繁咳嗽，喉中作痒，时时欲咳，有时干咳，有时咳出少量黄痰，痰浊难以咳出，咳嗽时牵拉胸部疼痛，夜间常常咳醒，伴有口咽干燥，大便干结。舌质红，苔薄黄，脉略数。

中医诊断：咳嗽。

西医诊断：慢性支气管炎。

辨证：痰热郁肺，肺气不宣。

治法：清热宣肺，化痰止咳。

方剂：清气化痰丸、贝母瓜蒌散等方加减。

处方：黄芩15g，鱼腥草30g，金荞麦30g，败酱草30g，全瓜蒌15g，百部20g，前胡10g，川贝母6g，炙枇杷叶20g，桔梗10g，紫菀20g，款冬花20g，杏仁10g，甘草10g。7剂，每日1剂，水煎，分3次服。

二诊（2013年5月29日）：患者诉其服上方后咳嗽频次显著减少，咳嗽程度显著减轻，夜间已不咳嗽，痰液容易咳出，只有少许白色泡沫痰，口咽不燥，大便正常。复查血液常规WBC $7.9\times10^{9}/L$，N 64%；舌质淡红，舌苔薄黄，脉象略数。药用黄芩15g，鱼腥草30g，金荞麦30g，败酱草30g，瓜蒌皮15g，百部20g，前胡10g，川贝母6g，炙枇杷叶20g，桔梗10g，紫菀20g，款冬花20g，杏仁10g，甘草10g。7剂，每日1剂，水煎，分3次服，以资巩固。

【点按】 肺脏清虚而娇嫩，不容纤芥之物，不耐邪气之侵，邪热郁肺，灼伤肺津，炼液成痰，肺失清肃，气逆上冲，故见咳嗽黄痰、口咽干燥；肺居胸中，痰热壅肺，咳伤肺络，牵引胸廓，故见胸部疼痛；肺主肃降，与大肠相表里，邪热郁肺，肺气不降，腑气不通，故见大便干结。本例患者证属痰热郁肺、肺气不宣，治拟清热宣肺、化痰止咳，药用清气化痰丸、贝母瓜蒌散等方加减。方中黄芩、鱼腥草、金荞麦、败酱草等清肺泄热；全瓜蒌、百部、前胡、川贝母、炙枇杷叶、桔梗、紫菀、款冬花、杏仁、甘草等清热化痰；百部、紫菀、款冬花、杏仁等化痰止咳；桔梗又有宣通肺气之用，瓜蒌仁、杏仁还有润肠通便之功。二诊时大便已经通畅，故以前方去润肠通便之瓜蒌仁。

咳嗽（2）

孔某，女，14岁。2014年4月3日初诊。

主诉：阵发性咳嗽3个月余。

患者于2014年1月开始发生咳嗽，日轻夜重；近1个月来咳嗽加剧，呈阵发性剧咳，以夜间为甚。外院按“上呼吸道感染”及“支气管炎”使用抗生素及止咳化痰药物治疗收效甚微，家长要求中医药治疗。刻下患者咳嗽多在夜间及凌晨发作，一夜发作5~7次，呈阵发性刺激性干咳，偶有少量白色泡沫样痰，遇到寒冷空气及烟雾、油漆等气体的刺激都会诱发剧咳，无气喘及发热，伴有常打喷嚏、频流清涕、形寒肢冷、气短乏力、纳呆、便溏等症状。血常规检查：白细胞（WBC）9.2×10^9/L［正常值（4.0~10.0）×10^9/L］，中性分叶核粒细胞（N）52%（正常值50%~70%），嗜酸性粒细胞（E）6.5%（正常值0.5%~5%）；DR胸片未见明显异常。舌质淡白，舌边齿痕，舌苔白滑。

中医诊断：咳嗽。

西医诊断：变态反应性咳嗽，变态反应性鼻-支气管炎。

辨证：脾肺气虚，寒邪郁肺。

治法：补益脾肺，温散肺寒。

方剂：参苓白术散、玉屏风散、小百劳散等方加减。

处方：炙黄芪12g，党参9g，炒白术6g，茯苓6g，陈皮6g，桔梗9g，防风6g，干姜3g，五味子6g，罂粟壳1.5g，乌梅6g，甘草6g。7剂，每日1剂，水煎，分3次服。

二诊（2014年4月10日）：家长诉患者服上方3剂，咳嗽显著减轻；继服4剂，咳嗽消失，余症亦明显缓解。血常规检查：WBC 8.6×10^9/L，N 58%，E 3.7%；复查舌质淡红、舌苔薄白。药用炙黄芪12g，党参9g，炒白术6g，茯苓6g，陈皮6g，桔梗9g，防风6g，干姜3g，甘草6g。7剂，每日1剂，水煎，分3次服，以资巩固。

【点按】变态反应性咳嗽的病因繁多且错综复杂，但主要包括两个方面，即变态反应性咳嗽患者的体质因素和环境因素。体质因素是患者易患变态反应性咳嗽的致病因素，是引起其咳嗽首次发作的因素，也是其发病的“扳机”和主要病因；环境因素（如变应原、刺激性气体等）是患者易感变态反应性咳嗽的诱发因素，是患者在已患有变态反应性咳嗽的基础上诱发隐性变态反应性咳嗽重新活动或急性发作的因素。本例患者的体质因素是肺脾气虚，脾主运化，为气血生化之源，脾气亏虚，土不生金，导致肺气亦虚；肺主皮毛，开窍于鼻，肺气虚弱，宣降失职，故见咳嗽吐痰；肺气亏虚，卫表不固，易于感受外邪，从而诱发咳嗽；气属阳，肺气亏虚，阳气不足，阴寒内盛，故见形寒肢冷；肺气亏虚，宗气生成不足，故见气短乏力；脾气亏虚，运化失职，水谷不化，停聚胃脘、下趋大肠，故见纳呆、便溏。本例患者证属脾肺气虚、寒邪郁肺，治拟补益脾肺、温散肺寒，药用参苓白术散、玉屏风散、小百劳散等方加减。方中炙黄芪、党参、炒白术、茯苓、甘草等补益脾肺之气；干姜温肺散寒化痰；五味子、罂粟壳、乌梅、陈皮、桔梗等敛肺化痰止咳；炙黄芪、党参、白术、防风等补脾益肺固表。诸药合用，共奏补脾温肺、益气敛肺、化痰止咳、固表御邪之功，此乃扶正固本之治。二诊时咳嗽消失，故以前方去敛肺止咳之五味子、罂粟壳、乌梅。

喘证(1)

姜某，女，56 岁。2014 年 12 月 10 日初诊。

主诉：喘息复发 1 周。

患者素有慢性咳喘，每次发作必须静脉滴注支气管扩张剂及糖皮质激素后方能缓解。近因复感风寒，导致喘息加剧，因其不愿再用西药治疗，而来中医院寻求中医药治疗。刻下患者喘息不得平卧，咳嗽痰多而稀，恶寒发热，寒多热少，背寒尤甚，无汗，身体疼重，颜面浮肿。舌苔白滑，舌质淡红，脉浮略迟。

中医诊断：喘证。

西医诊断：慢性支气管哮喘，慢性支气管炎。

辨证：风寒袭表，水饮停肺。

治法：解表散寒，温肺化饮。

方剂：小青龙汤加味。

处方：麻黄 10g，桂枝 10g，干姜 6g，细辛 3g，法半夏 10g，白芍 10g，五味子 6g，杏仁 10g，炙甘草 10g。7 剂，每日 1 剂，水煎，分 3 次服。

二诊（2014 年 12 月 17 日）：患者诉其服上方 3 剂，咳喘减轻，可以平卧，恶寒发热、身体疼重、颜面浮肿等症消失；继服上方 4 剂，咳喘基本消失。复查舌质淡红、舌苔薄白、脉缓略浮。药用炙麻黄 10g，干姜 6g，细辛 3g，法半夏 10g，炒白芍 10g，五味子 6g，杏仁 10g，炒白术 15g，茯苓 15g，炙甘草 10g。7 剂，每日 1 剂，水煎，分 3 次服，以资巩固。

【点按】 患者素有水饮内停，复感风寒，引动内饮，外寒内饮，发为本证。风寒袭表，正邪相争，故见恶寒发热；风寒阻遏卫阳，阳气不达于外，故见寒多热少。《灵枢·邪气脏腑病形》说“形寒寒饮则伤肺”，《素问·逆调论》说“卧则喘者，是水气之客也”，寒邪袭肺，引动内饮，水饮内停，导致肺气不降而见喘不得卧，肺失清肃而见咳嗽痰多；水饮溢于肌肤，故见身体疼重、颜面浮肿。本例患者证属风寒袭表、水饮停肺，治拟解表散寒、温肺化饮。药用小青龙汤加杏仁，方中麻黄、桂枝相须为用，发汗散寒以解表邪；麻黄、杏仁相须为用，宣降肺气以平喘息；干姜、细辛、桂枝等温肺化饮以蠲内饮；法半夏燥湿化痰以止咳嗽；五味子、白芍等酸收和营以敛肺气；炙甘草益气和中又调诸药。诸药合用，共奏解表散寒、温肺化饮、止咳平喘之功。患者服药3天而见显效，服药7天而收奇功。二诊时以前方去麻黄、桂枝是因其表邪已解，加炙麻黄是用其宣肺平喘之功，加炒白术、茯苓等健脾化湿以杜生痰之源。患者本次复发咳喘，仅仅使用中药治疗，亦能获得满意疗效。

喘证(2)

夏某，女，28岁。2015年10月28日初诊。

主诉：喘息复发1周。

患者自幼患有喘证病史，每遇冷风、灰尘、花粉、油烟刺激则易发作，近1年来发作频繁，西医诊断为过敏性支气管哮喘，每次发作必须用糖皮质激素及支气管解痉药方能缓解。近1周前又发喘息，并且喘息越来越重，因害怕激素的副作用而来中医院寻求中医药治疗。患者此次因冷空气刺激诱发喘息，喘息有声，张口抬肩，鼻翼扇动，不能平卧，恶寒无汗，鼻流清涕，时有喷嚏。舌质淡红，舌苔薄白，脉浮而紧。

中医诊断：喘证。

西医诊断：过敏性支气管哮喘。

辨证：风寒袭表，肺气不宣。

治法：解表散寒，宣肺平喘。

方剂：麻黄汤、华盖散等方加减。

处方：炙麻黄10g，桂枝10g，杏仁15g，紫苏叶10g，紫苏子15g，茯苓15g，陈皮10g，地龙10g，防风10g，炙甘草10g。7剂，每日1剂，水煎，分3次服。

二诊（2015年11月4日）：患者诉其服上方3剂，喘息显著减轻，可以平卧；恶寒、流涕、喷嚏等症消失。继服上方4剂，呼吸平稳，不再喘息。复查舌质淡红、舌苔薄白、脉来浮缓。药用炙麻黄10g，桂枝10g，杏仁15g，紫苏叶10g，紫苏子15g，茯苓15g，陈皮10g，地龙10g，防风10g，炙甘草10g。7剂，每日1剂，水煎，分3次服，以资巩固。

自此之后，患者每次因冷风、灰尘、花粉、油烟等刺激而诱发喘息时，便及时服用上方7剂，不用激素亦能喘平而安。

【点按】《素问·至真要大论》说“诸痿喘呕，皆属于上”，宋代严用和《济生方·咳喘痰饮门》说“诸气皆属于肺，诸喘者亦属于肺”，肺司呼吸，外合皮毛，风寒外感，袭表犯肺而见恶寒无汗，肺气上逆而见喘息有声；平卧则肺气既难宣发，又难肃降，故见喘不得卧。本例患者证属风寒袭表、肺气不宣，治拟解表散寒、宣肺平喘，药用麻黄汤、华盖散等方加减。方中炙麻黄、桂枝、紫苏叶、防风等解表散寒；炙麻黄、杏仁、紫苏子等宣肺平喘；茯苓、陈皮、炙甘草等健脾以助肺金；地龙咸寒，息风平喘，又能防麻、桂等辛温药发散太过。诸药合用，共奏解表散寒、宣肺化饮、定息平喘之功。

十二、胃肠病证

胃痛(1)

梁某，男，48岁。2011年6月5日初诊。

主诉：胃痛6年，加重半年。

患者于2005年开始发生胃痛、脘胀、泛酸、烧心，偶有柏油样黑便，外院胃镜检查诊断为胃及十二指肠球部多发性溃疡，治疗后疼痛缓解，停药后则又复发。近半年来上症加重，伴有消瘦、乏力。刻下患者胃脘疼痛，伴有脘痞不适，泛酸烧心，时有柏油样黑便，形体消瘦，神疲乏力。^{14}C-UBT试验HP 1127 DPM/MmoI CO_2，呈强阳性反应（正常值 <100 DPM/MmoI CO_2）。舌苔薄黄，舌质黯红，脉来弦细。

中医诊断：胃痛。

西医诊断：胃及十二指肠球部多发性溃疡，幽门螺杆菌感染。

辨证：胃热生疮，胃气失和。

治法：清热敛疮，和胃健脾。

方剂：敛疡汤加减。

处方：黄连6g，蒲公英15g，白及20g，海螵蛸30g，煅瓦楞子30g，姜半夏15g，枳壳15g，炒白术20g，陈皮15g，延胡索30g，白芍15g，甘草10g。7剂，每日1剂，水煎，分3次服。

二诊（2011年6月12日）：患者诉其服上方后胃痛、脘胀、泛酸、烧心等症明显减轻，黑便消失。现症形体消瘦，神疲乏力。药用黄连6g，蒲公英15g，白及20g，海螵蛸30g，煅瓦楞子30g，姜半夏15g，枳壳15g，炒白术20g，陈皮15g，延胡索30g，白芍15g，甘草10g。7剂，每日1剂，水煎，分3次服。

三诊（2011年6月26日）：患者诉其服上方后胃痛、脘胀、泛酸、烧心等症消失，精神转佳，仍然消瘦。嘱患者停止服药，节制饮食，1个月后来院复查。

四诊（2011年7月31日）：患者诉其停药后除了消瘦之外，别无不适。复查^{14}C-UBT试验HP阴性（65 DPM/MmoI CO_2）。由于患者不愿做胃镜复查，因此便处上方10剂，煎汤加蜜炼膏，每服20g，每日2次，开水冲服，以善其后。

2011年12月29日，患者来院要求冬补，诉其体重增加，没有其他不适。

【点按】 患者泛酸烧心、舌苔薄黄、舌质黯红、^{14}C-UBT试验HP阳性，是胃有热毒，故以黄连、蒲公英等清解胃中热毒；胃及十二指肠球部多发性溃疡，属于中医学“疮疡”范畴，时有柏油样黑便，则是胃有出血现象，胃府生疮出血，故用白及敛疮生肌止血；泛吐酸水、胃脘疼痛，是胃酸过多、胃气上逆，故以姜半夏、海螵蛸、煅瓦楞子、延胡索、白芍等降逆制酸止痛；脘痞不适、胃脘疼痛，是气滞胃府，故以枳壳、陈皮等行气消痞止痛；形体消瘦、神疲乏力，是脾气亏虚、化源不足，故以炒白术、甘草等健脾以助化源。

胃痛（2）

徐某，女，41岁。2018年11月23日初诊。

主诉：胃痛1年，加重1个月。

患者于2017年下半年开始发生胃痛，时轻时重；最近1个月来每天都发胃痛。刻下患者胃脘隐痛，喜温喜按，喜进热食，食冷则甚，纳呆便溏，形寒肢冷，神疲乏力。舌质淡，苔薄白，脉迟缓。

中医诊断：胃痛。

辨证：脾胃虚寒。

治法：温中散寒，健脾和胃。

方剂：理中丸、黄芪建中汤等方加减。

处方：红参10g，炙黄芪30g，炒白术15g，干姜10g，桂枝10g，白芍15g，炙甘草10g，焦神曲12g。7剂，每日1剂，水煎，分3次服。

二诊（2018年11月30日）：患者诉其服上方4剂，胃痛显著减轻；继服上方3剂，胃痛完全消失，大便成形；形寒肢冷、神疲乏力减轻。复查舌质淡红、舌苔薄白、脉象细缓。药用红参10g，炙黄芪30g，炒白术15g，干姜10g，桂枝10g，白芍15g，炙甘草10g，焦神曲12g。7剂，每日1剂，水煎，分3次服，以资巩固。

【点按】 中焦脾胃虚寒，寒性收引凝滞，脾胃经气不通，故见胃痛；寒气得冷则甚，得温则散，故胃痛喜温喜按，喜进热食，食冷则甚；脾之阳气亏虚，运化失司，水谷不化而纳呆，下趋大肠而便溏；脾阳亏虚，阴寒内盛，故见形寒肢冷；脾之阳气亏虚，振奋无力，故见神疲乏力。本例患者证属脾胃虚寒，治拟温中散寒、健脾和胃，药用理中丸、黄芪建中汤等方加减。方中红参、干姜、桂枝等温中散寒；红参、炙黄芪、炒白术、炙甘草等益气健脾；炒白术、焦神曲等健胃消食；白芍、炙甘草等缓急止痛。诸药合用，共奏温中散寒、健脾和胃之功。二诊时仍然纳呆，故加焦神曲以消食醒脾。

胃痞(1)

郑某，女，52 岁。2015 年 5 月 8 日初诊。

主诉：胃脘痞胀 3 年余。

患者于 2012 年开始发生胃脘痞胀，初服胃动力药有效，现服胃动力药无效，外院胃镜检查诊断为慢性浅表性胃炎（Ⅱ级）。刻下患者胃脘痞胀，按之濡软，常有饱感，食后饱甚，纳食不香，偶有呕吐，常有肠鸣，时有腹泻。苔黄而腻，脉缓无力。

中医诊断：胃痞。

西医诊断：慢性浅表性胃炎（Ⅱ级）。

辨证：寒热互结，脾胃失和。

治法：平调寒热，消痞散结。

方剂：半夏泻心汤加味。

处方：姜半夏 10g，干姜 10g，黄芩 10g，黄连 10g，生晒参 10g，大枣 4 枚，炙甘草 10g，广木香 10g，焦山楂 15g。7 剂，每日 1 剂，水煎，分 3 次服。

二诊（2015 年 5 月 15 日）：患者诉其服上方 4 剂，胃脘痞胀显著减轻，食量增加，未再呕吐、肠鸣、腹泻；继服上方 3 剂，诸症消失。复查舌苔微黄、脉缓少力。药用姜半夏 10g，干姜 10g，黄芩 10g，黄连 10g，生晒参 10g，大枣 4 枚，炙甘草 10g，广木香 10g，焦山楂 15g。7 剂，每日 1 剂，水煎，分 3 次服，以资巩固。

【点按】脾主运化，胃主腐熟，脾主升，胃主降。脾胃纳运相协、升降相因，则能化水谷而养全身。中气虚弱，寒热互结，升降失序，纳运失常，则见胃脘痞胀、常有饱感、食后饱甚、纳食不香；胃气不降而上逆，则见恶心呕吐；脾气不升反下降，则见肠鸣腹泻。本例患者证属中气虚弱，寒热互结，脾胃失和，治拟补益中气、平调寒热、和胃消痞。张仲景《伤寒论》149 条说“满而不痛者，此为痞……半夏泻心汤主之”。药用半夏泻心汤加广木香、焦山楂。方中姜半夏苦辛温燥，散结消痞，和胃降逆；干姜辛热，温中散寒，助半夏温胃消痞以和阴；黄连、黄芩等苦寒清降，清泄里热以和阳；生晒参、大枣、炙甘草等健脾益气，补虚和中，兼生津液，既可防芩、连苦寒之伤阳，又可防夏、姜辛热之伤阴；广木香健脾行气消食；焦山楂行气消食化积；炙甘草调和诸药。诸药合用，共奏补益中气、平调寒热、协调升降、消痞散结之功。

胃痞(2)

刘某，男，43 岁。2017 年 2 月 15 日初诊。

主诉：胃脘痞满 2 年余。

患者于 2015 年初开始发生胃脘痞满，食后为甚，消化内科诊断为功能性消化不良。刻下患者胃脘痞满，食后为甚，不思饮食，神疲乏力，形体消瘦，面色萎黄。舌质淡，苔薄白，脉虚缓。

中医诊断：胃痞。

西医诊断：功能性消化不良。

辨证：脾胃气虚，纳运失司。

治法：健脾益气，和胃消食。

方剂：参苓白术散加味。

处方：生晒参10g，炒白术15g，炒扁豆15g，炒薏米15g，山药15g，莲米15g，茯苓15g，桔梗10g，砂仁10g（后下），炙甘草10g，焦神曲15g，焦山楂15g，鸡内金15g。7剂，每日1剂，水煎，分3次服。

二诊（2017年2月22日）：患者诉其服上方后胃脘痞满基本消失，食量增加，精神转好。复查舌质淡红、舌苔薄白、脉来和缓。药用生晒参10g，炒白术15g，炒扁豆15g，炒薏米15g，山药15g，莲米15g，茯苓15g，桔梗10g，砂仁10g（后下），炙甘草10g，焦神曲15g，焦山楂15g，鸡内金15g。7剂，每日1剂，水煎，分3次服，以善其后。

【点按】脾主运化，胃主腐熟，脾主升，胃主降。脾胃虚弱，纳运失司，水谷不化，停聚胃脘，故见胃脘痞满、食后为甚、不思饮食；脾胃虚弱，纳运失职，水谷不化，气血生化乏源，形体失于滋养，故见神疲乏力、形体消瘦、面色萎黄。本例患者证属脾胃气虚、纳运失司，清代李用粹《证治汇补·痞满》说“大抵心下痞闷，必是脾胃受亏，浊气夹痰，不能运化为患……久之固中气，参、术、苓、草之类，佐以他药”，治拟健脾益气、和胃消食，药用参苓白术散加味。方中生晒参擅补脾胃之气；炒白术补气健脾燥湿；茯苓健脾利水渗湿；山药益气补脾；莲米健脾开胃；炒扁豆健脾化湿；炒薏米健脾利湿；砂仁化湿醒脾，行气和胃；桔梗宣开肺气，通利水道；焦神曲、焦山楂、鸡内金等健胃消食；炙甘草益气和中，调和诸药。诸药合用，共奏健脾益气、和胃消食之功。

烧心

程某，女，32岁。2013年5月24日初诊。

主诉：烧心1年。

患者于2012年5月开始发生烧心，伴有胃痛、反酸、食物反流；外院胃镜检查见食管黏膜充血、糜烂和渗出，胃黏膜充血及糜烂，诊断为慢性反流性食管炎、慢性糜烂性胃炎。虽经久治，但收效甚微。刻下患者常在饱餐后发生胸骨后向颈部放射的烧灼感，症状多在进食后1小时左右发生，常有食物反流到咽部或口腔，半卧位、躯体前屈或剧烈运动常可诱发，伴有胸骨后疼痛、反吐酸水、胃脘灼痛、上腹痞闷。舌质黯红，舌苔黄腻，脉弦略数。

中医诊断：烧心，胃痛。

西医诊断：慢性反流性食管炎，慢性糜烂性胃炎。

辨证：湿热中阻，胃气上逆。

治法：清热化湿，和胃降逆。

方剂：清中汤、枳术汤、芍药甘草汤等方加减。

处方：黄连6g，炒栀子10g，蒲公英30g，姜半夏10g，炒白术15g，茯苓15g，枳壳10g，陈皮10g，草豆蔻6g，海螵蛸30g，煅瓦楞子30g，白芍15g，甘草10g。7剂，每日1剂，水煎，分3次服。

二诊（2013年5月31日）：患者诉其服上方后烧心显著减轻，胸痛、反酸、胃痛、脘痞等症亦减；现症大便偏稀。复查舌质淡红、舌苔微黄、脉象弦缓。药用黄连6g，炒栀子10g，蒲公英15g，姜半夏10g，炒白术15g，茯苓15g，枳壳10g，陈皮10g，草豆蔻6g，海螵蛸30g，煅瓦楞子30g，白芍15g，甘草10g。7剂，每日1剂，水煎，分3次服。

三诊（2013年6月7日）：患者诉其服上方后诸症消失，要求巩固治疗。复查胃镜见食管黏膜光滑，无充血、糜烂和渗出；胃黏膜充血，有散在的浅表性糜烂。舌质淡红、舌苔微黄、脉象弦缓。药用黄连6g，炒栀子10g，蒲公英15g，姜半夏10g，炒白术15g，茯苓15g，枳壳10g，陈皮10g，草豆蔻6g，海螵蛸30g，煅瓦楞子30g，白芍15g，甘草10g。7剂，每日1剂，水煎，分3次服，以资巩固。

【点按】 反流性食管炎，是由于食管下端括约肌功能失调，不能阻止胃、十二指肠内容物反流到食管，以致胃酸、胃蛋白酶、胆盐和胰酶等物质损伤了食管黏膜，引起食管黏膜充血、糜烂、溃疡、渗出及或食管狭窄。本病既可单独存在，也常与慢性胃炎、消化性溃疡等病并存。本例患者证属湿热中阻、胃气上逆所致。胃主受纳、腐熟水谷，胃气以通降为顺，湿热结聚中焦，蕴结胃脘，腐蚀胃之组织，影响胃气通降，故见烧心、反酸、胃痛等症。药用黄连、炒栀子、蒲公英等清泄胃热；姜半夏、炒白术、茯苓、陈皮等和胃降逆；炒白术、茯苓、陈皮、草豆蔻等健脾化湿；海螵蛸、瓦楞子等制酸止痛；白芍、甘草等缓急止痛；陈皮、枳壳等和胃消痞。诸药合用，共奏清热化湿、和胃降逆之功，使湿热去、胃气降而诸症皆愈。二诊时大便偏稀，故减蒲公英用量以杜其缓泻之弊。

泄泻(1)

任某，女，45岁。2007年2月23日初诊。

主诉：每天黎明之前腹泻1年。

患者于2006年春节期间起每天黎明之前必须起床排泄大便，大便完谷不化，便前脐腹作痛，腹部喜温喜按，泻后腹痛消失。刻下患者每天黎明之前腹泻，大便完谷不化，便前肠鸣腹痛，泻后腹痛消失，腹部喜温喜按，伴有形寒肢冷、倦怠乏力、腰酸膝软、食欲不振、面色萎黄。大便常规检查：白细胞（WBC）少许，隐血阴性。舌质淡红，舌苔薄白，脉象沉缓。

中医诊断：泄泻，五更泻。

西医诊断：慢性肠炎。

辨证：脾肾阳虚。

治法：补脾温肾，固肠止泻。

方剂：附子理中丸、四神丸、芍药甘草汤等方加减。

处方：制附子10g，肉桂10g，干姜10g，红参10g，炒白术15g，炙甘草10g，补骨脂10g，吴茱萸6g，肉豆蔻10g，五味子10g，杜仲20g，桑寄生20g，白芍15g。7剂，每日1剂，水煎，分3次服。

二诊（2007年3月2日）：患者诉其服上方后大便时间由黎明之前推迟到清晨7时左右，每日1次，便前仅有便意而无腹痛，大便成形；形寒肢冷、倦怠乏力、腰酸膝软、食欲不振、面色萎黄等症显著减轻。复查舌质淡红、舌苔薄白、脉象沉缓。药用制附子10g，肉桂10g，干姜10g，红参10g，炒白术15g，炙甘草10g，补骨脂10g，吴茱萸6g，肉豆蔻10g，五味子10g，杜仲20g，桑寄生20g，白芍15g。7剂，每日1剂，水煎，分3次服，以资巩固。

【点按】 张介宾《景岳全书·泄泻》说：“今肾中阳气不

足则命门火衰，而阴寒独盛，故于子丑五更之后，当阳气未复，阴气盛极之时，即令人洞泄不止也……久泻无火，多因脾肾之虚寒也。”脾为后天之本，肾为先天之本，先天能够促后天，后天可以养先天，脾肾在生理上相互为用，在病理上相互影响。因此，肾阳亏虚可以导致脾阳亏虚，脾阳亏虚也可导致肾阳亏虚。黎明之前，仍属黑夜，此时阴气未衰、阳气未振，今脾肾阳气本已亏虚，又恰逢阳气未振、阴寒较盛之时，脾肾阳气更虚，无以温养脏腑，无以腐熟水谷，故于黎明之前肠鸣腹痛、大便泄泻；脾肾阳虚，不能腐熟水谷，故见食欲不振、泻下完谷；脾肾阳虚，不能温养形体，故见脐腹作痛、喜温喜按、形寒肢冷、倦怠乏力；腰为肾之府，肾虚则腰失所养，故见腰膝酸软；脾肾阳虚，水谷不化，气血化源不足，不能上荣于面，故见面色萎黄。药用附子理中丸（制附子、干姜、红参、炒白术、炙甘草）加肉桂等温补脾肾，四神丸（补骨脂、吴茱萸、肉豆蔻、五味子）补肾涩肠，芍药甘草汤（白芍、炙甘草）缓急止痛；杜仲、桑寄生补肾强腰；白芍滋补阴血，还有从血中求气、阴中求阳之功。

泄泻(2)

袁某，女，38 岁。2010 年 3 月 26 日初诊。

主诉：腹痛腹泻 2 年。

患者于 2008 年起发生腹痛腹泻，轻则一天腹泻 1 次，重则一天腹泻 5 ~7 次。外院大便常规检查：白细胞（WBC）少许，隐血阴性；肠镜检查见肠黏膜充血水肿，诊断为肠易激综合征。刻下患者每天腹泻 5 ~8 次，有时是黏液便，有时是糊状便，有时是稀水便，泻前常有肠鸣腹痛，泻后肠鸣腹痛消失，不良情绪常常诱发腹痛腹泻，腹痛部位多不固定，但以下腹和左下腹多见，腹痛多于排便、排气后缓解，伴有纳差、脘胀、失眠、焦虑等。体检腹部未触及包块，左下腹压痛（+）、无反跳痛。大便常规检查：白细胞（WBC）少许，隐血阴性。舌质淡红，舌苔薄白，脉象弦缓。

中医诊断：泄泻。

西医诊断：肠易激综合征。

辨证：肝气郁结，横犯脾土。

治法：疏肝解郁，健脾止泻。

方剂：逍遥散、痛泻要方、参苓白术散等方加减。

处方：醋柴胡10g，白芍30g，陈皮10g，党参15g，炒白术15g，茯苓15g，山药15g，薏苡仁15g，莲米15g，防风10g，炙甘草10g。14剂，每日1剂，水煎，分3次服。

二诊（2010年4月9日）：患者诉其服上方后腹痛腹泻减轻，每天腹泻0~2次，多数为1次，食欲增进，脘胀大减；现症失眠、焦虑。复查舌质淡红、舌苔薄白、脉象弦缓。药用醋柴胡10g，白芍30g，陈皮10g，党参15g，炒白术15g，茯苓15g，山药15g，薏苡仁15g，莲米15g，防风10g，酸枣仁30g，合欢皮30g，炙甘草10g。14剂，每日1剂，水煎，分3次服。

三诊（2010年4月23日）：患者诉其服上方后腹痛腹泻消失，即使遇到情志刺激也未发腹泻，纳食正常，脘腹不胀，睡眠好转，偶有焦虑。复查舌质淡红、舌苔薄白、脉象弦缓。药用醋柴胡10g，制香附10g，白芍30g，陈皮10g，党参15g，炒白术15g，茯苓15g，山药15g，薏苡仁15g，莲米15g，酸枣仁

30g，合欢皮30g，炙甘草10g。7剂，每日1剂，水煎，分3次服，以资巩固。

【点按】 肠易激综合征，是指一组包括腹痛、腹胀、排便习惯改变和大便性状异常等表现的临床综合征，这些症状持续存在或反复发作，经检查又可排除引起这些症状的器质性疾病。肠易激综合征属胃肠道功能紊乱性疾病，发病多与胃肠道动力异常或内脏感觉高敏感性有关。本例患者证属肝气郁结，横犯脾土所致。肝属木，主疏泄，肝的疏泄作用可以促进脾胃的运化功能，有利于水谷的消化吸收；脾胃属土，脾主运化，胃主腐熟，二者共同完成对水谷的消化吸收。今肝气郁结，疏泄失职，不能促进脾胃的运化功能，甚至肝木横犯脾土，影响脾胃的运化功能，导致脾胃纳运失职，水谷不化，水湿下趋大肠，故见肠鸣、腹痛、腹泻；肝气郁结，经气不畅，且气无定所，游走不定，故腹痛或左或右，没有定处；肝气郁结，情志不舒，魂不守舍，故见情绪焦虑、睡不安稳；脾气亏虚，纳运失常，食停胃脘，故见纳差、脘胀。治拟疏肝解郁、健脾止泻，药用逍遥散、痛泻要方、参苓白术散等方加减。方中醋柴胡、白芍、防风等疏肝柔肝解郁；党参、炒白术、茯苓、山药、薏苡仁、莲米、陈皮、防风、炙甘草等补脾益气祛湿；白芍、炙甘草等柔肝缓急止痛。二诊时仍然失眠、焦虑，故以前方加酸枣仁、合欢皮等以增强其解郁安神之功。三诊时以前方去防风是不需其疏散胜湿之用，加制香附是增强其疏肝解郁之力。

泄泻(3)

张某，男，48岁。2011年11月16日初诊。

主诉：腹泻6年。

患者于2005年开始发生腹泻，大便稀溏，未见红白脓子，腹无所苦，初起日泻2~3次，进而日泻4~5次，腹泻多在后半夜及上午发生，很少在下午及前半夜发生，伴有神疲乏力、食欲不振、性欲低下、形体消瘦。服诺氟沙星胶囊有效，但久服则大便干结，数日不解，停服则又大便稀溏，日便数次。服消积导滞、健脾涩肠等中药，有时初服有效，但是停药即发。患者经常要在夜间起床排泄大便，因此深感不便，不堪其苦。舌苔薄白，舌质淡红，脉沉而弱。

中医诊断：泄泻。

西医诊断：顽固性泄泻症，慢性肠炎。

辨证：脾肾两虚，仓廪不藏。

方剂：固肠汤加减。

处方：党参30g，炒白术20g，茯苓20g，山药20g，炒扁豆20g，薏苡仁30g，补骨脂10g，吴茱萸6g，五味子10g，肉豆蔻15g，石榴皮15g，赤石脂30g（布包煎）。7剂，每日1剂，水煎，分3次服。

二诊（2011年11月23日）：患者诉其服上方后腹泻次数减为每日2~3次。复查舌苔薄白、舌质淡红、脉沉而缓。药用党参30g，炒白术20g，茯苓20g，山药20g，炒扁豆20g，薏苡仁30g，补骨脂10g，吴茱萸6g，五味子10g，肉豆蔻15g，石榴皮15g，赤石脂30g（布包煎）。7剂，每日1剂，水煎，分3次服。

三诊（2011年11月30日）：患者诉其服上方后日便1~2次，大便基本成形，食欲增进。复查舌苔薄白、舌质淡红、脉沉而缓。改投四君子汤合四神丸，药用党参 30g，炒白术 20g，茯苓 20g，炙甘草 10g，补骨脂 10g，吴茱萸 6g，肉豆蔻 15g，五味子 10g，大枣 4 枚。7 剂，每日 1 剂，水煎，分 3 次服。

四诊（2011 年 12 月 7 日）：患者诉其服上方后日便一次，大便成形，腹泻已愈，精神转佳，性欲提高。药用党参 30g，炒白术 20g，茯苓 20g，炙甘草 10g，补骨脂 10g，吴茱萸 6g，肉豆蔻 15g，五味子 10g，大枣 4 枚。7 剂，每日 1 剂，水煎，分 3 次服，以资巩固。

2012 年 6 月 18 日，患者因勃起功能障碍而来就诊，诉其腹泻至今未发。

【点按】 患者腹泻 6 年，未见红白胨子，而且腹无所苦，显非积滞之证，故予消积导滞治疗而腹泻不停；食欲不振、形体较瘦，是为脾虚之证，健脾涩肠治疗有效，但停药即发，说明此证并非单纯脾虚。患者性欲低下、神疲乏力，而且脉来沉弱，说明兼有肾气亏虚，单纯补脾，忽视补肾，故初用虽然有效，停药旋即复发。又忆及肾虚之五更泄多发在清晨，明代张介宾《景岳全书·泄泻》有“泄泻之本，无不由于脾胃……肾为胃关，开窍二阴，所以二便之开闭，皆肾脏之所主，今肾中阳气不足，则命门火衰，而阴寒独盛，故于子丑五更之后，当阳气未复、阴气盛极之时，即令人洞泄不止”之论。十二经脉气血于辰时流经胃经、巳时流经脾经，脾胃之泻常常发于辰巳，而此患者腹泻多在后半夜及上午发生（因患者睡觉时间有早晚，故其腹泻时间不是很固定），说明病在肾脾无疑；患者既无腹中所苦，又无红白胨子，说明此证纯虚无邪。据此断为脾肾两虚、仓廪不藏，故药用党参、炒白术、茯苓、山药、炒扁豆、薏苡仁等补脾以坚肠；补骨脂、吴茱萸、五味子等补肾以固肠；肉豆蔻、石榴皮、赤石脂等涩肠以止泻。三诊时患者腹泻已止，不需继续涩肠止泻，故改用四君子汤合四神丸治其根本，使脾肾之气得复，腹泻得以治愈。

泄泻(4)

薛某，女，28岁。2012年4月18日初诊。

主诉：腹泻2年，加重半年。

患者于2010年起开始发生间歇性腹泻；近半年来每天均有腹泻，轻则日泻1~2次，重则日泻4~6次，多为黏液脓血便，伴有腹痛和里急后重感。消化内科结肠镜检查可见结肠黏膜充血、水肿、糜烂及出血；结肠黏膜组织病理学检查可见黏膜及黏膜下层有弥漫性淋巴细胞、浆细胞、中性粒细胞、嗜酸性粒细胞浸润，诊断为慢性溃疡性结肠炎。刻下患者每天腹泻黏液脓血便，日泻4~6次，里急后重，肛门灼热，脐腹疼痛，伴有食欲不振、神疲乏力、身体消瘦。大便常规检查白细胞（WBC）（++），隐血（++）。舌质红，苔黄腻，脉濡数。

中医诊断：泄泻。

西医诊断：慢性溃疡性结肠炎。

辨证：湿热内蕴，脾气亏虚。

治法：清热利湿，益气健脾。

方剂：白头翁汤、芍药汤、四君子汤等方加减。

处方：黄连6g，黄柏10g，白头翁15g，苦参10g，秦皮15g，地锦草15g，炒地榆30g，白芍30g，党参30g，炒白术15g，茯苓15g，甘草10g。14剂，每日1剂，水煎，分3次服。

二诊（2012年5月2日）：患者诉其服上方后腹泻显著减轻，日泻1～2次，大便不成形，未见脓血便，腹痛、里急后重、肛门灼热等症消失。现症食欲不振、神疲乏力、身体消瘦。复查舌质偏红、苔微黄腻、脉象细缓。药用黄连6g，黄柏10g，白头翁15g，秦皮15g，白芍30g，党参30g，炒白术15g，茯苓15g，陈皮10g，焦神曲10g，甘草9g。14剂，每日1剂，水煎，分3次服。

三诊（2012年5月16日）：患者诉其服上方后腹泻停止，日便一次，大便成形，纳食正常，精神转佳，唯身体消瘦。大便常规检查，WBC少许，隐血阴性；复查舌质淡红、舌苔薄白、脉缓无力。证属湿热已去，脾肾尚虚，治拟补脾益肾、补气固肠，方用四君子汤、参苓白术散、四神丸等方加减，药用党参30g，炒白术15g，茯苓15g，炒扁豆15g，薏苡仁30g，炙甘草10g，补骨脂10g，吴茱萸6g，肉豆蔻10g，五味子10g。28剂，每日1剂，水煎，分3次服。

四诊（2012年6月13日）：患者诉其服上方以来已有40余天未再发生腹泻，食欲增进，精神转佳，体重增加。复查舌质淡红、舌苔薄白、脉缓。药用党参30g，炒白术15g，茯苓15g，炒扁豆15g，薏苡仁30g，炙甘草10g，补骨脂10g，吴茱萸6g，肉豆蔻10g，五味子10g。10剂，制小蜜丸，每服10g，每日3次，以资巩固。

【点按】 溃疡性结肠炎，是一种病因尚不十分清楚的直肠和结肠慢性非特异性炎症性疾病。病变常始自左半结肠，多累及直肠和远端结肠，但可向近端扩展，甚至遍及整个结肠。其临床特点为有持续性或反复发作黏液血便、腹痛及伴有不同程度的全身症状。本例患者证属湿热内蕴、脾气亏虚所致。湿热蕴结大肠，大肠燥化失职，水粪杂下，故见大便泄泻、肛门灼热、里急后重；湿热蕴结大肠，腐败肠壁，损伤阴络，故见便下脓血、脐腹疼痛；湿热内蕴，耗伤脾气，脾气亏虚，运化失职，水谷不化，停滞胃脘，故见食欲不振；脾气亏虚，运化失职，气血化源不足，无以充养形体，故见神疲乏力、身体消瘦。治拟清热利湿、益气健脾，药用白头翁汤、芍药汤、四君子汤等方加减。方中黄连、黄柏、苦参等清热燥湿止利；白头翁、秦皮等清热利湿止利；地锦草、炒地榆等清热凉血止血；白芍、甘草等柔肝缓急止痛；党参、炒白术、茯苓、甘草等健脾益气化湿。二诊时以前方去苦参是因其湿热已经大减，去地锦草、炒地榆等是因其血便已经停止，加陈皮、焦神曲等是增强其健脾和胃之功。三诊时湿热之邪已去，脾肾正气尚虚，治拟补脾益肾、补气固肠，药用党参、炒白术、茯苓、炒扁豆、薏苡仁、炙甘草等补脾益气；补骨脂、吴茱萸、肉豆蔻、五味子等补肾固肠，使脾肾两旺，正气充盛，肠府坚固，邪不能侵，病根乃除。

大便失禁

郭某，男，68岁。2012年3月4日初诊。

主诉：大便失禁1年，加重3个月。

患者于2011年初开始常于增加腹压时有少许稀便从肛门排出；近3个月来，每于用力小便、打喷嚏或咳嗽时，就有少许稀便从肛门排出，每日大便失禁至少发生1次，多则日达4～5次，平时大便稀溏，每日大便1～2次，未见红白脓子，亦无腹痛与里急后重之苦。大便常规检查阴性，肛门指诊肛门括约肌松弛。舌苔薄白，舌质淡白，脉来沉缓。

中医诊断：大便失禁。

西医诊断：肛门括约肌松弛症。

辨证：脾肾两虚，中气下陷，仓廪不藏。

治法：补脾益肾，升举中气，固摄大肠。

方剂：固肠汤加减。

处方：炙黄芪30g，党参30g，炒白术20g，炙升麻10g，补骨脂15g，吴茱萸6g，五味子10g，肉豆蔻15g，石榴皮15g，赤石脂15g（布包煎）。7剂，每日1剂，水煎，分3次服。

二诊（2012年3月11日）：患者诉其服上方后大便失禁明显好转，每日最多失禁1次。复查舌苔薄白、舌质淡红、脉来沉缓。药用炙黄芪30g，党参30g，炒白术20g，炙升麻10g，补骨脂15g，吴茱萸6g，五味子10g，肉豆蔻15g，石榴皮15g，赤石脂15g（布包煎）。14剂，每日1剂，水煎，分3次服。

三诊（2012年4月1日）：患者诉其服上方后每天大便1次，粪质成形，已半月没有发生大便失禁，大便失禁得到完全控制。再以上方10剂，煎汁加饴糖炼膏，每服20g，每日2次，开水冲服，以善其后。

【点按】 肛门括约肌松弛症，是指肛门直肠环对大便的控制力不够，从而引起大便失禁的病症。本例患者证属脾肾两虚，中气下陷，仓廪不藏。《灵枢·天年》说："七十岁，脾气虚。"患者年近七旬，而且大便稀溏，肛门括约肌松弛，俱是脾气亏虚，中气下陷之故；肾主封藏，开窍二阴，固摄大便，用力小便、打喷嚏或咳嗽时有少许稀便从肛门排出，是为肾虚失藏、大肠失约之候；舌苔薄白、舌质淡白、脉来沉缓，都是脾虚不运、肾虚不藏之征。治拟补脾益肾、升举中气、固摄大肠。药用炙黄芪、党参、炒白术、炙升麻等补脾益气，升举中气；补骨脂、吴茱萸、五味子等补益肾气，收摄后阴；肉豆蔻、石榴皮、赤石脂等涩肠止泻，固摄大肠。诸药合用，共奏补脾益肾、升举中气、固摄大肠之功。

十三、肝胆病证

胁痛、黄疸

汪某，女，45岁。2018年8月10日初诊。

主诉：胁痛、尿黄半年。

患者于2018年2月开始出现右胁及右上腹疼痛，尿黄，继则出现眼结膜黄染。外院多次尿常规检查显示尿胆原升高，肝功能检查显示血总胆红素升高、转氨酶检测值正常，B超提示肝内胆管结石。刻下患者右胁及右上腹疼痛，尿黄，眼结膜轻度黄染，食欲不振，厌食油腻食物。复查尿常规显示尿胆原（+++），肝功能检测显示血总胆红素63.6μmol/L（正常值3.4~17.1μmol/L），转氨酶检测值正常。舌质红，苔黄腻，脉弦数。

中医诊断：胁痛，黄疸。

西医诊断：肝内胆管结石。

辨证：肝胆湿热，酿生砂石。

治法：疏肝清热，利胆排石。

方剂：利胆方加减。

处方：黄芩10g，炒栀子15g，茵陈50g，垂盆草15g，田基黄15g，金钱草30g，海金沙30g（布包煎），鸡内金15g，醋柴胡10g，郁金20g，枳壳15g，制香附15g。14剂，每日1剂，水煎，分3次服。

二诊（2018年8月24日）：患者诉其服上方后右胁及右上腹疼痛消失，尿黄及眼黄显著减轻，现症食欲不振。复查尿常规显示尿胆原弱阳性，肝功能检查显示血总胆红素31.8μmol/L。舌质红、苔薄黄、脉濡数。药用黄芩10g，炒栀子15g，茵陈50g，垂盆草15g，田基黄15g，金钱草30g，海金沙30g（布包煎），鸡内金15g，醋柴胡10g，郁金20g，枳壳15g，制香附15g，焦山楂20g。14剂，每日1剂，水煎，分3次服。

三诊（2018年9月7日）：患者诉其服上方后尿黄及眼黄消失，食欲增进。复查尿常规显示尿胆原阴性，肝功能检查显示血总胆红素10.2μmol/L，B超检查未发现肝内胆管结石。舌质淡红、苔薄微黄、脉细略数。药用黄芩10g，炒栀子15g，茵陈50g，垂盆草15g，田基黄15g，金钱草30g，海金沙30g（布包煎），鸡内金15g，醋柴胡10g，郁金20g，枳壳15g，制香附15g，焦山楂20g。14剂，每日1剂，水煎，分3次服，以资巩固。

【点按】 肝内胆管结石，胆管结石的一种类型，是指左右肝管汇合部以上各分支胆管内的结石，它可以单独存在，也可以与肝外胆管结石并存，一般为胆红素结石。肝内胆管结石常合并肝外胆管结石，并发胆管梗阻，诱发局部感染及继发胆管狭窄，使结石难以自行排出，导致病情迁延不愈。本例患者证属肝胆湿热，酿生砂石。肝胆湿热，酿生结石，阻遏肝经，气机不通，不通则痛，故见右胁及右上腹疼痛；胆汁色黄，来源于肝，肝胆湿热，酿生结石，阻碍胆汁排泄，胆汁泛溢于上则见眼黄、溢流于下则见尿黄；肝属木，脾属土，肝木横犯脾土，脾失健运，水谷不化，故见食欲不振。治拟疏肝清热、利胆排石，药用利胆方加减。方中黄芩、炒栀子、茵陈、垂盆草、田基黄等清热利胆；金钱草、海金沙、鸡内金等排石利胆；醋柴胡、郁金、枳壳、制香附等疏肝利胆。诸药合用，共奏疏肝、清热、利胆、排石之功。二诊时仍然食欲不振，故加焦山楂以消食导滞。

十四、泌尿病证

石淋(1)

孟某，男，48岁。2009年6月26日初诊。

主诉：腰部酸痛半年。

患者于2008年11月开始发生腰部酸痛，当地医生按“腰肌劳损”行推拿治疗收效甚微。后到某三甲医院B超检查：左肾多个强回声光团，后伴彗星尾征，其中左肾上极一个0.4cm×0.5cm；右肾多个强回声光团，后伴彗星尾征，其中右肾中极一个0.3cm×0.4cm，提示双肾多发性结石；尿常规检查：隐血（BLD）（++），白细胞（WBC）（+）。刻下患者腰部酸痛，偶有尿频、尿急及排尿涩痛。舌质淡红，舌苔薄黄，脉弦略数。

中医诊断：石淋。

西医诊断：双肾结石。

辨证：湿热内蕴，煎熬成石。

治法：清热利湿，排石通淋。

方剂：石韦散、六一散、芍药甘草汤等方加减。

处方：金钱草30g，海金沙30g（布包煎），鸡内金15g，石韦30g，滑石30g（布包煎），萹蓄20g，瞿麦20g，王不留行20g，川牛膝15g，杜仲20g，白芍30g，甘草10g。14剂，每日1剂，水煎，分3次服。嘱其加强跳绳运动，每天饮水2000mL左右，并观察排尿时是否有结石排出。

二诊（2009 年 7 月 10 日）：患者服上方第 7 天时发生右侧腰腹疼痛、第 11 天时发生左侧腰腹疼痛，均在半小时之内自行缓解。刻下患者腰部酸痛消失，现症尿液红赤、排尿灼痛。复查尿液 BLD（+++），WBC（+）；B 超检查双肾及输尿管未见强回声光团，膀胱见多个强回声光团，后伴彗星尾征，提示膀胱多发性结石。复查舌质淡红、舌苔微黄、脉象弦细。药用金钱草 30g，海金沙 30g（布包煎），鸡内金 15g，石韦 30g，滑石 30g（布包煎），萹蓄 20g，瞿麦 20g，白茅根 30g，地锦草 20g，小蓟 20g，白芍 30g，甘草 10g。14 剂，每日 1 剂，水煎，分 3 次服。

三诊（2009 年 7 月 24 日）：患者诉其在服药过程中多次发生排尿时尿道涩痛，检查尿盆盆底见有多个砂石；尿液红赤、排尿灼痛均减轻。复查尿液 BLD（+），WBC 少许；B 超检查双肾、输尿管及膀胱均未见强回声光团，提示尿路结石已经排出。复查舌质淡红、舌苔微黄、脉象弦细。药用石韦 30g，萹蓄 20g，瞿麦 20g，车前草 30g，滑石 30g（布包煎），白茅根 30g，地锦草 20g，甘草 10g。7 剂，每日 1 剂，水煎，分 3 次服，以善其后。

【点按】 湿热下注，伤耗阴液，煎熬尿液，结成砂石，发为石淋，故 B 超可见肾中结石；砂石损伤阴络，阴络破损，血溢络外，故见尿血尿痛；腰为肾之府，砂石结聚肾中，肾之经气不通，故见腰酸腰痛。治拟清热利湿、排石通淋，药用石韦散、六一散、芍药甘草汤等方加减。方中金钱草、海金沙、石韦、滑石、萹蓄、瞿麦等清热利湿通淋，杜绝生石之源；鸡内金、金钱草、海金沙等化坚消石通淋；川牛膝、杜仲等补肾强腰，又使清热利湿药祛邪而不伤肾；川牛膝还能引药下行而直达病所，又能引石下行而从尿中排出；甘草既能清热解毒，又能调和诸药，与白芍配伍还可缓急止痛。二诊时患者诉其服药过程中曾有腰痛及血尿加重情况，此系砂石在由肾排入膀胱途中损伤肾络、血溢络外所致，并非病情加重，故加白茅根、地锦草、小蓟等以清热通淋、凉血止血。该患者家居农村，平时很少服药，此次服药仅仅月余，双肾结石竟均排出，余亦感叹中药疗效之神奇。

石淋(2)

周某，男，61岁。2011年7月5日初诊。

主诉：腰痛1个月，加重3天。

患者于就诊1个月前开始发生腰痛，时作时止；近3天来腰部疼痛加重，有时有短暂的向下腹部的放射痛。刻下患者腰部疼痛，并且向下腹部放射疼痛。B超检查双肾结石伴积水；尿常规检查：隐血（BLD）（++）。舌苔薄黄，舌质淡红，脉来弦细。

中医诊断：石淋，腰痛。

西医诊断：肾结石，肾积水。

辨证：湿热内蕴，酿生砂石。

治法：清热利湿，排石通淋。

方剂：三金二石汤加减。

处方：金钱草30g，海金沙30g（布包煎），石韦20g，滑石30g（布包煎），萹蓄20g，瞿麦20g，王不留行20g，益母草20g，川牛膝20g，枳实15g，鸡内金30g，白芍20g，甘草10g。

14剂，每日1剂，水煎，分3次服。

二诊（2011年7月19日）：患者诉其服上方12剂时，突感右侧腰部绞痛，并向右下腹放射，大约5分钟后疼痛自行缓解，随后发生尿频、尿急、尿痛，并于次日随尿排出1颗约0.4cm大小的结石。复查舌苔薄黄、舌质淡红、脉来弦细。药用金钱草30g，海金沙30g，石韦20g，滑石30g（布包煎），萹蓄20g，瞿麦20g，蒲公英30g，王不留行20g，益母草20g，川牛膝20g，枳实15g，鸡内金30g，白芍20g，甘草10g。14剂，每日1剂，水煎，分3次服。

三诊（2011年8月2日）：患者诉其服上方后腰痛消失。尿常规检查：BLD（++）；B超检查右肾未见结石，右肾及输尿管无积水，左肾及左输尿管上段积水，表明右肾结石已经排出，右肾积水已经消除，左肾结石已经降至输尿管上段。复查舌苔微黄、舌质淡红、脉来细缓。药用金钱草30g，海金沙30g，石韦20g，滑石30g（布包煎），萹蓄20g，瞿麦20g，蒲公英30g，王不留行20g，益母草20g，川牛膝20g，枳实15g，鸡内金30g，白芍20g，甘草10g。14剂，每日1剂，水煎，分3次服。

2012年1月，患者因前列腺增生症而来我科就诊，问及其肾结石及积水情况。患者说其服上方后，腰痛及尿频、尿急、尿痛等症消失，在某省级综合医院尿常规检查未见异常，B超检查双肾未见结石、双肾及输尿管未见积水，腰痛至今未发。

【点按】 腰为肾之府，肾经属肾而络膀胱，膀胱位于小腹，砂石损伤肾脏，故见腰部疼痛，甚则疼痛放射至小腹部；砂石内停于肾，阻碍肾之气机，导致气化失常，水液排泄障碍，故见肾及输尿管积水；砂石损伤肾络，络血下流膀胱，故见尿中带血（隐血阳性）；舌苔薄黄、舌质淡红、脉来弦细，俱是湿热蕴结下焦之征。本例患者证属湿热内蕴，酿生砂石，治拟清热利湿、排石通淋，药用三金二石汤加减。方中金钱草、海金沙、石韦、鸡内金等清热通淋，溶石剔石；萹蓄、瞿麦、滑石等清热利湿，排石通淋；益母草、王不留行、川牛膝、枳实等疏通尿管，涤石排水；白芍、甘草等舒张尿管，缓急止痛。二诊时因见尿频、尿急、尿痛等热淋之症，故加蒲公英以清热解毒通淋。

尿血、癥积

汪某，男，69岁。2012年1月4日初诊。

主诉：尿血1个月余。

患者于2010年因中风而左侧肢体瘫痪，至今行走困难。1个月前因肉眼血尿、排尿困难在某省会综合医院查血前列腺特异性总抗原（PSA）128ng/mL（正常值 < 4ng/mL），磁共振成像（MRI）及前列腺穿刺病理检查确诊为前列腺癌。因癌肿过大、癌细胞转移而放弃手术治疗，靠插导尿管排尿，主治教授嘱其每个月到医院换1次导尿管，并预期寿命不过半年。患者插着导尿管由家人搀扶来院就诊，刻下患者表情痛苦，尿道疼痛，小腹坠胀，精神不振，尿袋中尿液呈血性浑浊液体。舌苔黄腻，舌质色黯，脉细而弱。

中医诊断：尿血，癥积。

西医诊断：前列腺癌。

辨证：湿热蕴毒，损伤阴络，兼有脾虚。

治法：因其湿热蕴毒较急，故治拟清热解毒、利湿通淋、凉血止血。

方剂：五味消毒饮、连翘金贝煎、小蓟饮子等方加减。

处方：黄柏15g，金银花30g，连翘30g，败酱草30g，半枝莲30g，白花蛇舌草30g，土茯苓30g，小蓟15g，茜草15g，石韦20g，甘草10g。7剂，每日1剂，水煎，分3次服。

二诊（2012年1月11日）：患者诉其服上方后尿道疼痛减轻，要求拔除导尿管。复查舌苔黄腻、舌质色黯、脉细而弱，尿袋中尿液淡红而不浑浊。不敢贸然让其拔除导尿管，嘱其继进原方，药用黄柏15g，金银花30g，连翘30g，败酱草30g，半枝莲30g，白花蛇舌草30g，土茯苓30g，小蓟15g，茜草15g，石韦20g，甘草10g。7剂，每日1剂，水煎，分3次服，以观疗效。

三诊（2012年1月18日）：患者诉其服上方后尿道疼痛消失。复查舌苔薄黄、舌质色黯、脉细而弱，尿袋中尿液微黄，尿道口有少量尿液从导尿管周围渗出，患者病情减轻，故嘱其拔除导尿管，治拟清热解毒、利湿通淋、补脾益气，方用化积汤加减，药用白花蛇舌草30g，半枝莲30g，败酱草30g，金银花30g，连翘30g，土茯苓30g，丹参20g，红花10g，郁金20g，三七粉10g（冲服），浙贝母30g，夏枯草30g，灵芝20g，生晒参10g。7剂，每日1剂，水煎，分3次服。

四诊（2012年2月29日）：患者服上方7剂后感觉良好，又自服上方21剂。诉其于上次复诊当日下午拔除导尿管后排尿通畅，1周后腹胀消失，近1个月来不需搀扶而可自行行走。复查舌苔微黄、舌边瘀点、脉细而缓，继续投以上方，并随证略有增减。每日1剂，水煎，分3次服。

五诊（2012年11月14日）：经过近11个月的中药治疗，患者诉其精神转佳，余无不适，复查血PSA降至正常(1.4ng/mL)，尿常规检查未见异常，近期疗效满意。

【点按】 患者肉眼血尿、尿液浑浊，是为湿热下注，损伤阴络所致；排尿困难、苔腻舌黯，是由瘀痰内停，阻塞尿道而成；精神不振、脉细而弱，是由脾气亏虚，正气不足使然。由于初诊时已插导尿管，排尿暂时得到解决，故首先清热解毒、利湿通淋，解除损络伤正之忧。三诊时尿道疼痛消失，尿色转为淡黄，说明湿热之势已减，治疗则应标本兼治、多法联用，治拟清热解毒、利湿通淋、活血化瘀、化痰祛浊、补脾益气，药用白花蛇舌草、半枝莲、败酱草、金银花、连翘、土茯苓等清热解毒，利湿通淋；丹参、红花、郁金、三七等活血化瘀；浙贝母、夏枯草、土茯苓等化痰祛浊；灵芝、生晒参等补脾益气。前列腺特异性抗原是前列腺癌的特异性指标，属于中医学之“毒”的范畴，对此一是要解毒，即要通过清热解毒之药如白花蛇舌草、半枝莲、败酱草、金银花、连翘等使癌毒得降而解其毒；二是要减毒，即要通过活血化痰之品如丹参、红花、郁金、三七、浙贝母、夏枯草、土茯苓等使癌毒得去而减其毒；三是要抗毒，即要通过扶助正气之药如灵芝、生晒参等使癌毒得制而抗其毒。经过11个月的解毒、减毒与抗毒，不仅减轻了患者的痛苦，而且也抑制了癌毒的发展，使血PSA值降到正常范围（1.4ng/mL)，取得了较为满意的近期疗效。

尿血、血虚

孔某，男，30岁。2015年6月24日初诊。

主诉：持续性尿血2年。

患者于2013年5月体检发现尿隐血（BLD）（+++），因当时没有不适症状而未予治疗；继而发生肉眼血尿。某综合性三甲医院肾穿刺活检诊断为IgA肾病，建议加用糖皮质激素治疗，患者不愿使用激素而来中医院寻求中医药治疗。刻下患者肉眼血尿，伴有倦怠乏力、纳差便溏、面色无华、失眠多梦。尿常规检查：BLD（++++），蛋白（+）；血清肌酐（Cr）112.6μmol/L（正常值44～97μmol/L）；血常规检查：红细胞（RBC）3.1×10^{12}/L［正常值（3.5～5.5）$\times10^{12}$/L］，血红蛋白（Hb）90g/L（正常值110～150g/L）。舌质淡，苔薄白，脉象沉细无力。

中医诊断：尿血，血虚。

西医诊断：IgA肾病，贫血。

辨证：心脾两虚，气血不足。

治法：补脾摄血，补血养心。

方剂：归脾汤、八珍汤等方加减。

处方：党参30g，炙黄芪30g，炒白术15g，茯神20g，当归15g，熟地黄15g，白芍20g，阿胶10g（烊化），炙远志10g，酸枣仁20g，刺五加30g，炙甘草10g。28剂，每日1剂，水煎，分3次服。

二诊（2015年7月22日）：患者诉其服上方后肉眼血尿消失；倦怠乏力、便溏、面色无华、失眠多梦等症好转；现症食欲不振。尿常规检查BLD（++）、蛋白阴性；血清Cr 101.4μmol/L；血常规检查RBC 3.4×10^{12}/L、Hb 109g/L。复查舌质淡、苔薄白、脉象沉细。药用党参30g，炙黄芪30g，炒白术15g，茯神20g，当归15g，熟地黄10g，白芍20g，阿胶10g（烊化），炙远志10g，酸枣仁20g，刺五加30g，炙甘草10g，砂仁6g（后下），陈皮10g。28剂，每日1剂，水煎，分3次服。

三诊（2015年8月23日）：患者诉其服上方后大便成形，面色红润，睡眠香甜，食欲增进，仍感精神不振。尿常规检查BLD阴性、蛋白阴性；血清Cr 91.2μmol/L；血常规检查RBC 3.8×10^{12}/L、Hb 119g/L。复查舌质淡红、舌苔薄白、脉象细缓。药用生晒参10g，党参30g，炙黄芪30g，炒白术15g，茯神20g，当归15g，熟地黄10g，白芍20g，阿胶10g（烊化），刺五加30g，炙甘草10g，砂仁6g（后下），陈皮10g。14剂，每日1剂，水煎，分3次服，以善其后。

【点按】 清代沈宗明《沈注金匮要略·卷十六》说："五脏六腑之血，全赖脾气统摄。"说明脾主统血，脾气具有统摄、控制血液在经脉中正常运行而不溢出脉外的作用。脾气亏虚，运血无力，统血无权，血液不循常道而溢出脉外，故见尿血；脾主运化，脾气亏虚，健运失职，水湿不运，停留胃府则见食欲不振，下趋大肠则见大便溏泻；脾为气血生化之源，脾气亏虚，气血化源不足，不能充养形体，故见倦怠乏力。心主血脉，心血不足，无以上荣于面，故见面色无华；心藏神，心血不足，心神失养，神不守舍，故见失眠多梦。本例患者证属心脾两虚、气血不足，治拟补脾摄血、补血养心，药用归脾汤、八珍汤等方加减。方中党参、炙黄芪、炒白术、茯神、刺五加、炙甘草等益气补脾统血；当归、熟地黄、白芍、阿胶、炙远志、酸枣仁、刺五加等补血养心安神。二诊时症见食欲不振，故以前方减熟地黄用量以减少其碍胃之弊，加砂仁、陈皮等以增强其健胃之力。三诊时睡眠香甜，故去养心安神之炙远志、酸枣仁；因症见精神不振，故加生晒参益气以提神，并有益气以摄血之功。

IgA 肾病属于免疫复合物引起的肾小球疾病，一般需要应用免疫抑制剂治疗。本例患者不愿使用免疫抑制剂治疗，而来寻求中医药治疗。中医治疗本病仍然是辨证论治，本例没有使用糖皮质激素等免疫抑制剂治疗，仅用归脾汤及八珍汤的加减方治疗而获得了满意疗效，说明归脾汤及八珍汤的加减方可能具有调整免疫功能、纠正免疫紊乱的作用。

尿血、石淋

吕某，女，44 岁。2017 年 7 月 11 日初诊。

主诉：间歇性尿血半年。

患者于 2016 年底体检发现尿隐血（BLD）（＋＋），当时没有不适症状而未引起注意。近半年来多次发生肉眼血尿，伴有间歇性尿频尿痛，腰酸腰痛。外院尿常规检查 BLD（＋＋＋），白细胞（WBC）（＋）；B 超检查未发现泌尿系结石。前医按泌尿系感染使用抗生素治疗后肉眼血尿消失，尿频尿痛、腰酸腰痛也随之减轻。但停止使用抗生素不久，又见肉眼血尿及尿频尿痛、腰酸腰痛，如此反复多次。刻下患者肉眼血尿，尿频尿痛，腰酸腰痛。尿常规检查：BLD（＋＋＋），WBC（＋）；B 超检查左肾见一前后径大于 1.5cm 之无回声暗区，并见一 0.3cm×0.4cm 之强回声光团，后伴彗星尾征，右肾见一前后径大于 2.0cm 之无回声暗区，并见一 0.4cm×0.5cm 之强回声光团，后伴彗星尾征，提示双肾结石并双肾积水。舌质淡红，舌苔微黄，脉象弦细。

中医诊断：尿血，石淋。

西医诊断：双肾结石，双肾积水。

辨证：湿热下注，煎熬成石。

治法：清热利湿，排石通淋。

方剂：石韦散、六一散等方加减。

处方：金钱草 30g，海金沙 30g（布包煎），鸡内金 15g，石韦 30g，滑石 30g（布包煎），萹蓄 20g，瞿麦 20g，王不留行 20g，益母草 20g，川牛膝 15g，杜仲 20g，桂枝 10g，甘草 10g。14 剂，每日 1 剂，水煎，分 3 次服。并嘱多饮水，加强跳绳运动。

二诊（2017 年 7 月 25 日）：患者诉其服上方后肉眼血尿消失，尿频尿痛、腰酸腰痛显著减轻。尿常规检查 BLD（+），WBC 阴性；B 超检查双肾未见无回声暗区。复查舌质淡红、舌苔微黄、脉象弦细。药用金钱草 30g，海金沙 30g（布包煎），鸡内金 15g，石韦 30g，滑石 30g（布包煎），萹蓄 20g，瞿麦 20g，川牛膝 15g，杜仲 20g，甘草 10g。14 剂，每日 1 剂，水煎，分 3 次服。

三诊（2017 年 8 月 8 日）：患者诉其服上方后诸症消失。尿常规检查 BLD 阴性，WBC 阴性；B 超检查双肾及输尿管未见结石声像图表现，膀胱见一 0.5cm × 0.4cm 之强回声光团，后伴声影，提示肾中结石已经排到膀胱。复查舌质淡红、舌苔微黄、脉象弦细。药用金钱草 30g，海金沙 30g（布包煎），鸡内金 15g，石韦 30g，滑石 30g（布包煎），萹蓄 20g，瞿麦 20g，川牛膝15g，杜仲20g，甘草10g。14剂，每日1剂，水煎，分3次服，以善其后。

【点按】湿热下注，伤耗阴液，煎熬尿液，结成砂石，发为石淋，故B超可见肾中结石；砂石内停，阻碍尿液从肾中排出，故B超可见肾中积水；砂石损伤阴络，阴络破损，血溢络外，故见尿血尿痛；腰为肾之府，砂石结聚肾中，肾之经气不通，故见腰酸腰痛。本例患者证属湿热下注，煎熬成石，治拟清热利湿、排石通淋，药用石韦散、六一散等方加减。方中金钱草、海金沙、石韦、滑石、萹蓄、瞿麦等清热利湿通淋，杜绝生石之源；血行则水行，药用鸡内金、益母草、王不留行、川牛膝等化石活血行水，杜绝积水之根；川牛膝、杜仲等补肾强腰，又使清热利湿药祛邪而不伤肾；桂枝通阳化气行水，以助积水之排出；川牛膝还能引药下行而直达病所，又能引石下行而从肾中排出；甘草既能清热解毒，又能调和诸药。二诊时B超检查双肾未见积水，故去活血行水之益母草、温阳行水之桂枝、引水下行之王不留行。

尿脓、热淋

黄某，男，24岁，未婚。2007年5月11日初诊。

主诉：尿道流出脓性分泌物3个月余。

患者于3个月前曾有冶游，冶游次日开始尿道口流出黄绿色脓性分泌物，小便浑浊，伴有尿频、尿急、尿痛，3天之后在药店售药人员推荐下购买了氧氟沙星胶囊，口服治疗1周后尿道脓性分泌物及尿频、尿急、尿痛等症状明显好转，但至今没有痊愈，其间还间断服过阿莫西林胶囊、头孢氨苄胶囊、头孢克肟胶囊等，收效甚微。刻下患者尿道口流出浅黄色脓性分泌物，小便浑浊，内裤满是黄色污迹，尿道口红肿，伴有尿频尿急、排尿灼痛、神疲乏力、少气懒言。尿道口分泌物涂片革兰染色镜检可见革兰阴性双球菌、PCR-NG（聚合酶链式反应－淋球菌）检测阳性。尿常规检查：白细胞（WBC）（＋＋＋）。舌质红，苔黄腻，脉细无力。

中医诊断：尿脓，热淋。

西医诊断：慢性淋菌性尿道炎。

辨证：秽毒内蕴，脾肺气虚。

治法：清热解毒利湿，益气健脾补肺。

方剂：五味消毒饮、八正散、四君子汤等方加减。

处方：金银花 30g，蒲公英 30g，野菊花 30g，紫花地丁 30g，天葵子 15g，萹蓄 20g，瞿麦 20g，车前草 30g，滑石 30g（布包煎），黄芪 30g，党参 30g，炒白术 15g，甘草 10g。7 剂，每日 1 剂，水煎，分 3 次服。

二诊（2007 年 5 月 18 日）：患者诉其服上方后尿道口分泌物显著减少，小便浑浊及尿频、尿急、尿痛减轻，内裤已无污迹；现症神疲乏力，少气懒言。检查尿道口红肿消失、挤压尿道后尿道口仅有少许淡黄色清稀分泌物。尿道口分泌物涂片革兰染色镜检未见革兰阴性双球菌、PCR-NG 检测阴性。尿常规检查：WBC（＋）。复查舌质淡红、苔薄微黄、脉细无力。药用金银花 30g，蒲公英 30g，野菊花 30g，紫花地丁 30g，天葵子 15g，萹蓄 20g，瞿麦 20g，车前草 30g，滑石 30g（布包煎），生晒参 10g，黄芪 30g，党参 30g，炒白术 15g，甘草 10g。7 剂，每日 1 剂，水煎，分 3 次服。

三诊（2007 年 5 月 25 日）：患者诉其服上方后尿道口分泌物及尿频尿急尿痛等症消失，尿液清亮，挤压尿道后尿道口没有分泌物；现症神疲乏力，少气懒言。复查舌质淡红、苔薄微黄、脉细无力。尿常规检查：WBC 阴性。药用金银花 30g，蒲公英 30g，野菊花 30g，紫花地丁 30g，天葵子 15g，生晒参 10g，黄芪 30g，党参 30g，炒白术 15g，甘草 10g。7 剂，每日 1 剂，水煎，分 3 次服，以善其后。

【点按】 性生活不洁，感染湿热秽浊之毒，湿热秽毒由尿道口入侵机体，腐蚀尿道，故见尿道流脓、内裤污迹；湿热秽毒内蕴，上犯膀胱，膀胱气化失司，水道不利，故见尿频尿急、排尿灼痛；湿热秽毒内蕴，熏蒸膀胱，煎熬尿液，故见小便浑浊；湿热秽毒内蕴，日久伤正，正气不足，脾肺气虚，气血生化乏源，宗气生成不足，故见神疲乏力、少气懒言。本例患者证属秽毒内蕴、脾肺气虚，治拟清热解毒利湿、益气健脾补肺，药用五味消毒饮、八正散、四君子汤等方加减。方中金银花、蒲公英、野菊花、紫花地丁、天葵子、萹蓄、瞿麦、车前草、滑石、甘草等清热解毒、利湿通淋；黄芪、党参、炒白术、甘草等补脾益肺、扶正却邪；黄芪还有托里排脓之功。诸药合用，祛邪而不伤正，扶正而不留邪，使邪气去而正气复。二诊时仍然神疲乏力、少气懒言，故以前方加生晒参以增强其补益脾肺、扶正祛邪之力。三诊时尿频、尿急、尿痛等症消失，故去清热通淋之萹蓄、瞿麦、车前草、滑石。

尿脓、膏淋

祁某，男，28 岁。2008 年 11 月 7 日初诊。

主诉：尿道流出脓样分泌物半年余。

患者于2007年5月曾有冶游，冶游次日开始尿道口流出黄绿色脓样分泌物，伴有尿频、尿急、尿痛，经肌内注射“菌必治”后尿道流脓及尿频尿痛消失；时隔1个月之后尿道口又有脓样分泌物流出，内裤满是白色污迹。外院尿道口分泌物涂片镜检白细胞（WBC）（+）、革兰染色镜检未见革兰阴性双球菌、聚合酶链式反应－淋球菌（PCR-NG）检测阴性；尿常规检查正常；前列腺液（EPS）常规检查：WBC（+），卵磷脂小体（+），EPS细菌培养未见致病菌生长；B超检查前列腺4.2cm×3.0cm×2.1cm，内部回声欠均、光点稍粗。刻下患者尿道口有灰白色脓样分泌物流出，内裤满是白色污迹，无排尿灼痛，尿道口无红肿，伴有尿频尿急（日尿10余次，夜尿2~3次），小便浑浊，劳则更甚，腰膝酸软，神疲乏力，纳呆便溏。舌质淡红，舌边齿痕，舌苔薄白，脉象细缓。

中医诊断：尿脓，膏淋。

西医诊断：慢性非细菌性前列腺炎。

辨证：脾肾两虚，精失摄藏。

治法：补益脾肾，固摄精气。

方剂：参苓白术散、金锁固精丸、缩泉丸等方加减。

处方：生晒参10g，炙黄芪60g，党参30g，炒白术15g，山药20g，芡实30g，金樱子30g，益智仁20g，桑螵蛸20g，覆盆子20g，山茱萸15g，补骨脂10g，炙甘草10g。7剂，每日1剂，水煎，分3次服。

二诊（2008年11月14日）：患者诉其服上方后尿道口分泌物显著减少、浓度变稀，小便清亮，日间排尿7~8次，夜间排尿1～2次；腰膝酸软、倦怠乏力、纳呆便溏等症减轻。复查舌质淡红、舌边齿痕、舌苔薄白、脉象细缓。药用生晒参10g，炙黄芪60g，党参30g，炒白术15g，山药20g，芡实30g，金樱子30g，益智仁20g，桑螵蛸20g，覆盆子20g，山茱萸15g，补骨脂10g，杜仲20g，桑寄生30g，续断30g，炙甘草10g。7剂，每日1剂，水煎，分3次服。

三诊（2008年11月21日）：患者诉其服上方后尿道口分泌物消失，日间排尿5～6次，夜间排尿0～1次，腰膝酸软、倦怠乏力、便溏等症显著好转，食欲有所增进。复查舌质淡红、舌边齿痕、舌苔薄白、脉象细缓。药用生晒参10g，炙黄芪60g，党参30g，炒白术15g，山药20g，芡实30g，金樱子30g，益智仁20g，桑螵蛸20g，覆盆子20g，山茱萸15g，补骨脂10g，杜仲20g，桑寄生30g，续断30g，炒麦芽20g，炒稻芽20g，炙甘草10g。7剂，每日1剂，水煎，分3次服。

四诊（2008年11月28日）：患者诉其服上方后诸症消失，要求复查。EPS常规检查：WBC少许、卵磷脂小体（+++）；舌淡红、苔薄白、脉象缓。药用生晒参10g，炙黄芪60g，党参30g，炒白术15g，山药20g，芡实30g，金樱子30g，益智仁20g，桑螵蛸20g，覆盆子20g，山茱萸15g，补骨脂10g，杜仲20g，桑寄生30g，续断30g，炒麦芽20g，炒稻芽20g，炙甘草10g。7剂，每日1剂，水煎，分3次服，以资巩固。

【点按】 脾主运化，脾气亏虚，运化失职，水湿内停，酿成湿浊，湿浊下流尿道，故见小便浑浊、尿道口流出灰白色脓样分泌物；脾气亏虚，运化失职，水谷不化，停聚胃脘、下趋大肠，故见纳呆、便溏；脾气亏虚，运化失职，气血生化乏源，形体失养，故见神疲乏力；肾藏精，肾气亏虚，蛰藏失职，不能固摄精气，精气下流尿道，故尿道口有精微物质流出；劳则气耗，劳后脾肾气虚更甚，故劳后小便浑浊加重；肾与膀胱相表里，肾气亏虚，膀胱气化失常，故见尿频尿急；肾主骨，腰为肾之府，肾气亏虚，腰府失养，故见腰膝酸软。本例患者证属脾肾两虚、精失摄藏，治拟补益脾肾、固摄精气，药用参苓白术散、金锁固精丸、缩泉丸等方加减。方中生晒参、炙黄芪、党参、炒白术、山药、炙甘草等补脾益气化湿；芡实、金樱子、益智仁、桑螵蛸、覆盆子、山茱萸、补骨脂等补肾固精缩尿。临床上尿道口流出脓样分泌物多为湿热下注所致，但本例患者表现为一派脾肾气虚之象，并无湿热下注之征，故非湿热下注所致，而系湿浊与精微下流尿道使然。治以补益脾肾、固摄精气而愈其病，亦足以说明其属虚无疑。二诊时仍有腰膝酸软，故加杜仲、桑寄生、续断等以增强其补肾壮腰之力。三诊时仍有食欲欠佳，故加炒麦芽、炒稻芽等以增强其健胃消食之力。

尿频、劳淋

罗某，女，42岁。2009年8月28日初诊。

主诉：尿频尿急3年。

患者于2006年开始发生尿频尿急，排尿不畅，并且逐渐加重。外院多次尿常规检查未见异常，尿液培养未见致病菌生长，膀胱镜检查未见异常。刻下患者尿频尿急，日间约半小时排尿一次，夜间1～2小时排尿一次，并且排尿不适，排尿等待，排尿不畅，小腹坠胀，上述症状遇劳更甚，伴有纳呆便溏、倦怠乏力、腰膝酸软、性欲淡漠。尿常规检查：白细胞（WBC）少许、隐血（BLD）阴性。舌体胖大，舌边齿痕，舌苔薄白，脉象沉缓。

中医诊断：尿频，劳淋。

西医诊断：尿道综合征。

辨证：脾气亏虚，肾气不固。

治法：补脾益气，补肾缩尿。

方剂：补中益气汤、缩泉丸、桑螵蛸散等方加减。

处方：炙黄芪60g，党参30g，炒白术15g，山药20g，炙升麻10g，益智仁20g，桑螵蛸20g，覆盆子20g，山茱萸15g，补骨脂10g，炙甘草10g。14剂，每日1剂，水煎，分3次服。

二诊（2009年9月11日）：患者诉其服上方后小便频次减少，日间约1小时排尿一次，夜间2～3小时排尿一次，排尿不适、小腹坠胀等症消失；排尿等待、排尿困难、纳呆便溏、倦怠乏力、腰膝酸软、性欲淡漠等症减轻。复查舌边齿痕、舌苔薄白、脉象沉缓。药用炙黄芪60g，党参30g，炒白术15g，山药20g，炙升麻10g，益智仁20g，桑螵蛸20g，覆盆子20g，山茱萸15g，补骨脂10g，杜仲20g，淫羊藿20g，炙甘草10g。14剂，每日1剂，水煎，分3次服。

三诊（2009年9月25日）：患者诉其服上方后小便频次显著减少，日间约3小时排尿一次，夜尿1～2次，排尿等待、排尿困难、纳呆便溏、腰膝酸软等症消失；倦怠乏力、性欲淡漠等症显著减轻。复查舌边齿痕、舌苔薄白、脉象沉缓。药用红参10g，炙黄芪60g，党参30g，炒白术15g，山药20g，炙升麻10g，益智仁20g，桑螵蛸20g，覆盆子20g，山茱萸15g，补骨脂10g，杜仲20g，淫羊藿20g，炙甘草10g。14剂，每日1剂，水煎，分3次服。

四诊（2009年10月9日）：患者诉其服上方后日尿5~7次，夜尿0~1次，余症消失。复查舌边齿痕、舌苔薄白、脉象沉缓。药用红参10g，炙黄芪60g，党参30g，炒白术15g，山药20g，炙升麻10g，益智仁20g，桑螵蛸20g，覆盆子20g，山茱萸15g，补骨脂10g，杜仲20g，淫羊藿20g，炙甘草10g。7剂，每日1剂，水煎，分3次服，以资巩固。

【点按】 尿道综合征，是指有下尿路刺激症状（尿频、尿急、排尿不畅和小腹坠胀等），而无膀胱、尿道器质性病变及明显菌尿的一组症候群。因多发于中青年妇女，所以常称为女性尿道综合征。本例患者证属脾气亏虚、肾气不固。脾气主升，能通过其升举作用以约束膀胱的尿液而不致频繁排尿，脾气亏虚，升举无力，对膀胱尿液的约束失控，故见尿频尿急；脾气上升，能把体内的水谷精微和水液上输到心肺，并通过心肺而输布全身，脾气亏虚，升清无力，水谷精微和水液下趋大肠，故见大便溏泻；脾主运化，脾气亏虚，运化失职，故见食欲不振；脾为气血生化之源，脾气亏虚，气血化源不足，无以充养形体，故见倦怠乏力。方中炙黄芪、党参、炒白术、山药、炙甘草等补脾益气；炙黄芪、炙升麻等升阳举陷。肾者主蛰，封藏之本，肾的封藏作用有助于维持膀胱的贮尿功能，肾气亏虚，蛰藏不能，膀胱开阖失常，故见尿频尿急；肾主骨，腰为肾之府，肾气亏虚，无以充养腰骨，故见腰膝酸软；肾气是生命活动的原动力，有鼓舞阳事的作用，肾气亏虚，鼓阳无力，故见性欲淡漠；药用山药、益智仁、桑螵蛸、覆盆子、山茱萸、补骨脂等补肾缩尿。诸药合用，共奏补脾益气、补肾缩尿之功。

二诊时仍有腰膝酸软，故以前方加杜仲、淫羊藿等以增强其补肾强腰之力。三诊时以前方加红参是增强其补脾益气生阳之力。

尿频、尿漏、劳淋

李某，女，31岁。2010年11月3日初诊。

主诉：尿频5年。

患者于2005年开始发生尿频，并且逐渐加重，久治无效。外院空腹血糖及尿常规检查各项指标正常，尿道外口及尿道膀胱镜检查亦无异常。刻下患者尿频尿急，白天0.5～1小时排尿一次，夜间约2小时排尿一次，饮水后5～10分钟就要排尿，每次尿量100～200mL；不能憋尿，憋尿后就会引起小腹坠胀，甚至尿液自行溢出，尤其是由卧位刚一变为坐位或立位时尿急更甚，必须马上排尿，否则就会遗尿；多饮水则尿频更甚，并因尿频尿急而不敢多饮水、不敢出远门；尿频尿急与情绪变化的关系不大，没有尿痛，也无尿灼，但劳累后上症加重，伴有四肢冰凉。舌苔薄白，舌质淡白，舌体胖大、边有齿痕，脉来沉迟。

中医诊断：尿频，尿漏，劳淋。

西医诊断：顽固性尿频症，尿失禁。

辨证：命门火衰，脬气不固。

治法：温补命火，固脬缩尿。

方剂：右归丸、缩泉丸、桑螵蛸散等方加减。

处方：制附子15g，肉桂10g，仙茅10g，淫羊藿20g，补骨脂10g，韭菜子10g，益智仁20g，覆盆子20g，山茱萸20g，桑螵蛸20g，芡实30g。7剂，每日1剂，水煎，分3次服。

二诊（2010年11月10日）：患者诉其服上方后尿频尿急如前。复查舌脉，仍是舌苔薄白、舌质淡白、舌体胖大、舌边齿痕、脉来沉迟。经再次辨证，仍属命门火衰。本例温补命火治疗理应有效，之所以药后无效，是因病久药轻，难取速效，故当守方缓治，再守上方14剂，制附子用量加至30g，并单独先煎至不麻口，然后再与余药一同煎煮成汤。每日1剂，水煎，分3次服。

三诊（2010年12月1日）：患者诉其服上方后尿频次数减少，白天约1小时排尿一次，夜间约3小时排尿一次，四肢略微转温，未再发生尿失禁。复查舌脉如前。效不更方，再处原方14剂，制附子用量加至45g（久煎）。每日1剂，水煎，分3次服。

四诊（2010年12月15日）：患者诉其服上方后排尿次数显著减少，白天2～3小时排尿一次，夜尿仅一次，四肢转温。复查舌苔薄白、舌质淡红、齿痕消失，脉沉而缓。原方制附子用量减至15g，再处7剂，每日1剂，水煎，分3次服，以资巩固。

【点按】 尿频尿急，多属中医学之“淋证”范畴。唐代王焘《外台秘要·集验方》分为五淋，“五淋者，石淋、气淋、膏淋、劳淋、热淋也”。淋证多为实证，此例患者则为虚证。患者尿频尿急，并无尿痛尿灼，说明不是阴虚、湿热所致；与情绪变化无关，说明并非肝郁引起；患者四肢冰凉、舌苔薄白、舌质淡白、舌体胖大、舌边齿痕、脉来沉迟，俱是一派阳虚阴盛之象，证属命门火衰无疑。命门火衰，肾阳亏虚，气化失常，蛰藏失职，膀胱失约，故见尿频尿急。劳则气耗，阳气更虚，故过劳则诸症加重。治拟温补命火、固脬缩尿，药用右归丸、缩泉丸、桑螵蛸散等方加减。方中制附子、肉桂、仙茅、淫羊藿、补骨脂、韭菜子等温补肾阳；益智仁、覆盆子、山茱萸、桑螵蛸、芡实等固脬缩尿。患者服药7剂，诸症如前。经再次评估，辨证无错，此乃病久药轻，因而难取速效，故当守方缓治，并加大制附子用量，冀以重剂而起沉疴，药后肾阳得温，阴寒得消，脬气得固，因此尿频得愈也。

尿频、热淋(1)

刘某，女，45岁。2011年4月6日初诊。

主诉：尿频尿急2年。

患者于2009年开始发生尿频尿急，偶有排尿灼痛，尿常规检查白细胞（WBC）持续在（+～+++）。外院尿常规检查：WBC（+++），隐血（BLD）（+）；中段尿细菌培养有大肠杆菌生长；膀胱镜检查膀胱三角区黏膜充血，并有少许糜烂出血，为慢性炎性改变；膀胱组织病理活检诊断为慢性膀胱炎。刻下患者尿频尿急，每天排尿16次左右，伴有排尿灼痛、小腹不适、倦怠乏力。舌质红，苔黄腻，脉弦缓。

中医诊断：尿频，热淋。

西医诊断：慢性膀胱炎。

辨证：膀胱湿热，脾气亏虚。

治法：清热利湿，补脾益气。

方剂：五味消毒饮、八正散、六一散、四君子汤等方加减。

处方：蒲公英30g，鱼腥草30g，金银花30g，野菊花30g，石韦30g，车前草30g，萹蓄20g，瞿麦20g，滑石30g（布包煎），生晒参 10g，黄芪 30g，甘草 10g。14 剂，每日 1 剂，水煎，分 3 次服。

二诊（2011 年 4 月 20 日）：患者诉其服上方后尿痛及小腹不适消失，尿频尿急减轻，每天排尿 10 次左右，但大便偏稀。尿常规检查 WBC（+），BLD（±）；复查舌质淡红、苔微黄腻、脉象弦缓。药用鱼腥草 30g，金银花 30g，野菊花 30g，石韦 30g，车前草 30g，萹蓄 20g，瞿麦 20g，滑石 30g（布包煎），生晒参 10g，黄芪 30g，甘草 10g。14 剂，每日 1 剂，水煎，分 3 次服。

三诊（2011 年 5 月 4 日）：患者诉其服上方后诸症消失，每天排尿 7 次左右，倦怠乏力减轻。5 月 1 日患者自行在当地医院复查尿液常规见 WBC 少许，BLD 阴性，中段尿细菌培养未见致病菌生长。复查舌质淡红、舌苔薄白、脉细缓。药用鱼腥草 30g，金银花 30g，野菊花 30g，石韦 30g，车前草 30g，萹蓄 20g，瞿麦 20g，滑石 30g（布包煎），生晒参 10g，黄芪 30g，甘草 10g。7 剂，每日 1 剂，水煎，分 3 次服，以资巩固。

【点按】 湿热下注膀胱，影响膀胱气化，故尿频尿急、排尿灼痛；膀胱位于小腹，湿热下注膀胱，膀胱经气不利，故小腹不适；湿热之邪日久伤正，气虚无以养形，故倦怠乏力。本例患者证属膀胱湿热、脾气亏虚，治拟清热利湿、补脾益气，药用五味消毒饮、八正散、六一散、四君子汤等方加减。方中蒲公英、鱼腥草、金银花、野菊花、甘草等清热解毒通淋；石韦、车前草、萹蓄、瞿麦、滑石等清热利湿通淋；生晒参、黄芪、甘草等补脾益气扶正，且又有扶正即所以祛邪之功。二诊时大便偏稀，故以前方去蒲公英以杜其缓泻之弊。

尿频、热淋(2)

姚某，男，37 岁。2014 年 4 月 8 日初诊。

主诉：尿频尿急 3 年。

患者于 2011 年开始发生尿频尿急，伴有小腹、会阴坠胀疼痛。外院多次 B 超检查提示慢性前列腺炎。刻下患者尿频尿急，白天约 1 小时排尿 1 次，夜尿 1 次，常有尿痛及排尿时尿道灼热感，伴有小腹会阴胀痛，腰骶酸痛。肛门指检：前列腺Ⅱ度肿大，质地不均，压痛明显。B 超检查：前列腺 5.1cm×4.3cm×3.2cm，内部回声不均，光点稍粗。前列腺液（EPS）常规检查：白细胞（WBC）30～50 个/HP，卵磷脂小体（+）。舌质红，苔黄腻，脉濡数。

中医诊断：尿频，热淋。

西医诊断：慢性前列腺炎。

辨证：湿热下注，气滞血瘀。

治法：清热利湿，活血化瘀。

方剂：连翘金贝煎、失笑散、金铃子散等方加减。

处方：金银花 30g，连翘 30g，蒲公英 30g，大血藤 30g，土贝母 10g，土茯苓 30g，五灵脂 15g（布包煎），蒲黄 15g（布包煎），延胡索 20g，川楝子 10g，甘草 10g。14 剂，每日 1 剂，水煎，分 3 次服。

二诊（2014 年 4 月 22 日）：患者诉其服上方后尿痛消失，尿频尿急、小腹会阴胀痛减轻，白天约 2 小时排尿 1 次，夜尿 1 次。复查舌质红、苔微黄腻、脉濡缓。药用金银花 30g，连翘 30g，蒲公英 30g，大血藤 30g，土贝母 10g，土茯苓 30g，五灵脂 15g（布包煎），蒲黄 15g（布包煎），延胡索 20g，川楝子 10g，甘草 10g。14 剂，每日 1 剂，水煎，分 3 次服。

三诊（2014 年 5 月 6 日）：患者诉其服上方后小腹会阴胀痛消失，尿频显著减轻，白天约 4 小时排尿 1 次，夜尿 0 次。EPS 常规检查：WBC5～8 个/HP，卵磷脂小体（+++）。舌质淡红，舌苔薄白，脉象细缓。药用金银花 30g，连翘 30g，蒲公英 30g，大血藤 30g，土贝母 10g，土茯苓 30g，延胡索 20g，川楝子 10g，甘草 10g。14 剂，每日 1 剂，水煎，分 3 次服，以资巩固。

【点按】《灵枢·经脉》说："肝足厥阴之脉，起于大指丛毛之际，上循足跗上廉，去内踝一寸，上踝八寸，交出太阴之后，上腘内廉，循股阴入毛中，过阴器。"前列腺属于中医阴器范畴，为肝之经脉所过，因此前列腺为肝之所主。湿热下注肝经，蕴结阴器，影响膀胱气化，故尿频尿急、排尿灼痛；肝肾同居下焦，湿热蕴结阴器，阻碍气血运行，肝肾经气不通，故小腹会阴胀痛、腰骶酸痛。本例患者证属湿热下注、气滞血瘀，治拟清热利湿、活血化瘀，药用连翘金贝煎、失笑散、金铃子散等方加减。方中金银花、连翘、蒲公英、大血藤、土贝母、土茯苓、甘草等清热解毒利湿；五灵脂、蒲黄、延胡索、川楝子等行气活血化瘀；连翘、大血藤、土贝母、五灵脂、蒲黄、延胡索等活血化瘀散结。诸药合用，共奏清热利湿、活血化瘀之功。三诊时小腹会阴疼痛消失，故前方去活血止痛之五灵脂、蒲黄。

尿频、热淋(3)

丁某，女，53 岁。2009 年 6 月 10 日初诊。

主诉：尿频6年。

患者于2003年开始发生尿频尿急，发病半年后在某省级三甲医院确诊为腺性膀胱炎（是一种癌前期病变），并于手术后行膀胱灌注抗肿瘤药物治疗，此后尿频尿急并未缓解，而且尿中白细胞持续增高，广谱抗生素初用可以暂时缓解，继用则少有疗效。3年前在某省级综合医院再次手术治疗后行膀胱灌注抗肿瘤药物治疗。自此之后，虽然持续使用广谱抗生素，但尿检白细胞始终不降，尿频尿急症状持续不减，并且伴有尿道口不适、排尿有灼热感、身倦神疲等症。舌苔厚腻而黄，舌体胖大、边有齿痕，脉细略数。

中医诊断：尿频，热淋。

西医诊断：腺性膀胱炎。

辨证：膀胱湿热。

治法：清热利湿通淋。

方剂：导赤散、萆薢分清饮等方加减。

处方：黄柏15g，炒栀子15g，萹蓄20g，瞿麦20g，车前子12g，滑石30g，土茯苓30g，萆薢20g，莲子心10g，甘草10g，7剂，每日1剂，水煎，分3次服。

二诊（2009年6月17日）：患者诉其服上方7剂，尿频尿急等症丝毫未减，尿常规检查白细胞亦未下降。复查舌苔仍然厚腻而黄，以为湿热交结不解，非重剂难以奏功，因而在前方基础再上加蒲公英、败酱草、白花蛇舌草等清热通淋之品，并加大用药剂量，嘱其再进7剂。

三诊（2009年6月24日）：患者诉其服上方7剂，诸症及尿常规检查一丝未改，且增食欲不振，丧失治疗信心。复查舌苔厚腻而黄，舌体胖大、边有齿痕。斟酌再三，因清利治疗尿频尿急无效，故改从脾治，冀以改善患者食欲不振等症而增强其治疗信心，遂投以参苓白术散加炒山楂，7剂，每日1剂，水煎，分3次服。

四诊（2009年7月3日）：患者服上方7剂，诉其服药后食欲不振明显好转，身倦神疲、尿频尿急也有所减轻。复查舌苔由厚腻而黄转为薄白微黄。继续健脾，兼以清利，药用黄芪30g，党参30g，太子参30g，灵芝20g，半枝莲30g，白花蛇舌草30g，金银花30g，连翘30g，萹蓄20g，瞿麦20g，甘草10g。每日1剂，水煎，分3次服。

五诊（2009年9月20日）：患者服上方14剂后诸症减轻，又自行服用上方40余剂，诉其服药后诸症消失，尿常规检查正常。复查舌质淡红、舌苔薄白、脉象和缓。再处上方10剂，嘱其减少药量，改为两天服1剂，以善其后。

2010年7月9日，患者介绍一位腺性膀胱炎友人前来就医，顺便问其身体状况，友人曰其健康无恙。

【点按】患者尿频尿急、尿中白细胞持续增高、舌苔厚腻而黄，证属湿热下注无疑，但投以清热利湿通淋之常剂无效，便误以为是湿热交结不解，非重剂难以奏功，进而投以清热利湿通淋之重剂，结果尿频尿急一丝未改，反增食欲不振。反复思考，患者尿频尿急在先，身倦神疲在后，身倦神疲显然是因手术、抗肿瘤药物、大剂量广谱抗生素伤损脾气所致，但初诊时却忽视了患者已有之脾气亏虚，而大剂清热利湿通淋之品又致脾气更虚，脾虚不运，酿生湿浊，湿浊下注，蕴而化热，从而加重下焦湿热，导致湿热交结不解，因而治疗无功。复诊时改从健脾治疗，使脾气来复，运化有力，湿浊不生，无以化热，湿热自解，故而有效。但因患者毕竟证属脾气亏虚、湿热下注，单纯扶正难以却邪，单纯祛邪难以复正，对此正虚邪实之候，必须扶正祛邪并举，故治拟补脾益气、清热利湿，药用黄芪、党参、太子参、灵芝、甘草等补脾以复正气；半枝莲、白花蛇舌草、金银花、连翘、萹蓄、瞿麦等清利以却实邪。

尿频、热淋(4)

程某，女，48岁。2010年4月27日初诊。

主诉：尿频尿急3年。

患者于2007年开始尿频尿急，并且逐渐加重。外院膀胱镜检查见膀胱颈部及三角区黏膜充血、透明囊性及乳头状隆起；病变组织病理活检诊断为腺性膀胱炎，泌尿外科医师建议手术治疗。由于患者惧怕手术而来中医院寻求中医药治疗。刻下患者尿频尿急，日尿10余次，严重时约半小时一次，夜尿4～5次，偶有排尿灼痛，伴有小腹坠胀、纳呆、便溏，倦怠乏力、腰膝酸软。尿常规检查：白细胞（WBC）（++），隐血（BLD）（+）。舌边齿痕，苔微黄腻，脉象沉缓。

中医诊断：尿频，热淋。

西医诊断：腺性膀胱炎。

辨证：脾肾气虚，湿热内蕴。

治法：补脾益肾，清热利湿。

方剂：四君子汤、桑螵蛸散等方加减。

处方：生晒参10g，炙黄芪30g，党参20g，炒白术15g，山药20g，桑螵蛸10g，益智仁15g，覆盆子20g，石韦30g，鱼腥草30g，土茯苓30g，甘草10g。14剂，每日1剂，水煎，分3次服。

二诊（2010年5月11日）：患者诉其服上方后尿痛及小腹坠胀消失，食欲增进，大便成形，尿频尿急减轻，日尿8次左右，夜尿2～3次；现症神疲乏力、腰膝酸软。复查尿常规WBC（+），BLD阴性。舌质淡红，舌苔薄白，脉象沉缓。药用生晒参10g，炙黄芪30g，党参20g，炒白术15g，山药20g，桑螵蛸10g，益智仁15g，覆盆子20g，石韦30g，鱼腥草30g，土茯苓30g，杜仲20g，桑寄生30g，续断30g，甘草10g。14剂，每日1剂，水煎，分3次服。

三诊（2010年5月25日）：患者诉其服上方后排尿正常，日尿6次左右，夜尿0～1次，精神转佳，腰膝酸软减轻。尿常规检查WBC阴性，BLD阴性；膀胱镜检查见膀胱黏膜光滑，未见明显异常。复查舌质淡红、舌苔薄白、脉象和缓。药用生晒参10g，炙黄芪30g，党参20g，炒白术15g，山药20g，桑螵蛸10g，益智仁15g，覆盆子20g，石韦30g，鱼腥草30g，土茯苓30g，杜仲20g，桑寄生30g，续断30g，甘草10g。14剂，每日1剂，水煎，分3次服，以资巩固。

【点按】 腺性膀胱炎以膀胱刺激征、血尿等为主要临床表现，病变多发于膀胱颈部、三角区，是一种膀胱黏膜上皮增生性、化生性病变，也是一种潜在的癌性病变。腺性膀胱炎属于中医学“淋证”范畴，但因其有癌变之风险，又异于单纯的“淋证”；其病变虽在膀胱，但与肾、脾、肝之关系非常密切。膀胱位于小腹，湿热下注，蕴结膀胱，影响膀胱气化，损伤膀胱络脉，故见尿频尿急、尿痛尿血、小腹坠胀，药用石韦、鱼腥草、土茯苓、甘草等清热利湿通淋；肾与膀胱相表里，肾主骨，腰为肾之府，腑病及脏，肾气亏虚，腰膝失养、膀胱失约，故见腰膝酸软、尿频尿急，药用山药、桑螵蛸、益智仁、覆盆子等补肾固精缩尿；脾恶湿，湿热久蕴，伤耗脾气，脾气亏虚，运化失职，形体失养，故见纳呆、便溏、倦怠乏力，药用生晒参、炙黄芪、党参、炒白术、山药、甘草等补脾益气化湿。本例患者属于虚实夹杂、虚多实少之“气淋”（气淋有虚、实之分），故以补虚为主，泻实为辅，虚实同治，收效良好。二诊时仍有腰膝酸软，故以前方加杜仲、桑寄生、续断等以增强其补肾壮腰之力。

尿急(1)

陆某，女，49 岁。2015 年 8 月 21 日初诊。

主诉：尿急尿频 3 年。

患者于 2012 年开始发生尿急尿频，每天排尿 20 余次。外院多次尿常规检查未见异常，尿液培养未见致病菌生长。某部级三甲医院尿动力学检查显示膀胱逼尿肌活动频繁，诊断为膀胱过度活动症。刻下患者尿急尿频，一有尿意必须马上排尿，否则小腹胀痛难忍，每天排尿 30 次左右，0.5 ~ 1 小时排尿一次，常常是刚排了尿就又有尿意，稍一憋尿则尿液自行从尿道口溢出，伴有急躁易怒、双手震颤、面色红赤、失眠多梦。尿常规检查：白细胞（WBC）少许，隐血（BLD）阴性。舌质红，舌苔黄，脉弦劲。

中医诊断：尿急，尿频。

西医诊断：膀胱过度活动症。

辨证：肝阳亢盛，肝风内动。

治法：清泄肝热，平息肝风。

方剂：羚角钩藤汤、天麻钩藤饮等方加减。

处方：水牛角粉30g，黄芩15g，炒栀子15g，生地黄20g，石决明30g（先煎），白芍30g，钩藤30g，代赭石30g（先煎），朱茯神20g，首乌藤20g。14剂，每日1剂，水煎，分3次服。

二诊（2015年9月11日）：患者诉其服上方后排尿频次显著减少，每天排尿10~15次；急躁易怒、面色红赤、失眠多梦等症好转；现症双手震颤，并见口咽干燥。复查舌质红、苔微黄、脉象弦。药用水牛角粉30g，黄芩15g，炒栀子15g，生地黄20g，石决明30g（先煎），白芍30g，龟甲20g（先煎），玄参15g，钩藤30g，代赭石30g（先煎），朱茯神20g，首乌藤20g。14剂，每日1剂，水煎，分3次服。

三诊（2015年9月25日）：患者诉其服上方后尿急尿频已经控制，每天排尿6~8次，双手震颤、口咽干燥减轻。复查舌质红、苔薄白、脉象弦。药用水牛角粉30g，黄芩15g，炒栀子15g，生地黄20g，石决明30g（先煎），白芍30g，龟甲20g（先煎），玄参15g，钩藤30g，代赭石30g（先煎），朱茯神20g，首乌藤20g。14剂，每日1剂，水煎，分3次服，以善其后。

【点按】 膀胱过度活动症（OAB），是一种以尿急尿频甚至急迫性尿失禁等症状组成的症候群，这些症状既可单独出现，也可以任何复合形式出现；尿动力学上可表现为逼尿肌过度活动，也可为其他形式的尿道－膀胱功能障碍。肝为刚脏，其性主动，本例患者的特点是膀胱过度活动，亦即膀胱频繁地收缩，从而引起频繁地排尿，故本例患者的脏腑定位应该在肝。肝阳上亢，阴不制阳，肝阳化风，肝风内动，筋脉急挛则双手震颤，膀胱急挛则尿急尿频；肝热内盛，上窜于面则面色红赤，内扰肝魂则急躁易怒，干扰心神则失眠多梦。治拟清泄肝热、平息肝风，药用羚角钩藤汤、天麻钩藤饮等方加减。方中水牛角粉、黄芩、炒栀子、生地黄等清泄肝热；石决明、白芍、钩藤、代赭石等平息肝风；朱茯神、首乌藤等安定神魂。二诊时尿急尿频等症显著好转，但仍双手震颤，并见口咽干燥，证属热盛伤阴，故加龟甲、玄参等滋阴潜阳以息风。

尿急(2)

王某，女，44 岁。2018 年 10 月 24 日初诊。

主诉：尿急尿频 3 年。

患者于 2015 年开始发生尿急尿频，每天排尿 20 余次。前医曾投清热利湿、疏肝解郁、行气活血、补肾缩尿等方药，均未奏效。外院多次尿常规检查未见异常、尿培养未见致病菌生长、膀胱镜检查未见异常，尿动力学检查显示膀胱逼尿肌活动频繁，诊断为膀胱过度活动症，给予口服琥珀酸索利那新片、盐酸坦索罗辛胶囊、酒石酸托特罗定片、曲司氯铵片等药均无效，建议安装膀胱起搏器，患者因不愿安装膀胱起搏器而来我院寻求中医药治疗。刻下患者尿急尿频，一有尿意必须马上排尿，否则小腹胀痛难忍，每天排尿 20 ~ 30 次，甚至几分钟至半小时排尿 1 次，伴有形寒肢冷、神疲乏力、腰膝酸软、食欲不振、大便稀溏。尿常规检查未见异常。舌质淡，苔薄白，舌体胖大有齿痕，脉沉缓无力。

中医诊断：尿急，尿频。

西医诊断：膀胱过度活动症。

辨证：脾肾两虚，膀胱失约。

治法：补脾益肾，固脬缩尿。

方剂：补中益气汤、缩泉丸、巩堤丸等方加减。

处方：生晒参10g，炙黄芪30g，炒白术15g，茯苓15g，炙升麻10g，山药20g，菟丝子20g，补骨脂10g，桑螵蛸20g，益智仁20g，山茱萸20g，覆盆子20g。14剂，每日1剂，水煎，分3次服。

二诊（2018年11月16日）：患者诉其服上方后尿急有所减轻，排尿频次显著减少，每天排尿10～15次，精神转佳，食欲增进，大便正常；现症形寒肢冷、腰膝酸软。复查舌质淡、苔薄白、舌边有齿痕、脉沉无力。药用生晒参10g，炙黄芪30g，炒白术15g，茯苓15g，炙升麻10g，山药20g，菟丝子20g，补骨脂10g，桑螵蛸20g，益智仁20g，山茱萸20g，覆盆子20g，制附子10g，肉桂10g。28剂，每日1剂，水煎，分3次服。

三诊（2018年12月19日）：患者诉其服上方后尿急尿频已经控制，每天排尿6～8次，四肢转温，腰膝酸软减轻。复查舌质淡红、舌苔薄白、脉缓有力。药用生晒参10g，炙黄芪30g，炒白术15g，茯苓15g，炙升麻10g，山药20g，菟丝子20g，补骨脂10g，桑螵蛸20g，益智仁20g，山茱萸20g，覆盆子20g，杜仲20g，桑寄生30g，续断20g。14剂，每日1剂，水煎，分3次服，以善其后。

【点按】 脾气主升主摄，能通过其升举摄纳作用以约束膀胱的尿液而控制其适时排尿，脾气亏虚，升举摄纳无力，对膀胱尿液的约束失控，故见尿急尿频；脾气上升，能把体内的水谷精微和水液上输到心肺，并通过心肺而输布全身，脾气亏虚，升清无力，水谷精微和水液下趋大肠，故见大便稀溏；脾主运化，脾气亏虚，运化失职，故见食欲不振；脾为气血生化之源，脾气亏虚，气血化源不足，无以充养身躯，故见神疲乏力。药用生晒参、炙黄芪、炒白术、茯苓、山药等补脾益气；炙升麻功在升阳举陷。肾者主蛰，封藏之本，肾的封藏作用有助于维持膀胱的贮尿功能，肾气亏虚，蛰藏不能，膀胱只开不阖，故见尿急尿频；肾主骨，腰为肾之府，肾气亏虚，无以充养腰膝，故见腰膝酸软；肾气是生命活动的原动力，肾气亏虚，生机不旺，故见神疲乏力；药用山药、桑螵蛸、益智仁、山茱萸、覆盆子、菟丝子、补骨脂等补肾缩尿。二诊时仍有形寒肢冷，故以前方加制附子、肉桂等以增强其温散阴寒之力；三诊时四肢转温，故前方去温阳散寒之制附子、肉桂；仍有腰膝酸软，故加杜仲、桑寄生、续断等以增强其补肾壮腰之力。诸药合用，共奏补脾益肾、固脬缩尿之功。

遗　尿

叶某，男，68 岁。2007 年 10 月 16 日初诊。

主诉：睡眠中遗尿 1 年，加重 2 个月。

患者于 2006 年上半年开始于睡眠中遗尿，初起时 10 ~ 15 天遗尿一次；最近 2 个月来 3 ~ 7 天遗尿一次，尿频尿急，饮水后更甚，尿后余沥，无尿痛，伴有腰膝酸软、性欲低下、勃起困难、记忆力减退。外院 CT 检查提示脑萎缩。舌苔薄白，舌质淡白，脉象沉细。

中医诊断：遗尿。

西医诊断：老年男子遗尿症，脑萎缩。

辨证：肾气亏虚，膀胱失约。

治法：补肾缩尿。

方剂：缩泉丸、桑螵蛸散等方加减。

处方：熟地黄15g，黄精20g，补骨脂10g，韭菜子10g，益智仁20g，覆盆子20g，山茱萸20g，桑螵蛸20g，金樱子30g，芡实30g，山药20g，乌药15g。7剂，每日1剂，水煎，分3次服。

二诊（2007年10月23日）：患者诉其服上方以来遗尿2次，尿频尿急、尿后余沥有所减轻。复查舌苔薄白、舌质淡白、脉象沉细。药用熟地黄15g，黄精20g，补骨脂10g，韭菜子10g，益智仁20g，覆盆子20g，山茱萸20g，桑螵蛸20g，金樱子30g，芡实30g，山药20g，乌药15g。7剂，每日1剂，水煎，分3次服。

三诊（2007年10月30日）：患者诉其二诊以来遗尿1次，尿频尿急、尿后余沥、腰膝酸软等症基本消失。复查舌苔薄白、舌质淡红、脉象细缓。药用熟地黄15g，黄精20g，补骨脂10g，韭菜子10g，益智仁20g，覆盆子20g，山茱萸20g，桑螵蛸20g，金樱子30g，芡实30g，山药20g，乌药15g。14剂，每日1剂，水煎，分3次服。

四诊（2007年11月20日）：患者诉其二诊以来已有20余天没有遗尿，性欲提高，勃起欠坚，记忆力差，并且手足冰凉。复查舌苔薄白、舌质淡红、脉象细缓。药用熟地黄15g，黄精

20g，补骨脂 10g，韭菜子 10g，益智仁 20g，覆盆子 20g，山茱萸 20g，桑螵蛸 20g，金樱子 30g，芡实 30g，山药 20g，乌药 15g，制附子 15g，肉桂 10g。14 剂，每日 1 剂，水煎，分 3 次服，以善其后。

【点按】遗尿症，多见于 3 岁以上的小儿，成年人很少发生遗尿。老年人遗尿，多与肾虚有关。肾开窍于二阴，与膀胱相表里，其经属肾络膀胱。本例患者年近七旬，舌苔薄白、舌质淡白、脉象沉细，是为肾气已虚；肾气亏虚，封藏失职，脬气不固，膀胱失约，故眠中遗尿。肾气是生命活动的原动力，肾气充盛，鼓动有力，则勃起坚硬，性欲旺盛；肾气亏虚，鼓动无力，不能振奋阳事，故勃起困难、性欲低下。肾藏精，精生髓，髓通于脑，精髓充盛，则脑有余力，记忆力强；肾气亏虚，肾精不足，不能生髓养脑，故记忆力减退。治拟补肾缩尿，药用缩泉丸、桑螵蛸散等方加减。方中熟地黄、黄精、补骨脂、韭菜子等补益肾气，充髓养脑；益智仁、覆盆子、山茱萸、桑螵蛸、金樱子、芡实、山药、乌药等补益肾气，缩尿止遗。诸药合用，共奏补肾缩尿之功。四诊时手足冰冷，是为肾阳亏虚，故加制附子、肉桂等以增强其温肾壮阳之力。

遗尿、尿漏

项某，女，9 岁。2018 年 3 月 3 日初诊。

主诉（家长代诉）：自幼尿频、遗尿，近 2 年来伴有尿失禁。

患孩禀赋薄弱，自幼尿频与遗尿，近 2 年来伴有尿失禁。刻下患孩尿频，并每天发生遗尿及尿失禁，夜间睡眠中必须由家长定时叫醒排尿，否则当晚必定发生遗尿；近2年来，白天每小时内必须排尿一次，否则超过1小时不排尿就会发生尿失禁，伴有面色萎黄、食欲不振、形体消瘦。舌质淡白，舌苔薄白。

中医诊断：遗尿，尿漏。

西医诊断：遗尿症，尿失禁。

辨证：脾肾两虚，膀胱失约。

治法：补脾益肾，固脬缩尿。

方剂：四君子汤、缩泉丸、鸡膍胵散等方加减。

处方：党参9g，炙黄芪9g，炒白术9g，山药9g，补骨脂6g，益智仁9g，覆盆子9g，山茱萸9g，桑螵蛸9g，菟丝子9g，乌药6g，鸡内金9g，焦山楂9g。14剂，每日1剂，水煎，分2次服。

二诊（2018年3月16日）：家长代诉患孩服上方10剂，尿频显著减轻；继服上方4剂，未再发生尿频，遗尿次数显著减少，食量增加，仍有尿失禁。复查舌质淡白、舌苔薄白。药用红参6g，党参9g，炙黄芪9g，炒白术9g，山药9g，补骨脂6g，益智仁9g，覆盆子9g，山茱萸9g，桑螵蛸9g，菟丝子9g，乌药6g，鸡内金9g，焦山楂9g。14剂，每日1剂，水煎，分2次服。

三诊（2018年3月31日）：家长代诉患孩服上方7剂，即使家长夜间不再叫醒也未发生遗尿；继服上方7剂，白天即使憋尿3~4小时亦未再发尿失禁，而且饮食正常，面色红润，体重增加。复查舌质淡红、舌苔薄白。药用红参6g，党参9g，炙黄芪9g，炒白术9g，山药9g，补骨脂6g，益智仁9g，覆盆子

9g，山茱萸9g，桑螵蛸9g，菟丝子9g，乌药6g，鸡内金9g，焦山楂9g。14剂，每日1剂，水煎，分2次服，以资巩固。

【点按】肾与膀胱相表里，其经属肾络膀胱。患孩禀赋薄弱，肾气素亏，封藏失职，脬气不固，膀胱失约，故白天尿频、眠中遗尿，甚则尿失禁；肾为先天之本，脾为后天之本，脾主运化，为气血生化之源，肾气亏虚，先天不能促后天，后天脾气亏虚，运化失司，气血生化乏源，无以上荣于面则面色萎黄，无以充养于身则形体消瘦；脾气亏虚，运化失司，水谷不化，故食欲不振。本例患者证属脾肾两虚、膀胱失约，《灵枢·本输》说“虚则遗溺，遗溺则补之”，治拟补脾益肾、固脬缩尿，药用四君子汤、缩泉丸、鸡膍胵散等方加减。方中党参、炙黄芪、山药、炒白术等补脾益气；山药、补骨脂、益智仁、覆盆子、山茱萸、桑螵蛸、菟丝子等补肾缩尿；乌药温肾缩尿；鸡内金缩尿止遗；鸡内金、焦山楂等健脾消食。诸药合用，共奏补脾益肾、固脬缩尿之功。二诊时仍有尿失禁，故加红参大补元气以增强其固脬缩尿之力。

尿漏(1)

唐某，男，62岁。2003年11月28日初诊。

主诉：尿失禁1年。

患者于1997年起发生尿频尿急，排尿不畅；近1年来，尿急加重，稍有尿意，必须马上排尿，否则尿液就失去控制而不由自主地从尿道口溢出。刻下患者尿频尿急，不能憋尿，稍有尿意，必须马上排尿，否则尿液就失去控制而不由自主地从尿道口溢出，排尿困难，排尿前小腹胀痛，尿后余沥，伴有形寒肢冷、腰膝酸软、神疲乏力、性欲低下、勃起困难。B超检查前列腺体积增大（6.7cm×5.8cm×4.6cm），膀胱残余尿量增多（156mL），提示前列腺增生。舌质黯红、边有瘀点，舌苔薄白，脉象弦涩。

中医诊断：尿漏，尿急。

西医诊断：充溢性尿失禁，前列腺增生症。

辨证：肾虚血瘀。

治法：补肾活血。

方剂：右归丸、化瘀汤、琥珀散等方加减。

处方：肉桂10g，制附子15g，巴戟天20g，淫羊藿20g，杜仲20g，红参10g，当归15g，红花10g，桃仁10g，川芎20g，琥珀末10g（冲服），炮穿山甲（代）6g，川牛膝20g。7剂，每日1剂，水煎，分3次服。

二诊（2003年12月10日）：患者诉其服上方后排尿较前通畅，尿频尿急、形寒肢冷等症较前减轻；现症神疲乏力，憋尿则易尿失禁。B超检查膀胱残余尿88mL。复查舌质黯红、舌苔薄白、脉象弦涩。药用肉桂10g，制附子15g，巴戟天20g，淫羊藿20g，杜仲20g，红参10g，当归15g，红花10g，桃仁10g，川芎20g，琥珀末10g（冲服），炮穿山甲（代）6g，川牛膝20g，炙黄芪30g。7剂，每日1剂，水煎，分3次服。

三诊（2003年12月19日）：患者诉其服上方后排尿通畅，腰膝酸软、神疲乏力等症较前减轻，憋尿亦未发生尿失禁；现症性欲低下，勃起不坚。B超检查膀胱残余尿40mL。复查舌质偏黯、舌苔薄白、脉象弦缓。药用肉桂10g，制附子15g，巴戟天20g，淫羊藿20g，杜仲20g，红参10g，当归15g，红花10g，桃仁 10g，川芎 20g，琥珀末 10g（冲服），炮穿山甲（代）6g，川牛膝 20g，炙黄芪 30g，韭菜子 10g。10 剂，每日 1 剂，水煎，分 3 次服，以资巩固。

【点按】 充溢性尿失禁，是由于下尿路有较严重的机械性或功能性梗阻引起尿潴留，当膀胱内压上升到一定程度并超过尿道阻力时，尿液不断地自尿道口溢出，该类患者的膀胱呈膨胀状态。本例患者证属肾虚血瘀。肾主水，肾与膀胱相表里，肾之阳气具有促进膀胱气化、调节膀胱开阖的作用，肾之阳气充盛，膀胱气化正常、开阖有度，则排尿正常，肾之阳气亏虚，膀胱气化不及、开阖失度，则见尿频尿急；肾阳具有鼓动阳事的作用，肾阳亏虚，鼓动无力，故见性欲低下、勃起困难；肾阳为生命活动的原动力，肾阳亏虚，不能激发脏腑功能活动，故见神疲乏力；肾主骨，腰为肾之府，肾阳亏虚，腰膝失煦，故见腰膝酸软；肾阳亏虚，阴寒内盛，故见形寒肢冷；肾阳亏虚，不能推动血液运行，血液瘀阻尿道膀胱，影响膀胱开阖，导致膀胱开阖失常，膀胱阖而不开则排尿困难、开而不阖则尿失禁。治拟补肾活血，药用右归丸、化瘀汤、琥珀散等方加减。方中肉桂、制附子、巴戟天、淫羊藿、杜仲等温肾壮阳强腰，以助膀胱之气化而司膀胱之开阖；红参补脾益气生阳，补后天之脾以助先天之肾；当归、红花、桃仁、川芎、琥珀、穿山甲（代）、川牛膝等活血化瘀通络，以除膀胱之瘀血而助膀胱之开阖；川牛膝还可引药下行而直达病所。二诊时仍有尿失禁，故以前方加炙黄芪以增强其益气摄尿之力。三诊时仍有性欲低下、勃起不坚，故以前方加韭菜子以增强其补肾壮阳之力。

尿漏(2)

许某，女，49岁。2011年3月29日初诊。

主诉：尿失禁2年，加重1年。

患者于2009年起发生尿失禁，每遇咳嗽、打喷嚏时就有尿液自行从尿道口溢出；近1年来，下楼梯时亦可出现尿液自行溢出的现象，且有逐渐加重趋势。患者同时患有直肠脱垂及子宫下垂。外院膀胱压力诱发试验阳性（在腹压增加而无逼尿肌收缩的情况下出现不随意漏尿）；尿动力学检查表现为充盈性膀胱。刻下患者尿失禁，每遇咳嗽、大笑、打喷嚏、下楼梯、搬重物等腹压增高时，尿液就失去控制而不由自主地从尿道口溢出，因此每天须戴“尿不湿”护垫，伴有气短声低、倦怠乏力、纳差便溏、颜面浮肿、面色无华。舌体胖大，边有齿印，舌质淡白，脉缓无力。

中医诊断：尿漏。

西医诊断：压力性尿失禁。

辨证：脾气亏虚，中气下陷。

治法：补脾益气，升阳举陷。

方剂：补中益气汤、缩泉丸等方加减。

处方：炙黄芪60g，党参30g，炒白术15g，山药20g，茯苓20g，炙升麻10g，柴胡10g，当归10g，益智仁20g，桑螵蛸20g，炙甘草10g。14剂，每日1剂，水煎，分3次服。

二诊（2011年4月12日）：患者诉其服上方后尿失禁程度减轻、频次减少，仅在打喷嚏时才有尿失禁现象；气短声低、倦怠乏力、纳差便溏、颜面浮肿、面色无华等症亦有好转。复查舌质淡红、舌苔薄白、脉象细缓。药用炙黄芪60g，党参30g，炒白术15g，山药20g，茯苓20g，炙升麻10g，柴胡10g，当归10g，益智仁20g，桑螵蛸20g，炙甘草10g。14剂，每日1剂，水煎，分3次服。

三诊（2011年5月3日）：患者诉其服上方后尿失禁、气短声低、倦怠乏力、纳差便溏、颜面浮肿等症消失，仅面色少华。膀胱压力诱发试验阴性。复查舌质淡红、舌苔薄白、脉象细缓。药用炙黄芪60g，党参30g，炒白术15g，山药20g，茯苓20g，炙升麻10g，柴胡10g，当归10g，益智仁20g，桑螵蛸20g，炙甘草10g，阿胶10g（烊化）。7剂，每日1剂，水煎，分3次服，以善其后。

【点按】 尿漏，又称尿失禁。压力性尿失禁也叫张力性尿失禁，是指当咳嗽、喷嚏、大笑、起立等腹压突然增高时，尿液失去控制而不由自主地流出，也是妇女最常见的尿失禁类型。本例患者证属脾气亏虚，中气下陷。脾气主升，具体表现为升清和升举内脏两个方面。脾气主升，能通过其升举作用以约束膀胱的尿液使之不致随便溢出，脾气亏虚，升举无力，对尿液的约束失控，故见尿失禁；脾气上升，能维持内脏位置的相对固定而防止其下垂，脾气亏虚，升举无力，内脏因而下垂，故见直肠脱垂、子宫下垂；脾气上升，能把体内的水谷精微和水液上输到心肺，并通过心肺而输布全身，脾气亏虚，升清无力，水谷精微和水液下趋大肠，故见大便溏泻，水谷精微不能上输于面，故见面色无华；脾气亏虚，运化失职，水湿上泛故见颜面浮肿，水湿内停故见食欲不振；脾气亏虚，既不能内资肺气，又不能外养形体，故见气短声低、倦怠乏力。治拟补脾益气、升阳举陷，药用补中益气汤、缩泉丸等方加减。方中炙黄芪、党参、炒白术、山药、茯苓、炙甘草等补脾益气；炙黄芪、炙升麻、柴胡等升阳举陷；当归补血，有从血中求气之义；脾为后天之本，肾为先天之本，药用山药、益智仁、桑螵蛸等补肾缩尿，有先天促后天之功。三诊时加补血之阿胶，有增强其从血中求气之义。

尿闭(1)

邱某，男，70岁。2011年2月23日初诊。

主诉：反复发生尿潴留2年。

患者于2009年开始发生夜间尿频，逐渐出现排尿不畅，进而发生排尿困难；近2年来病情加重，反复发生尿潴留，每次均须插管导尿治疗；近2个月来已发生尿潴留4次并行插管导尿治疗。常服盐酸特拉唑嗪片及非那雄胺片，病情并无缓解。外院B超检查前列腺体积6.5cm×5.9cm×4.8cm，膀胱残余尿121mL，提示前列腺增生；泌尿外科医师建议手术治疗，患者惧怕手术而来中医院寻求中医药治疗。刻下患者已经留置导尿管2天而不敢拔除，查其舌质黯红、苔黄厚腻、脉象弦涩。

中医诊断：尿闭，癃闭。

西医诊断：尿潴留，前列腺增生症。

辨证：湿热下注，血瘀肝经。

治法：清热利湿，活血化瘀。

方剂：萆薢分清饮、通窍活血汤等方加减。

处方：黄柏10g，土茯苓30g，萆薢20g，车前草20g，丹参30g，桃仁10g，红花15g，赤芍20g，川牛膝20g，石菖蒲10g，葱白3根（后下），麝香0.2g（冲服）。7剂，每日1剂，水煎，分3次服。

二诊（2011年3月2日）：患者诉其服上方3剂，尿液从导尿管外周流出而拔除导尿管，导尿管拔除后能自行排尿，但排尿不畅，尿频尿急，排尿时尿道有灼痛感，并见肉眼淡红色血尿；继服上方4剂，肉眼血尿消失，尿急好转。现症排尿时尿道有灼痛感。复查舌质黯红、舌苔黄腻、脉弦。药用黄柏10g，土茯苓30g，萆薢20g，车前草20g，丹参30g，桃仁10g，红花15g，赤芍20g，川牛膝20g，葱白3根（后下），石韦30g，滑石30g（布包煎），甘草梢10g。7剂，每日1剂，水煎，分3次服。

三诊（2011年3月9日）：患者诉其服上方后尿痛消失；现症尿频、排尿不畅。复查舌质黯红、舌苔薄白、脉弦。是为湿热已去，瘀血尚在。药用当归15g，川芎20g，丹参30g，川牛膝20g，王不留行20g，琥珀末10g（冲服），炮穿山甲（代）6g，肉桂6g，黄芪30g。14剂，每日1剂，水煎，分3次服。

四诊（2011年3月23日）：患者诉其服上方后排尿不畅较前显著改善；现症夜尿4次。复查舌质黯红、舌苔薄白、脉弦。药用当归15g，川芎20g，丹参30g，川牛膝20g，王不留行20g，琥珀末10g（冲服），炮穿山甲（代）6g，肉桂6g，黄芪30g。10剂，制小蜜丸，每服10g，每日3次，以善其后。

2013年1月，患者介绍其前列腺增生症朋友前来我科诊疗，其朋友告知患者排尿通畅，至今未再发生尿潴留。

【点按】《灵枢·经脉》说："肝足厥阴之脉，起于大指丛毛之际，上循足跗上廉，去内踝一寸，上踝八寸，交出太阴之后，上腘内廉，循股阴入毛中，过阴器。”肝脉过阴器，前列腺属于中医阴器范畴，因此前列腺为肝之所主。湿热之邪入侵肝经，蕴结阴器，阻碍气血运行，导致尿道狭窄，影响尿液排出，故见排尿困难，甚则发生尿潴留；湿热下注，影响膀胱气化，故见尿频、尿急、尿痛。本例患者证属湿热下注、血瘀肝经，治拟清热利湿、活血化瘀，药用萆薢分清饮、通窍活血汤等方加减。方中黄柏、土茯苓、萆薢、车前草等清热利湿；丹参、桃仁、红花、赤芍、川牛膝等活血化瘀；葱白、石菖蒲、麝香等通阳开窍。诸药使湿热得去、瘀滞得解、尿窍得通，故尿潴留得以解除。二诊时已可自行排尿，故以前方去通阳开窍之麝香、石菖蒲；仍有排尿灼痛，故加石韦、滑石、甘草梢等以增强其清热利湿通淋之力。

前列腺增生症是老年性疾病，老年人起居懈惰，既少劳动，又少运动，因过逸而易致气机壅滞，血流不畅。《灵枢·天年》说：“六十岁……血气懈惰。”金代刘完素《素问病机气宜保命集》说：“五十至七十岁……血气凝泣。”可见，老年人多瘀也是历代医家认同的事实。本例患者尿潴留得以解除后，要从根本上解决其再次发生尿潴留的问题，必须首先解决血液瘀滞导致的梗阻问题，故三诊时的治疗重点是活血化瘀，而且用穿山甲（代）等虫类逐瘀药，以加强其通络之功；气行则血行，故用黄芪补气以行血；血得温则行，得寒则凝，故用肉桂温阳散寒以行血。

尿闭(2)

朱某，女，73岁。2013年7月8日初诊。

主诉：反复发生尿潴留 2 年。

患者患糖尿病 15 年，近 2 年来反复发生尿潴留，每次发生尿潴留均须插管导尿治疗；近半年来只要拔除导尿管就排尿困难，以致持续插导尿管 2 个月，常服盐酸坦索罗辛胶囊，病情并无缓解。通过注射胰岛素，已将空腹血糖控制在 7mmol/L 左右。外院 B 超检查膀胱残余尿 215mL，未见下尿路梗阻的声像图表现；泌外医师建议膀胱造瘘治疗，患者不愿手术而来中医院寻求中医药治疗。刻下患者已经留置导尿管 2 个多月（每半个月换一次导尿管），伴有形寒肢冷、神疲乏力、腰膝酸软、耳鸣耳聋。查其舌质淡红，舌苔薄白，脉沉无力。

中医诊断：尿闭，癃闭。

西医诊断：尿潴留，糖尿病神经源性膀胱功能障碍。

辨证：肾阳亏虚，气化不及。

治法：温补肾阳。

方剂：右归丸、赞育丹、参附汤等方加减。

处方：红参 10g，制附子 15g，肉桂 10g，仙茅 10g，淫羊藿 10g，杜仲 20g，桑寄生 20g，续断 20g，川牛膝 15g，熟地黄 10g。14 剂，每日 1 剂，水煎，分 3 次服。另用葱白 3 根，麝香 0.3g，将葱白捣碎，混入麝香，调匀，敷于肚脐，外用胶布固定，隔日一次。

二诊（2013 年 7 月 22 日）：患者诉服其上方 14 剂，于昨日拔出导尿管后未再发生尿潴留，腰膝酸软减轻，但仍然形寒肢冷，神疲乏力，耳鸣耳聋。复查舌质淡红、舌苔薄白、脉沉无力。药用红参 10g，制附子 15g，肉桂 10g，仙茅 10g，淫羊藿 10g，杜仲 20g，桑寄生 20g，续断 20g，川牛膝 15g，熟地黄

10g，鹿角胶10g（烊化），石菖蒲10g。14剂，每日1剂，水煎，分3次服。鉴于患者已可自行排尿，故停用敷脐药物。

三诊（2013年8月5日）：患者诉其服上方后排尿通畅，已有半个月未发生尿潴留，形寒肢冷、神疲乏力、腰膝酸软等症显著好转。B超检查膀胱残余尿40mL。复查舌质淡红、舌苔薄白、脉沉。药用红参10g，制附子15g，肉桂10g，仙茅10g，淫羊藿10g，杜仲20g，桑寄生20g，续断20g，川牛膝15g，熟地黄10g，鹿角胶10g（烊化），石菖蒲10g。14剂，每日1剂，水煎，分3次服，以资巩固。

【点按】 神经源性膀胱功能障碍，是一类由神经病变或损害引起的膀胱和（或）尿道的功能障碍性疾病，常同时伴有膀胱尿道功能的协调性失常，其最常见的症状就是排尿不畅或尿潴留。本例患者是由于糖尿病导致支配膀胱的神经发生了病变，神经病变导致膀胱的排尿功能障碍，从而引起了尿潴留。尽管患者注射胰岛素控制了空腹血糖，但神经病变并未改善，故尿潴留不能得到缓解。本例患者证属肾阳亏虚、膀胱气化不及所致。肾与膀胱相表里，肾阳为一身阳气之根本，具有激发脏腑功能活动的作用，肾阳亏虚，不能激发膀胱的气化功能，膀胱气化不及，开阖功能失职，导致只阖不开，故见排尿困难，甚则发生尿潴留；肾阳亏虚，形体失煦，故见形寒肢冷、神疲乏力；肾主骨，腰为肾之府，肾阳亏虚，腰膝失养，故见腰膝酸软；肾开窍于耳，肾阳亏虚，耳窍失煦，故见耳鸣耳聋。治拟温补肾阳，药用右归丸、赞育丹、参附汤等方加减。方中红参、制附子、肉桂、仙茅、淫羊藿等温补肾阳以散阴寒；杜仲、桑寄生、续断、川牛膝等补肾壮骨以强腰膝；熟地黄滋补肾阴，并从阴中求阳；红参大补元气，并从气中求阳。初诊时患者排尿困难，故加用葱白、麝香等通阳开窍以促排尿；二诊时以前方加鹿角胶、石菖蒲是增强其补肾、通窍之力。

尿闭(3)

刘某，男，64岁。2014年12月30日初诊。

主诉：尿频尿急5年，排尿困难1年。

患者患尿频尿急5年，近1年来伴有排尿困难，外院诊断为前列腺炎并前列腺增生症，给予抗生素及α肾上腺素受体阻滞剂治疗，开始治疗有效，后来治疗无效，故来中医院寻求中医药治疗。刻下患者尿频尿急，排尿灼痛，小腹胀痛，日间约半小时排尿1次，夜间约1小时排尿1次，排尿困难，时断时续。肛门指检：前列腺Ⅲ度增大，中央沟消失，质地不均，压痛明显。前列腺液常规检查：白细胞（WBC）（++），卵磷脂小体少许。B超检查：前列腺体积59mm×52mm×42mm，光点增粗、回声不均，残余尿量90mL。尿动力学检测：最大尿流率9mL/s。舌质黯红，苔黄厚腻，脉象弦涩。

中医诊断：尿闭，癃闭。

西医诊断：前列腺增生症，慢性前列腺炎。

辨证：湿热内蕴，血液瘀阻。

治法：清热利湿，活血化瘀。

方剂：连翘金贝煎、少腹逐瘀汤等方加减。

处方：金银花30g，连翘30g，蒲公英20g，夏枯草20g，大血藤30g，琥珀末6g（冲服），当归10g，川芎15g，郁金20g，蒲黄15g（布包煎），五灵脂15g（布包煎），王不留行15g，川牛膝15g。14剂，每日1剂，水煎，分3次服。

二诊（2015年1月13日）：患者诉其服上方后排尿通畅，尿痛尿急、排尿灼痛及小腹胀痛等症消失，日间约2小时排尿1次，夜间约3小时排尿1次，大便偏稀。复查舌质黯、苔微黄、脉象弦。上方去蒲公英，14剂，每日1剂，水煎，分3次服。

三诊（2015年1月27日）：患者诉其服上方后排尿通畅，日间排尿6~8次，夜间排尿1~2次，大便正常。前列腺液常规检查：WBC少许，卵磷脂小体（+++）；B超检查：前列腺体积51mm×40mm×36mm，包膜完整，残余尿量35mL。尿动力学检测：最大尿流率18mL/s。复查舌边略黯、苔微黄腻、脉弦略涩。上方去金银花、夏枯草，加制香附15g，再进14剂，每日1剂，水煎，分3次服。

2015年2月10日患者女儿来诉，其父服上方后排尿通畅，日间排尿5~6次，夜间排尿1次，无何不适；要求再开上方7剂，以资巩固。

【点按】《灵枢·经脉》说："肝足厥阴之脉，起于大指丛毛之际，上循足跗上廉，去内踝一寸，上踝八寸，交出太阴之后，上腘内廉，循股阴入毛中，过阴器。"前列腺属于中医学阴器范畴，为肝之经脉所过，因此前列腺为肝之所主。湿热下注肝经，蕴结阴器，影响膀胱气化，故尿频尿急、排尿灼痛；肝肾同居下焦，湿热蕴结阴器，阻碍气血运行，肝肾经气不通，故排尿困难、小腹胀痛、腰骶酸痛。本例患者证属湿热内蕴、血液瘀阻，治拟清热利湿、活血化瘀，药用连翘金贝煎、少腹逐瘀汤等方加减。方中金银花、连翘、蒲公英、夏枯草、大血藤等清热解毒利湿；琥珀末、当归、川芎、郁金、蒲黄、五灵脂、王不留行、川牛膝等活血化瘀散结。其中琥珀既能活血散瘀，又能利尿通淋，用于湿热血瘀证尤为恰当，故《名医别录》谓其“消瘀血，通五淋”；川牛膝既可活血通经，又可利水通淋，还可引药直达下焦病所。诸药合用，共奏清热解毒利湿、活血化瘀通络之功。

尿闭(4)

李某，男，57岁。2015年4月19日初诊。

主诉：尿频4年余，排尿困难3个月。

患者患良性前列腺增生症多年，外院建议手术治疗，患者惧怕手术而来中医院寻求中医药治疗。刻下患者排尿困难，点滴而下，尿频，日尿10次左右，夜尿10次以上。肛门指检：前列腺Ⅱ度增大，形态饱满，质地较硬。B超检查：前列腺体积增大（54mm×48mm×40mm），包膜完整，残余尿量110mL。尿动力学检测：最大尿流率7mL/s。舌边黯，苔黄腻，脉弦涩。

中医诊断：尿闭，癃闭。

西医诊断：前列腺增生症。

辨证：痰瘀互结。

治法：活血化瘀，化痰散结。

方剂：少腹逐瘀汤、内消瘰疬丸等方加减。

处方：当归10g，川芎15g，郁金20g，蒲黄15g（布包煎），五灵脂15g（布包煎），王不留行15g，川牛膝15g，夏枯草15g，玄参10g，浙贝母20g，海藻20g，生牡蛎30g，全蝎6g，石菖蒲10g。28剂，每日1剂，水煎，分3次服。

二诊（2015 年 5 月 3 日）：患者诉其服上方后排尿通畅，白天排尿 5 ~ 6 次，夜间排尿 2 次。B 超检查：前列腺体积增大（53mm × 46mm × 39mm），包膜完整，残余尿量 41mL。尿动力学检测：最大尿流率 20mL/s。舌边略黯、苔微黄腻、脉弦略涩。上方去石菖蒲，再进 14 剂，每日 1 剂，水煎，分 3 次服，以资巩固。

【点按】 肝脉过阴器，前列腺属于中医阴器范畴，因此前列腺疾病与肝的关系非常密切。肝主疏泄，具有促进人体血液及水液运行的作用，肝之疏泄失职，就会造成血停而成瘀、水聚而生痰，痰瘀互结阴器，结聚成块，阻塞尿道，影响尿液排出，故见尿频、排尿困难、点滴而下。舌质黯、脉弦涩主瘀，苔黄腻主痰。本例患者证属痰瘀互结，治拟活血化瘀、化痰散结，药用少腹逐瘀汤、内消瘰疬丸等方加减。方中当归、川芎、郁金、蒲黄、五灵脂、王不留行、全蝎等活血化瘀；夏枯草、玄参、浙贝母、海藻、生牡蛎、石菖蒲等化痰散结；其中全蝎还可散结通络以开尿窍；川芎、郁金还能疏肝行气，通过行气以活血化瘀；王不留行性善下行，功专活血利尿通淋，既有通乳窍的作用，又有通尿窍的作用，其功虽逊于穿山甲（代），但其价格便宜，故用之；石菖蒲兼能开窍，亦有畅通尿窍之功。二诊时尿窍已通，故去化痰开窍之石菖蒲。

尿闭(5)

徐某，男，60 岁。2016 年 12 月 6 日初诊。

主诉：尿频 10 年，排尿困难半年。

患者患前列腺增生症多年，服 α 肾上腺素受体阻滞剂等治疗可以缓解尿频，但停药即发，且近半年来又增排尿困难。刻下患者排尿困难，尿频尿急，饮水即尿，日尿 10～15 次，夜尿 4～5 次，憋尿则尿液自行溢出而失禁，故经常需用“尿不湿”护垫以防尿湿裤子，伴有大便稀溏，腰膝酸软，形寒肢冷，性欲低下，勃起不坚。肛门指检：前列腺Ⅱ度增大，形态饱满。B 超检查：前列腺体积增大（50mm×42mm×36mm），包膜完整，形态饱满，残余尿量 150mL。尿动力学检测：最大尿流率 10mL/s。舌淡苔白，脉象沉细。

中医诊断：尿闭，癃闭。

西医诊断：前列腺增生症。

辨证：肾阳亏虚，膀胱失约。

治法：补肾固脬，缩尿止遗。

方剂：右归丸、缩泉丸、桑螵蛸散等方加减。

处方：制附子 10g，肉桂 10g，巴戟天 20g，淫羊藿 20g，菟丝子 20g，山茱萸 20g，覆盆子 20g，桑螵蛸 20g，益智仁 20g，山药 20g，鹿角胶 10g（烊化），乌药 10g，石菖蒲 10g。14 剂，每日 1 剂，水煎，分 3 次服。

二诊（2016 年 12 月 20 日）：患者诉其服上方后排尿通畅，排尿次数明显减少，日尿 7～9 次，夜尿 2～3 次，尿失禁次数显著减少。复查舌淡红、苔薄白、脉沉缓。药用制附子 10g，肉桂 10g，巴戟天 20g，淫羊藿 20g，菟丝子 20g，山茱萸 20g，覆盆子 20g，桑螵蛸 20g，益智仁 20g，山药 20g，鹿角胶 10g（烊化），乌药 10g。14 剂，每日 1 剂，水煎，分 3 次服。

三诊（2018 年 1 月 6 日）：患者诉其服上方后排尿正常，日尿 5～6 次，夜尿 0～1 次，未再发生尿失禁。复查舌质淡红、舌苔薄白、脉来和缓。药用制附子10g，肉桂10g，巴戟天20g，淫羊藿20g，菟丝子20g，山茱萸20g，覆盆子20g，桑螵蛸20g，益智仁20g，山药20g，鹿角胶10g（烊化），乌药10g。14剂，每日1剂，水煎，分3次服，以资巩固。

【点按】前列腺属于中医学“阴器”范畴，肾开窍前阴，肝脉过阴器，故前列腺增生的脏腑定位当在肾、肝。肾主水，与膀胱相表里，肾之阳气具有促进膀胱气化、调节膀胱开阖的作用，肾阳充盛，膀胱气化正常、开阖有度，则排尿正常；肾阳亏虚，膀胱气化不及、开阖失度，则见尿频尿急。肾阳亏虚，不能约束膀胱而影响膀胱开阖，导致膀胱开阖失常，阖而不开则排尿难，开而不阖则尿失禁。肾主骨，腰为肾之府，肾阳亏虚，腰膝失煦，故见腰膝酸软。肾阳亏虚，阴寒内盛，故见形寒肢冷。肾阳具有鼓动阳事的作用，肾阳亏虚，鼓动无力，故见性欲低下、勃起不坚。肾阳亏虚，不能温煦脾阳，脾虚不运，水湿下趋大肠，故见大便稀溏。本例患者证属肾阳亏虚、膀胱失约，治拟补肾固脬、缩尿止遗，药用右归丸、缩泉丸、桑螵蛸散等方加减。方中制附子、肉桂、巴戟天、淫羊藿、菟丝子等温补肾阳以固脬，山茱萸、桑螵蛸、覆盆子、益智仁、山药等补肾缩尿以止遗；鹿角胶为血肉有情之品，既能温补肾阳，又能滋补肾阴，使其补阳而不伤阴；乌药有温肾散寒、缩尿止遗之功；石菖蒲能开尿窍，与能缩尿之山茱萸配伍，一通一涩，通涩相因，从而恢复膀胱的开阖功能，使其该开则开、该阖则阖，而不至于时而排尿难、时而尿失禁。

子　痛

陶某，男，36岁。2015年11月4日初诊。

主诉：双侧睾丸疼痛2年。

患者于2013年开始发生双侧睾丸疼痛，痛连下腹，遇寒痛重，得热痛减，偶有会阴胀痛。外院B超检查睾丸、附睾、精索静脉未见异常声像图表现，前列腺体积增大（4.9cm×3.8cm×2.6cm），并呈炎性声像图表现；前列腺液（EPS）常规检查：白细胞（WBC）1~3个/HP，卵磷脂（+++）；EPS细菌培养未见致病菌生长。刻下患者双侧睾丸疼痛，痛连下腹，遇寒痛重，得热痛减，偶有会阴胀痛，伴有阴器冰冷、性欲低下、勃起障碍。体检：阴囊外观无红肿，双侧睾丸大小、弹性均正常，双侧附睾不肿大、无压痛，双侧精索静脉未见曲张；肛门指诊：前列腺Ⅰ度肿大，质地较硬，无压痛。舌质淡红，舌苔薄白，脉来沉迟。

中医诊断：子痛。

西医诊断：前列腺痛，慢性非细菌性前列腺炎。

辨证：肾阳亏虚，阴寒内盛。

治法：温补肾阳，消散阴寒。

方剂：右归丸、四逆汤、参附汤、金铃子散等方加减。

处方：肉桂10g，制附子20g，干姜10g，红参10g，仙茅10g，淫羊藿20g，巴戟天20g，胡芦巴15g，延胡索30g，川楝子10g，熟地黄15g，炙甘草10g。14剂，每日1剂，水煎，分3次服。

二诊（2015年11月18日）：患者诉其服上方后睾丸疼痛无明显减轻；现症阴器冰冷，勃起困难。复查舌质淡红、舌苔薄白、脉来沉迟。药用肉桂15g，制附子50g（先煎），干姜10g，丁香6g（后下），红参10g，仙茅10g，淫羊藿20g，巴戟天20g，胡芦巴15g，延胡索30g，川楝子10g，熟地黄15g，炙甘草10g。14剂，每日1剂，水煎，分3次服。

三诊（2015年12月2日）：患者诉其服上方后睾丸疼痛消失已有10余天，性欲提高，勃起增强，但仍阴器冰凉。复查舌质淡红、舌苔薄白、脉来和缓。药用肉桂15g，制附子50g（先煎），干姜10g，丁香6g（后下），红参10g，仙茅10g，淫羊藿20g，巴戟天20g，胡芦巴15g，延胡索30g，川楝子10g，熟地黄15g，炙甘草10g。7剂，每日1剂，水煎，分3次服，以善其后。

【点按】 睾丸有外肾之称，又名肾子，为肾所主，与肾的关系非常密切，故《灵枢·经筋》说："足少阴之筋，起于小指之下，并足太阴之筋邪走内踝之下，结于踵，与太阳之筋合而上结于内辅之下，并太阴之筋而上循阴股，结于阴器。"肾阳虚衰，阴器失煦，阴寒内盛，寒主收引，收引则痛，故睾丸疼痛，遇寒痛重，得热痛减；肾阳亏虚，命门火衰，鼓动无力，故性欲低下、勃起障碍。本例患者证属肾阳亏虚、阴寒内盛，治拟温补肾阳、消散阴寒，药用右归丸、四逆汤、参附汤、金铃子散等方加减。方中肉桂、制附子、干姜、仙茅、淫羊藿、巴戟天、胡芦巴等温肾壮阳，消散阴寒；红参大补元气，益气生阳；熟地黄滋补肾阴，从阴中求阳；延胡索、川楝子、炙甘草等行气活血，缓急止痛。二诊时仍然睾丸疼痛、阴器冰冷，说明病重药轻，故加重肉桂、制附子用量，更增温肾助阳、散寒止痛之丁香。诸药合用，共奏温补肾阳、消散阴寒之功。

水　肿

纪某，女，23岁，在校大学生，未婚。2015年4月15日初诊。

主诉：双下肢水肿1年。

患者于2013年开始发生双下肢水肿；近2个月来水肿加重。外院血、尿常规检查及心、肝、肾、甲状腺功能检查均未见异常。刻下患者双下肢凹陷性水肿，平卧及睡眠后水肿可减轻，久坐、久立、久行时水肿则加重，目前在教室只听一节课双下肢就会发生凹陷性水肿，伴有肢体沉重、倦怠乏力、纳差便溏。指压双下肢凹陷很明显。舌质淡白，舌体胖大，舌边齿痕，舌苔薄白，脉象濡缓。

中医诊断：水肿。

西医诊断：特发性水肿症。

辨证：脾气亏虚，气不行水。

治法：补中健脾，益气行水。

方剂：补中益气汤、五苓散等方加减。

处方：炙黄芪30g，党参30g，炒白术20g，炙升麻10g，柴胡10g，当归12g，陈皮10g，炙甘草10g，茯苓20g，泽泻20g，猪苓20g，桂枝10g。7剂，每日1剂，水煎，分3次服。

二诊（2015年4月22日）：患者诉其服上方后双下肢水肿显著减轻，指压双下肢凹陷不明显；肢体沉重、倦怠乏力、纳差便溏等症亦明显缓解。复查舌质淡红、舌边齿痕、舌苔薄白、脉象濡缓。药用炙黄芪30g，党参30g，炒白术20g，炙升麻10g，柴胡10g，当归12g，陈皮10g，炙甘草10g，茯苓20g，泽泻20g，猪苓20g，桂枝10g。7剂，每日1剂，水煎，分3次服。

三诊（2015年4月29日）：患者诉其服上方后双下肢水肿

已经消失，上午连续听4节课也未发生水肿，肢体沉重、倦怠乏力、纳差便溏等症基本消失。复查舌质淡红、舌边齿痕、舌苔薄白、脉象细缓。药用炙黄芪30g，党参30g，炒白术20g，炙升麻10g，柴胡10g，当归12g，陈皮10g，炙甘草10g，茯苓20g，泽泻20g，猪苓20g，桂枝10g。7剂，每日1剂，水煎，分3次服，以资巩固。

2015年8月，患者来电告知其在暑假期间出国旅游坐了8个小时的飞机也未发生下肢水肿。

【点按】 特发性水肿，是水肿中较为常见的一种。水肿从分类上讲有心源性、肾源性、肝源性、营养不良性等，这些水肿都有明显的原因可寻，而特发性水肿无明确原因可查，故冠以“特发性”一词。虽然特发性水肿的病因目前尚未完全弄清，但从病理生理的角度来说，特发性水肿是由水盐代谢紊乱、细胞外液在皮下间隙异常增多所致。本例患者证属脾气亏虚，气不行水所致。脾主运化，脾气亏虚，运化失职，水液内停，水性下趋，故见下肢水肿、肢体沉重；脾主升清，脾气亏虚，中气下陷，升清不能，水液下行，亦致下肢水肿；脾主运化，脾气亏虚，运化失职，水谷积滞胃中则纳差，水谷下趋大肠则便溏；脾为气血生化之源，脾气亏虚，气血化源不足，形体失养，故见倦怠乏力。治拟补中健脾、益气行水，药用补中益气汤、五苓散等方加减。方中炙黄芪、党参、炒白术、茯苓、炙甘草等补脾益气以行水；茯苓、泽泻、猪苓等利尿渗湿以消肿；陈皮理气健脾以化水；桂枝温阳化气以利水；炙黄芪、炙升麻、柴胡等升阳举陷以升清；当归补血，有从血中求气之义。诸药合用，共奏补中健脾、益气行水之功。

十五、男科病证

血精(1)

张某，男，42 岁，已婚。2011 年 5 月 15 日初诊。

主诉：血精 1 年。

患者于 2009 年开始发生皮肤紫癜，多为散在性针头大小的皮内或皮下出血点，检查血小板计数减少；近 1 年来伴发血精。刻下患者性生活时排出血性精液，颜色鲜红，没有射精疼痛感觉，伴有口咽干燥、五心烦热、失眠多梦。血常规检查：血小板（PLT）$75.3\times10^{9}/L$（正常值 $100\sim300\times10^{9}/L$），出血时间 9.5 分钟（正常值 6.9 ± 2.1 分钟，超过 9 分钟为异常），凝血时间 12.8 分钟（正常值 4 ~ 12 分钟），红细胞（RBC）$3.8\times10^{12}/L$（正常值 $4.0\sim5.5\times10^{12}/L$），白细胞（WBC）$3.5\times10^{9}/L$（正常值 $4.0\sim10.0\times10^{9}/L$）。前列腺液（EPS）常规检查：WBC 少许，卵磷脂小体（+++）。B 超检查：前列腺、精囊均未见异常声像图表现。CT 检查：前列腺、精囊未见占位性病变。舌红少津，舌苔微黄，脉细略数。

中医诊断：血精。

西医诊断：血精症，血小板减少性紫癜。

辨证：阴虚火旺，迫血妄行。

治法：滋阴降火，凉血止血。

方剂：知柏地黄丸、二至丸等方加减。

处方：黄柏15g，知母20g，生地黄20g，玄参20g，牡丹皮20g，赤芍20g，女贞子20g，墨旱莲20g，紫草20g，小蓟20g，炒地榆30g，阿胶珠30g，甘草10g。14剂，每日1剂，水煎，分3次服。

二诊（2011年6月5日）：患者诉其服上方后五心烦热、口咽干燥等症减轻，但仍见血精，精神欠佳。血常规检查：PLT 89.1 $\times 10^{9}$/L，出血时间8分钟，凝血时间11分钟，RBC 4.5 $\times 10^{12}$/L，WBC 4.1 $\times 10^{9}$/L。复查舌红少津、舌苔微黄、脉细略数。药用黄柏15g，知母20g，生地黄20g，玄参20g，牡丹皮20g，赤芍20g，女贞子20g，墨旱莲20g，紫草20g，小蓟20g，炒地榆30g，阿胶珠30g，甘草10g，炙黄芪30g，太子参30g。14剂，每日1剂，水煎，分3次服。

三诊（2011年6月26日）：患者诉其服上方后精液颜色由鲜红转为淡红，五心烦热、口咽干燥等症消失，但感精神欠佳。血常规检查：PLT 95.6 $\times 10^{9}$/L，出血时间6分钟，凝血时间9分钟，RBC 4.9 $\times 10^{12}$/L，WBC 4.5 $\times 10^{9}$/L。复查舌质红、苔薄白、脉细缓。药用黄柏15g，知母20g，生地黄20g，玄参20g，牡丹皮20g，赤芍20g，女贞子20g，墨旱莲20g，紫草20g，小蓟20g，炒地榆30g，阿胶珠30g，甘草10g，炙黄芪30g，太子参30g。14剂，每日1剂，水煎，分3次服。

四诊（2011年7月17日）：患者诉其服上方后多次同房均未发现血精，精液颜色呈乳白色，余无不适。复查舌质淡红、舌苔薄白、脉象略虚。药用黄柏15g，知母20g，生地黄20g，玄参20g，牡丹皮20g，赤芍20g，女贞子20g，墨旱莲20g，紫草20g，小蓟20g，炒地榆30g，阿胶珠30g，甘草10g，炙黄芪

30g，太子参30g。10剂，制成小蜜丸，每服10g，每日3次，以资巩固。

【点按】 明代张介宾《景岳全书·血证》说“血本阴精，不宜动也，而动则为病……盖动者多由于火，火盛则逼血妄行”，阴虚火旺之火则属虚火。患者精液带血，口咽干燥，舌红少津，脉细略数，出血及凝血时间延长，是为阴虚火旺，迫血妄行所致，故用黄柏、知母、生地黄、玄参、牡丹皮、赤芍、紫草、女贞子、墨旱莲等滋阴降火、清热凉血；牡丹皮、赤芍、女贞子、墨旱莲、紫草、小蓟、地榆等清热养阴、凉血止血；牡丹皮、赤芍又能活血，与止血药物相配，则止血而不留瘀。血小板、红细胞及白细胞计数减少，均是阴血亏虚之征，故用阿胶珠、女贞子、墨旱莲等滋补阴血，兼以止血。甘草调和诸药。诸药合用，共奏滋阴降火、清热凉血、补血止血之功。二诊时仍感精神欠佳，此乃虚火伤气、气阴两虚之象，故加炙黄芪、太子参等既可益气以养阴，又可益气以止血。

血精(2)

曹某，男，25岁，已婚。2013年6月21日初诊。

主诉：血精1年。

患者于2011年患前列腺炎，2012年性生活时发现血精，外院B超检查提示前列腺4.9cm×3.8cm×2.6cm，内部回声不均、光点稍粗，精囊可见一0.6cm×0.5cm之无回声暗区，提示前列腺及精囊呈炎性声像图表现、精囊囊肿。刻下患者性生活时排出黯红色精液，夹有血块，伴有射精疼痛，尿频尿急，会阴胀痛。前列腺液（EPS）常规检查：WBC 30～40/HP，卵磷脂小体（+）。舌质红，苔黄腻，脉濡数。

中医诊断：血精。

西医诊断：慢性精囊炎，慢性前列腺炎。

辨证：湿热下注，损伤阴络。

治法：清热利湿，凉血止血。

方剂：五味消毒饮、连翘金贝煎、小蓟饮子等方加减。

处方：金银花30g，连翘30g，蒲公英30g，野菊花30g，紫花地丁30g，土茯苓30g，赤芍20g，牡丹皮20g，小蓟20g，蒲黄炭15g（布包煎），茜草20g，三七粉10g（冲服），甘草10g。14剂，每日1剂，水煎，分3次服。

二诊（2013年7月5日）：患者诉其服上方后精液颜色呈咖啡色，射精疼痛、尿频尿急、会阴胀痛等症减轻。复查舌质红、苔黄腻、脉濡数。药用金银花30g，连翘30g，蒲公英30g，野菊花30g，紫花地丁30g，土茯苓30g，赤芍20g，牡丹皮20g，蒲黄炭15g（布包煎），茜草20g，三七粉10g（冲服），花蕊石15g（先煎），甘草10g。14剂，每日1剂，水煎，分3次服。

三诊（2013年7月19日）：患者诉其服上方后精液颜色微黄，射精疼痛、会阴胀痛等症消失，尿频尿急减轻，唯大便偏稀。EPS常规检查：WBC 4～7/HP，卵磷脂小体（++）。舌质淡红，舌苔薄白，脉缓。药用金银花30g，连翘30g，野菊花30g，紫花地丁30g，土茯苓30g，赤芍20g，牡丹皮20g，蒲黄炭15g（布包煎），茜草20g，三七粉10g（冲服），甘草10g。14剂，每日1剂，水煎，分3次服，以资巩固。

【点按】《灵枢·经脉》说："肝足厥阴之脉，起于大指丛毛之际，上循足跗上廉，去内踝一寸，上踝八寸，交出太阴之后，上腘内廉，循股阴入毛中，过阴器。”前列腺、精囊属于中医精室范畴，均是阴器的重要组成部分。因此，前列腺、精囊均为肝之所主。湿热之邪循肝经侵犯阴器，蕴结精室，损伤阴络，血溢络外，故见血精、射精疼痛；湿热遏滞肝经，肝之经气不畅，故见会阴胀痛；湿热下注，影响膀胱气化，故见尿频尿急。本例患者证属湿热下注、损伤阴络，治拟清热利湿、凉血止血，药用五味消毒饮、连翘金贝煎、小蓟饮子等方加减。方中金银花、连翘、蒲公英、野菊花、紫花地丁、土茯苓、甘草等清热解毒利湿；赤芍、牡丹皮、小蓟等清热凉血止血；赤芍、牡丹皮、蒲黄炭、茜草、三七粉等活血止血。二诊时患者诉其精液颜色呈咖啡色，此乃陈旧性的瘀血，说明没有发生新的出血，故加花蕊石活血止血。三诊时患者大便偏稀，故去蒲公英以杜其缓泻之弊。

子痛(1)

丁某，男，25 岁。2013 年 7 月 9 日初诊。

主诉：右侧附睾、睾丸肿痛 3 天。

患者于 3 天前开始发生右侧附睾、睾丸肿痛，行走活动则痛剧，因此不敢行走活动，伴有恶寒发热。刻下患者右侧附睾、睾丸肿痛，行走活动则痛剧，伴有恶寒发热。体检：体温 38.1℃；右侧睾丸与附睾肿为一体，大如鸭蛋，触痛明显，阴囊皮温增高、皮色深红。B 超检查提示右侧睾丸、附睾体积显著增大，并呈炎性声像图表现。舌质红，舌苔黄，脉弦略数。

中医诊断：子痛，子痈。

西医诊断：急性附睾睾丸炎。

辨证：热毒内侵，蕴结肾子。

治法：清热解毒。

方剂：五味消毒饮、连翘金贝煎、金铃子散等方加减。

处方：蒲公英30g，野菊花30g，金银花30g，紫花地丁30g，天葵子15g，连翘30g，夏枯草20g，土贝母15g，大血藤30g，柴胡10g，延胡索30g，川楝子10g，甘草10g。7剂，每日1剂，水煎，分3次服。

二诊（2013年7月16日）：患者诉其服上方后已不恶寒发热，自觉右侧附睾、睾丸疼痛显著减轻。体检：体温37.1℃，右侧睾丸、附睾体积显著缩小，触痛显著减轻，阴囊皮温、皮色恢复正常；舌质黯红，舌苔微黄，脉弦有力。证属热毒蕴结、气滞血瘀，治拟清热解毒、行气活血，方用连翘金贝煎、少腹逐瘀汤、柴胡疏肝散、橘核丸、金铃子散等方加减。药用金银花30g，连翘30g，夏枯草20g，土贝母15g，大血藤30g，当归15g，川芎15g，蒲黄15g（布包煎），五灵脂15g（布包煎），延胡索30g，川楝子10g，柴胡10g，橘核15g，荔枝核15g，甘草10g。7剂，每日1剂，水煎，分3次服。

三诊（2013年7月23日）：患者诉其服上方后右侧附睾、睾丸疼痛消失。体检：右侧睾丸、附睾大小基本正常，触痛消失；舌质略黯，舌苔微黄，脉象弦缓。证属热毒已去，留有瘀滞，方用桃红四物汤、金铃子散、橘核丸等方加减。药用当归15g，川芎15g，赤芍20g，生地黄15g，桃仁10g，红花10g，延胡索30g，川楝子10g，橘核15g，荔枝核15g，制香附15g，小茴香10g，甘草10g。7剂，每日1剂，水煎，分3次服，以资巩固。

【点按】 睾丸、附睾属于男子阴器范畴。《灵枢·经脉》说："肝足厥阴之脉，起于大指丛毛之际，上循足跗上廉，去内踝一寸，上踝八寸，交出太阴之后，上腘内廉，循股阴入毛中，过阴器，抵小腹，挟胃属肝络胆。"说明睾丸、附睾与肝的关系密切。热毒之邪循肝经内侵阴器，蕴结睾丸，故睾丸、附睾红肿热痛；证属热毒蕴结，故初诊药用蒲公英、野菊花、金银花、紫花地丁、天葵子、连翘、夏枯草、土贝母、大血藤等清热解毒；连翘、夏枯草、土贝母、大血藤等散结消肿；延胡索、川楝子等活血行气止痛；柴胡引诸药直达肝经病所；甘草既能清热解毒，又能调和诸药。二诊时热毒大减，但热毒之邪大减之后，热毒导致的血瘀气滞便突显出来了，故减少清热解毒药物，增加活血行气药物，药用金银花、连翘、夏枯草、土贝母、大血藤等清热解毒；连翘、夏枯草、土贝母、大血藤等散结消肿；大血藤、当归、川芎、蒲黄、五灵脂、延胡索等活血化瘀止痛；川楝子、柴胡、橘核、荔枝核等行气散结止痛；甘草调和诸药。三诊时诸症消失，热毒已去，微有气滞血瘀，故药用活血行气之桃红四物汤、金铃子散、橘核丸等方加减化裁以资巩固。

子痛(2)

向某，男，59岁。2014年10月8日初诊。

主诉：左侧附睾、睾丸疼痛3年。

患者于2011年在某医院经尿道行前列腺增生电切术，在住院期间因插导尿管引起生殖系统感染，导致阴囊红肿热痛，诊断为急性附睾睾丸炎，经静脉滴注抗生素治疗半个月后，阴囊红肿热痛减轻，但附睾、睾丸疼痛持续存在。刻下患者仍每天左侧附睾、睾丸胀痛，久立时痛重，平卧时痛轻。体检：左侧附睾肿大与睾丸融为一体，附睾质硬，压痛（++）。B超检查提示左侧睾丸、附睾体积增大，并呈炎性声像图表现。舌质黯红，舌苔黄腻，脉弦。

中医诊断：子痛，子痈。

西医诊断：慢性附睾睾丸炎。

辨证：湿热蕴结，血瘀气滞。

治法：清热利湿，活血行气。

方剂：连翘金贝煎、少腹逐瘀汤、失笑散、柴胡疏肝散、橘核丸、金铃子散等方加减。

处方：金银花30g，连翘30g，土贝母15g，大血藤30g，土茯苓30g，当归15g，川芎15g，五灵脂20g（布包煎），蒲黄20g（布包煎），三七粉10g（冲服），延胡索30g，川楝子10g，柴胡10g，橘核15g，荔枝核15g，甘草10g。14剂，每日1剂，水煎，分3次服。

二诊（2014年10月22日）：患者诉其服上方后左侧附睾、睾丸疼痛减轻。体检：左侧睾丸、附睾体积略有缩小，压痛减轻。舌质黯红，舌苔黄腻，脉象弦缓。药用金银花30g，连翘30g，土贝母15g，大血藤30g，土茯苓30g，当归15g，川芎15g，五灵脂20g（布包煎），蒲黄20g（布包煎），三七粉10g（冲服），延胡索30g，川楝子10g，柴胡10g，橘核15g，荔枝核15g，甘草10g。14剂，每日1剂，水煎，分3次服。

三诊（2014年11月5日）：患者诉其服上方后左侧附睾、

睾丸疼痛基本消失，偶于久行后左侧睾丸、附睾微有胀痛。体检：左侧睾丸、附睾大小基本正常，质地变软，压痛消失。复查舌质黯红、舌苔微黄、脉象弦缓。B超检查左侧睾丸、附睾未见异常声像图表现。药后湿热已去，证属血瘀气滞，方用少腹逐瘀汤、失笑散、柴胡疏肝散、橘核丸、金铃子散等方加减化裁。药用当归15g，川芎15g，五灵脂20g（布包煎），蒲黄20g（布包煎），制乳香10g，制没药10g，三七粉10g（冲服），延胡索30g，川楝子10g，橘核15g，荔枝核15g，甘草10g。7剂，每日1剂，水煎，分3次服，以善其后。

【点按】 睾丸与附睾是阴器的组成部分，为肝经之所过，与肝的关系非常密切，故《灵枢·经脉》说："肝足厥阴之脉，起于大指丛毛之际，上循足跗上廉，去内踝一寸，上踝八寸，交出太阴之后，上腘内廉，循股阴入毛中，过阴器，抵小腹，挟胃属肝络胆。"湿热之邪从尿道入侵肝经，侵犯阴器，蕴结睾丸、附睾，故睾丸、附睾红肿热痛。肝主疏泄，肝的疏泄功能正常，则气血循环正常有序；湿热犯肝，蕴结阴器，故阴囊红肿；疏泄失职，不能疏泄气血，导致气血瘀滞，瘀滞则不通，不通则痛，故睾丸、附睾胀痛；久立则气血瘀滞加重，故久立时胀痛亦重，平卧时气血瘀滞减轻，故平卧时胀痛亦轻。本例患者证属湿热蕴结、血瘀气滞，故初诊药用金银花、连翘、土贝母、大血藤、土茯苓等清热解毒利湿；当归、川芎、五灵脂、蒲黄、三七粉、延胡索、川楝子、柴胡、橘核、荔枝核等行气活血，化瘀止痛；甘草调和诸药。二诊时患者胀痛大减，药中肯綮，效不更方，继服前药。三诊时患者睾丸、附睾胀痛消失，睾丸、附睾B超检查亦未见异常声像图表现，故上方略作化裁，投以7剂，以善其后。

子痛(3)

邱某，男，36岁。2015年3月11日初诊。

主诉：左侧阴囊坠胀疼痛5年，加重1年。

患者于2000年起发生左侧阴囊坠胀，某医院B超检查诊断为精索静脉曲张，并行左侧精索静脉高位结扎术，但术后仍然左侧阴囊坠胀；近1年来阴囊坠胀加重，并且伴有左侧睾丸胀痛，神疲乏力。刻下患者每天左侧阴囊、睾丸胀痛，特别是久立久行时胀痛更重。体检：睾丸、附睾未见异常，左侧精索静脉Ⅲ度曲张。B超检查提示左侧精索静脉最大内径3.5mm，伴有反流，左侧睾丸、附睾未见异常声像图表现。舌质黯红，舌苔薄白，脉缓而虚。

中医诊断：子痛，筋瘤。

西医诊断：精索静脉曲张（左侧）。

辨证：中气不足，肝血瘀滞。

治法：益气升阳，活血化瘀。

方剂：补中益气汤、桃红四物汤、失笑散、金铃子散等方加减。

处方：炙黄芪30g，生晒参10g，炒白术15g，炙升麻10g，柴胡10g，当归15g，川芎15g，桃仁10g，红花10g，五灵脂20g（布包煎），蒲黄20g（布包煎），制乳香10g，制没药10g，延胡索30g，川楝子10g，炙甘草10g。14剂，每日1剂，水煎，分3次服。

二诊（2015年3月25日）：患者诉其服上方后左侧阴囊、

睾丸胀痛减轻，仍感神疲乏力。复查舌质黯红、舌苔薄白、脉缓。药用炙黄芪30g，生晒参10g，炒白术15g，炙升麻10g，柴胡10g，当归15g，川芎15g，桃仁10g，红花10g，五灵脂20g（布包煎），蒲黄20g（布包煎），制乳香10g，制没药10g，延胡索30g，川楝子10g，红景天10g，炙甘草10g。14剂，每日1剂，水煎，分3次服。

三诊（2015年4月8日）：患者诉其服上方后左侧阴囊、睾丸胀痛消失已有半个月之久，精神转佳。复查舌质略黯、舌苔薄白、脉象和缓。药用炙黄芪30g，生晒参10g，炒白术15g，炙升麻10g，柴胡10g，当归15g，川芎15g，桃仁10g，红花10g，五灵脂20g（布包煎），蒲黄20g（布包煎），制乳香10g，制没药10g，延胡索30g，川楝子10g，红景天10g，炙甘草10g。14剂，每日1剂，水煎，分3次服，以资巩固。

【点按】 阳气有推动血液运行的作用，中焦阳气还有升举之功，能够促进精索静脉血液向上运行；中焦阳气亏虚，升举无力，精索静脉之血不能上行，瘀滞阴囊，故阴囊胀痛。精索静脉为肝之经脉所过，亦为肝之所主，故精索静脉隶属于肝；睾丸属于阴器范畴，肝之经脉过阴器，故睾丸亦与肝之关系密切；肝之疏泄不及，影响血液的正常运行，血液瘀滞阴囊、睾丸，故阴囊、睾丸胀痛。本例患者证属中气不足、肝血瘀滞，治拟益气升阳、活血化瘀，药用补中益气汤、桃红四物汤、失笑散、金铃子散等方加减。方中炙黄芪、生晒参、炒白术、炙甘草等补益中气，增强气血运行的推动力量；炙黄芪、炙升麻、柴胡等升举阳气，促进血液的向上运行；当归、川芎、桃仁、红花、五灵脂、蒲黄、制乳香、制没药、延胡索、川楝子等行气活血，消散阴囊、睾丸瘀滞的血液。复诊时仍感神疲乏力，故加红景天以增强其益气活血之力。

遗精(1)

韩某，男，21岁，未婚。2015年7月8日初诊。

主诉：频繁遗精2年，加重半年。

患者于2013年开始频繁遗精，近半年来遗精更加频繁。刻下患者频繁遗精，1~2天遗精1次，甚至连续几天遗精，每次遗精都是有梦而遗，伴有口渴欲饮、性欲旺盛、阳物易举。体检：包皮不长，阴茎、睾丸发育正常。舌质红，苔微黄，脉细数。

中医诊断：遗精。

辨证：阴虚火旺，虚火扰精。

治法：滋阴降火，固肾摄精。

方剂：知柏地黄丸、水陆二仙丹等方加减。

处方：黄柏15g，知母20g，生地黄20g，山茱萸20g，山药20g，牡丹皮15g，泽泻10g，茯苓15g，芡实30g，金樱子30g。7剂，每日1剂，水煎，分3次服。

二诊（2015年7月15日）：患者诉其服上方期间遗精3次；现症口渴欲饮，性欲旺盛，阳物易举。复查舌红、苔黄、脉数。证属实热内盛，实火扰精，精关不固，兼有阴虚，治拟清泻实火，兼滋肾阴，方用当归六黄汤、知柏地黄丸、水陆二仙丹等方加减，药用黄柏15g，黄连10g，黄芩15g，炒栀子15g，知母20g，生地黄20g，牡丹皮15g，山茱萸20g，山药20g，白芍30g，芡实30g，金樱子30g。14剂，每日1剂，水煎，分 3 次服。

三诊（2015 年 7 月 29 日）：患者诉其服上方以来已有半个月未再遗精，且口不渴饮、心不烦躁、性欲不亢、勃举正常、身体舒适。复查舌质偏红、舌苔微黄、脉象微数。药用黄柏 15g，黄连 10g，黄芩 15g，炒栀子 15g，知母 20g，生地黄 20g，牡丹皮 15g，山茱萸 20g，山药 20g，白芍 30g，芡实 30g，金樱子 30g。7 剂，每日 1 剂，水煎，分 3 次服，以资巩固。

【点按】 肾藏精，无论是实火还是虚火，都会扰动精关，导致肾不藏精，精关不固，从而发生遗精。初诊见其心烦口燥、性欲旺盛、阳物易举等症，鉴于临床上认为阴虚火旺的遗精较多的思维定式，故误认为此例系阴虚火旺所致，投以滋阴降火药之后，未见治疗效果。二诊时，仔细斟酌考虑患者实系实火旺盛为主，虽有实火伤阴，但阴虚并不严重，故改投黄柏、黄连、黄芩、炒栀子等大队清泻三焦实火之药，辅以知母、生地黄、牡丹皮、山药等滋补肝肾阴液之药，兼以山茱萸、白芍、芡实、金樱子等酸收固肾摄精之药，使实火得清，阴液得补，肾精得固，因此遗精乃愈。当归六黄汤具有滋阴清热、固表止汗之功，本来是用于治疗盗汗的方剂，其治疗机制是通过清热滋阴以固表止汗，而本例患者之遗精病机亦是实火阴虚，与该方治疗盗汗的病机相同，其共同点都是火旺阴虚，故本例借用其治疗遗精的机制则是通过清热滋阴以固精止遗，因此亦获良效。

遗精(2)

蒋某，男，24 岁，未婚。2017 年 10 月 18 日初诊。

主诉：频繁遗精1年。

患者素有频繁手淫，于2016年上半年开始发生频繁遗精，伴有龟头冰凉、汗出恶风、失眠多梦。刻下患者每2～3天遗精1次，有时连续几天遗精，伴有龟头冰凉、汗出恶风、失眠多梦。舌质淡红，舌苔薄白，脉来沉缓。

中医诊断：遗精。

辨证：营卫不和，精关不固。

治法：调和营卫，补肾固精。

方剂：桂枝加龙骨牡蛎汤、金锁固精丸等方加减。

处方：桂枝10g，白芍10g，炙甘草10g，煅龙骨30g，煅牡蛎30g，沙苑子15g，芡实30g，莲须10g，生姜10g，大枣3枚。7剂，每日1剂，水煎，分3次服。

二诊（2017年10月25日）：患者诉其服上方第二天晚上遗精一次后未再遗精；龟头冰凉、汗出恶风、失眠多梦等症显著减轻。复查舌淡红、苔薄白、脉沉缓。药用桂枝10g，白芍10g，炙甘草10g，煅龙骨30g，煅牡蛎30g，沙苑子15g，芡实30g，莲须10g，生姜10g，大枣3枚。7剂，每日1剂，水煎，分3次服。

三诊（2017年11月1日）：患者诉其服上方以来已连续9天未再遗精；龟头冰凉、汗出恶风、失眠多梦等症基本消失。复查舌质淡红、舌苔薄白、脉缓有力。药用桂枝10g，白芍10g，炙甘草10g，煅龙骨30g，煅牡蛎30g，沙苑子15g，芡实30g，莲须10g，生姜10g，大枣3枚。7剂，每日1剂，水煎，分3次服，以资巩固。

【点按】 张仲景《金匮要略·血痹虚劳病脉证并治》说：

"脉得诸芤动微紧，男子失精，女子梦交，桂枝加龙骨牡蛎汤主之。"患者汗出恶风，是为营卫不和，药用桂枝汤（桂枝、白芍、炙甘草、生姜、大枣）调和营卫；《素问·六节藏象论》说"肾者主蛰，封藏之本，精之处也"，频繁遗精、龟头冰凉，是为肾虚精关不固，药用金锁固精丸（煅龙骨、煅牡蛎、沙苑子、芡实、莲须）补肾固精；失眠多梦，是为心神不宁，药用龙骨、牡蛎重镇安神。诸药合用，共奏调和营卫、补肾固精、重镇安神之功。

遗精、善恐

杨某，男，24 岁，未婚。2015 年 9 月 8 日初诊。

主诉：受惊恐刺激后遗精 5 年。

患者于 2010 年夏天高考时，想要偷看旁边考生的试卷，正在此时监考老师严肃提醒"偷看作弊者将被请出考场"，患者以为监考老师发现了自己的偷看行为，当时受此惊吓刺激后精神极度紧张并随即发生遗精，自此之后对惊恐刺激特别敏感，非常易惊，每遇惊恐刺激就遗精。刻下患者不光是每次受到惊恐刺激后就遗精，甚至是稍感精神紧张就遗精，伴有神疲乏力、腰酸腿软、健忘、注意力不集中。舌质淡红，舌苔薄白，脉沉无力。

中医诊断：遗精，善恐。

西医诊断：遗精症，恐怖性神经症。

辨证：肾气亏虚，精关不固。

治法：补肾益气，固精止遗。

方剂：金锁固精丸、桑螵蛸散等方加减。

处方：红参 10g，桑螵蛸 20g，补骨脂 10g，芡实 30g，沙苑子 20g，煅龙骨 30g，煅牡蛎 30g，覆盆子 20g，山茱萸 15g，杜仲 20g，朱茯神 20g，龟甲 20g（先煎），熟地黄 15g。14 剂，每日 1 剂，水煎，分 3 次服。

二诊（2010 年 9 月 22 日）：患者诉其服上方后精神转佳，遗精次数略有减少，在感到精神紧张的情况下也未遗精，只是在受到惊恐刺激后才遗精。现症腰酸腿软，健忘，注意力不集中。复查舌质淡红、舌苔薄白、脉沉而缓。药用红参 10g，桑螵蛸 20g，补骨脂 10g，芡实 30g，沙苑子 20g，煅龙骨 30g，煅牡蛎 30g，覆盆子 20g，山茱萸 15g，杜仲 20g，朱茯神 20g，龟甲 20g（先煎），熟地黄 15g，桑寄生 30g，续断 30g，炙远志 10g。14 剂，每日 1 剂，水煎，分 3 次服。

三诊（2010 年 10 月 6 日）：患者诉其服上方后腰酸腿软消失，近 20 多天来在感到精神紧张及受到惊恐刺激时亦未遗精。现症健忘，注意力不集中。复查舌质淡红、舌苔薄白、脉缓。证属肾精亏虚，脑髓失养，治拟补肾益脑，方用龟鹿二仙胶、左归丸等方加减，药用枸杞子 20g，熟地黄 20g，龟甲胶 10g（烊化），鹿角胶 10g（烊化），生晒参 10g，山茱萸 20g，炙远志 10g，刺五加 30g，灵芝 20g。14 剂，每日 1 剂，水煎，分 3 次服，以善其后。

【点按】《素问·举痛论》说："恐则气下……恐则精却。"《灵枢·本神》说："恐惧而不解则伤精，精伤则骨痠痿厥，精时自下。"恐为肾志，大惊卒恐则伤肾。肾藏精，肾伤则精不归藏而外泄，故恐则精气下泄而见遗精（又称"滑精"）。本例患者系在考场受到惊恐，伤肾所致，证属肾气亏虚、精关不固，治拟补肾益气、固精止遗。药用红参益气摄精；桑螵蛸、补骨脂、芡实、沙苑子、覆盆子等补肾固精；煅龙骨、煅牡蛎、朱茯神等镇惊涩精；杜仲、龟甲等强腰壮骨；龟甲、熟地黄等补肾填精。二诊时遗精好转，说明药证相符，故效不更方，继用上方，但仍然腰酸腿软、健忘，故加桑寄生、续断、炙远志等以增强其壮腰、益智之功。三诊时遗精消失，仅有健忘、注意力不集中，是因遗精日久，精耗过度，肾精大亏，脑髓失养，故治拟补肾益脑，方用龟鹿二仙胶、左归丸等方加减，药用枸杞子、熟地黄、龟甲胶、鹿角胶等补肾填精；生晒参、刺五加、灵芝等益气生精；山茱萸补肾固精；炙远志、刺五加、灵芝等益智强识。

遗精、淋证

钱某，男，25岁，未婚。2016年6月3日初诊。

主诉：频繁遗精3年。

患者于2013年因包皮感染后引起膀胱尿道炎而发生尿频、尿急、尿痛等症，经抗生素治疗1周后症状消失。1个月后又发尿频尿急，但病情程度较上次为轻而未引起足够重视，自此之后便诱发遗精，初起时4~8天遗精1次，并逐渐加重，严重时1~2天遗精1次，久服补肾固精药无效。刻下患者1~3天遗精1次，伴有尿频尿急，小腹会阴坠胀，偶有会阴胀痛。肛门指诊：前列腺Ⅱ度肿大，质地不均，有压痛；前列腺液（EPS）常规检查：白细胞（WBC）25~35个/HP，卵磷脂小体（+）；B超检查：前列腺增大，并呈炎性声像图表现。尿常规检查：WBC 12个/HP。舌质红，苔黄腻，脉弦。

中医诊断：遗精，淋证。

西医诊断：遗精症，慢性前列腺炎。

辨证：湿热瘀滞，扰动精关。

治法：清热利湿，行气活血。

方剂：连翘金贝煎、六一散等方加减。

处方：金银花30g，连翘30g，蒲公英20g，大血藤30g，黄柏15g，土茯苓30g，车前草30g，滑石30g（布包煎），延胡索30g，川楝子10g，甘草10g。14剂，每日1剂，水煎，分3次服。

二诊（2016年6月17日）：患者诉其服上方后遗精频率降低，3~5天遗精1次，尿频、尿急好转，现症小腹会阴坠胀。复查舌质红、苔黄微腻、脉弦。药用金银花30g，连翘30g，蒲公英20g，大血藤30g，黄柏15g，土茯苓30g，车前草30g，滑石30g（布包煎），延胡索30g，制乳香10g，制没药10g，川楝子10g，甘草10g。14剂，每日1剂，水煎，分3次服。

三诊（2016年7月15日）：患者诉其服上方后已有20余天未再遗精，尿频、尿急好转，大便偏稀。现症小腹会阴坠胀，偶有胀痛。EPS常规检查：WBC 5~8个/HP，卵磷脂小体（++）。舌质红，苔微黄腻，脉弦。是为湿热之邪大减，气滞血瘀尚在，药用金银花30g，连翘30g，大血藤30g，黄柏15g，土茯苓30g，车前草30g，滑石30g（布包煎），延胡索30g，制乳香10g，制没药10g，川楝子10g，甘草10g，三七粉10g（冲服），制香附20g。14剂，每日1剂，水煎，分3次服，以善其后。

【点按】 前列腺属于中医精室范畴，精室属于阴器范畴。

《灵枢·经脉》说："肝足厥阴之脉，起于大指丛毛之际，上循足跗上廉，去内踝一寸，上踝八寸，交出太阴之后，上腘内廉，循股阴入毛中，过阴器，抵小腹，挟胃属肝络胆。"因此，前列腺为肝之所主。明代方隅《医林绳墨》说："梦遗滑精，湿热之乘。"湿热之邪入侵肝经，侵犯阴器，蕴结精室，扰动精关，故频繁遗精；前列腺位于盆腔底部，在小腹、会阴之间，湿热犯肝，肝之疏泄失常，气血瘀滞精室，故小腹、会阴胀痛。本例患者证属湿热下注，蕴结精室，阻滞气血，治拟清热利湿、行气活血，药用金银花、连翘、蒲公英、大血藤、黄柏、土茯苓、车前草、滑石、甘草等清热利湿；大血藤、延胡索、川楝子等行气活血；甘草调和诸药。二诊时遗精好转，但小腹、会阴坠胀仍在，说明气滞血瘀没有缓解，故加制乳香、制没药等增强其活血化瘀之力。三诊时遗精消失，尿频、尿急减轻，而小腹会阴坠胀不减，大便偏稀，故以前方去蒲公英以杜其缓泻之弊，加制香附、三七粉等以增强其行气活血之力。

遗精、郁证

陈某，男，36 岁，未婚。2017 年 5 月 9 日初诊。

主诉：频繁遗精 6 年。

患者于 2011 年开始发生频繁遗精，伴有情绪抑郁、失眠多梦、多愁善感。前医按肾虚不固、阴虚火旺等投以金锁固精丸、桑螵蛸散、知柏地黄丸、三才封髓丹等方久治未效。神志病科抑郁症量表测试为中度抑郁。刻下患者频繁遗精，每 2 ~ 5 天遗精 1 次，有时连续几天遗精，伴有情绪抑郁、失眠多梦、多愁善感、沉默寡言、注意力分散，至今不敢谈女朋友。舌质淡红，舌苔薄白，脉来弦细。

中医诊断：遗精，郁证。

西医诊断：遗精症，抑郁症。

辨证：肝气郁结，精关不固。

治法：疏肝解郁。

方剂：逍遥散、柴胡疏肝散、酸枣仁汤、水陆二仙丹等方加减。

处方：醋柴胡10g，制香附20g，枳壳15g，川芎15g，当归15g，白芍20g，茯神15g，炒白术15g，陈皮15g，酸枣仁30g，金樱子30g，芡实30g，甘草10g。14剂，每日1剂，水煎，分3次服。

二诊（2017年5月23日）：患者诉其服上方以来的20余天中只遗精2次，平均10天遗精1次，遗精频率显著降低，但仍情绪抑郁、多愁善感、沉默寡言、失眠多梦。复查舌质淡红、舌苔薄白、脉来弦细。药用醋柴胡10g，制香附20g，枳壳15g，川芎15g，当归15g，白芍20g，茯神15g，炒白术15g，陈皮15g，酸枣仁30g，郁金20g，合欢皮20g，合欢花10g，甘草10g。14剂，每日1剂，水煎，分3次服。

三诊（2017年6月6日）：患者诉其二诊以来仅遗精1次，睡眠改善，夜梦减少，但仍抑郁寡欢。复查舌质淡红、舌苔薄白、脉来弦细。药用醋柴胡10g，制香附20g，枳壳15g，川芎15g，当归15g，白芍20g，茯神15g，炒白术15g，陈皮15g，酸枣仁30g，郁金20g，合欢皮20g，合欢花10g，甘草10g。14剂，每日1剂，水煎，分3次服，以资巩固。

【点按】肝主疏泄，对情志、气血、水液、精液等都有疏泄作用，能促进情志舒畅而不致情绪抑郁、促进气血周流而不致气血瘀滞、促进水液输布而不致水液停聚、影响精关的开阖而不致泄精失常。若肝气郁结，疏泄失职，精关开阖失灵，导致精关开而不阖，则易引起遗精早泄；导致精关阖而不开，则易引起不能射精。本例患者是情绪抑郁，肝气郁结，疏泄失职，精关开阖失灵而只开不阖，故而遗精。治拟疏肝解郁，药用醋柴胡、制香附、枳壳、陈皮、川芎等疏肝解郁；当归、白芍等养血柔肝；炒白术、茯神、甘草等培土抑木；茯神、酸枣仁等安神定魂；金樱子、芡实等固肾涩精。二诊时遗精大减，但仍情绪抑郁、多愁善感、沉默寡言、失眠多梦，说明证属肝气郁结，魂不守舍，故去固肾涩精之金樱子、芡实，加疏解肝郁、安定肝魂之郁金、合欢皮、合欢花。三诊时遗精已愈，余症大减，故投原方以资巩固。

逆行射精

戴某，男，32岁，已婚。2009年9月8日初诊。

主诉：同房时逆行射精1年。

患者于2008年上半年开始，在性生活时虽能达到性欲高潮，并有射精动作和感觉，但精液并未从尿道排出体外，而是逆行射入膀胱，性生活射精后尿液检查有大量精子。既往患有先天性隐性脊柱裂，发病前曾有腰椎外伤手术史，外院神经科诊断为神经源性逆行射精症。刻下患者逆行射精，性欲低下，勃起不坚，精神不振，畏寒肢冷，小便清长。舌苔薄白，舌质淡白，脉沉略迟。

中医诊断：逆行射精。

西医诊断：神经源性逆行射精症。

辨证：肾阳亏虚，命门火衰。

治法：温补肾阳。

方剂：赞育丹、右归丸、参芪膏、秃鸡散等方加减。

处方：仙茅10g，淫羊藿20g，巴戟天20g，肉苁蓉20g，蛇床子10g，韭菜子10g，熟地黄15g，炙黄芪30g，党参30g，川牛膝30g，石菖蒲10g。14剂，每日1剂，水煎，分3次服。

二诊（2009年9月28日）：患者诉其服上方后性欲略有提高，仍然逆行射精。复查舌苔薄白、舌质淡白、脉沉略迟。药用仙茅10g，淫羊藿20g，巴戟天20g，肉苁蓉15g，蛇床子10g，韭菜子10g，熟地黄15g，炙黄芪30g，党参30g，川牛膝30g，石菖蒲10g。14剂，每日1剂，水煎，分3次服。

三诊（2009年10月13日）：患者诉其服上方后性欲增强，勃起较好，仍然逆行射精，大便偏溏。复查舌苔薄白、舌质淡白、脉沉略迟。药用仙茅10g，淫羊藿20g，巴戟天20g，补骨脂10g，蛇床子10g，韭菜子10g，熟地黄15g，炙黄芪30g，党参30g，川牛膝15g，石菖蒲10g。14剂，每日1剂，水煎，分3次服。

四诊（2009年11月10日）：患者诉其服上方后阴茎勃起良好，精神不振、畏寒肢冷、小便清长等症好转，最近连续6次性生活均能从尿道外口排出精液，未再射入膀胱。复查舌苔薄白、舌质淡红、脉象沉缓。药用仙茅10g，淫羊藿20g，巴戟天20g，补骨脂20g，蛇床子10g，韭菜子10g，熟地黄15g，炙黄芪30g，党参30g，川牛膝15g，石菖蒲10g。10剂，煎汤加蜜炼膏，每服20g，每日2次，开水冲服，以善其后。

于内，临房则精关开而射精于外，精关开阖有度是同房能正常射精的关键。肾气亏虚，封藏失职，固摄无力，精关不固，故见早泄；肾气亏虚，作强不能，阳事不兴，故见勃起不坚、性欲低下；肾气亏虚，无以充形，形体失养，故见神疲乏力、腰膝酸软。本例患者证属肾虚不固，治拟补肾固精，药用赞育丹、金锁固精丸等方加减。方中红参、淫羊藿、巴戟天、仙茅、韭菜子、蛇床子等补肾益气壮阳；山茱萸、金樱子、芡实、桑螵蛸、煅龙骨、煅牡蛎等补肾固精止泄；杜仲补肾强腰壮骨；红参补脾益气，气属阳，补气可以生阳，脾为后天之本，肾为先天之本，补后天可以养先天。二诊时以前方去韭菜子、蛇床子是防其温燥太过，加补骨脂、覆盆子是增其固精之力。

早泄(2)

蒋某，男，25岁，已婚。2010年10月8日初诊。

主诉：同房射精过快半年。

患者于2010年4月结婚，婚后同房时阴茎尚未插入即在体外射精；自此之后，同房时阴茎在未插入前即射精，虽偶可插入，但刚一插入随即射精。外院阴茎生物感觉阈值测定结果提示阴茎感觉神经高度敏感，性神经兴奋程度过高。刻下患者同房时阴茎在未插入前即射精，虽偶可插入，但刚一插入随即射精，伴有性欲亢进、阴茎易举、心烦失眠、口咽干燥。舌尖红，苔薄黄，脉细数。

中医诊断：早泄。

西医诊断：早泄。

辨证：肾阴不足，心火偏亢。

治法：滋补肾阴，清降心火。

方剂：知柏地黄丸、黄连阿胶汤等方加减。

处方：黄柏15g，知母15g，生地黄20g，山药20g，山茱萸15g，牡丹皮15g，黄连10g，黄芩10g，白芍20g，阿胶10g（烊化）。7剂，每日1剂，水煎，分3次服。

二诊（2010年10月15日）：患者诉其服上方后阴茎勃起及性欲正常，同房时每次都能插入，但射精过快，插入后大约1分钟射精；心烦失眠、口咽干燥减轻。舌尖红，苔薄黄，脉细略数。药用黄柏15g，知母15g，生地黄20g，山药20g，山茱萸15g，牡丹皮15g，黄连6g，白芍20g，阿胶10g（烊化），桑螵蛸15g，金樱子30g。7剂，每日1剂，水煎，分3次服。

三诊（2010年10月22日）：患者诉其服上方后心烦失眠、口燥咽干等症消失，每次同房插入后5~8分钟射精。复查舌质淡红、舌苔薄白、脉象沉细。药用黄柏15g，知母15g，生地黄20g，山药20g，山茱萸15g，牡丹皮15g，黄连6g，白芍20g，桑螵蛸15g，金樱子30g。7剂，每日1剂，水煎，分3次服，以资巩固。

【点按】 肾阴不足，虚火内炽，相火妄动，鼓阳太过，故见阳物易举、性欲亢进；肾阴亏虚，虚火内炽，相火妄动，扰动精关，临房则精关不固，故见早泄；肾阴不足，水不济火，不能上济心阴，心火偏亢，扰动心神，故见心烦失眠。本例患者证属肾阴不足、心火偏亢，治拟滋补肾阴、清降心火，药用知柏地黄丸、黄连阿胶汤等方加减。方中生地黄、知母、山药、山茱萸、白芍、阿胶等滋补肾阴；黄连、黄芩、黄柏、牡丹皮等清降心火。二诊时以前方去黄芩、减黄连用量是因其心火得降，加桑螵蛸、金樱子是增其固精之力。

早泄(3)

沈某，男，32岁，已婚。2011年5月13日初诊。

主诉：同房射精过快2年。

患者于2007年结婚，婚后同房正常；2009年因急性泌尿系感染治疗不彻底而引起前列腺炎，自此之后，便在临房时发生早泄，每一插入随即射精。外院B超检查提示前列腺呈炎性声像图表现；前列腺液（EPS）常规检查：白细胞（WBC）20~30个/HP，卵磷脂小体（+）；EPS培养未见致病菌生长。刻下患者每次临房时发生早泄，每一插入随即射精，伴有尿频、尿急、尿痛，小腹、会阴胀痛，性欲低下。体检：包皮过长。肛门指诊：前列腺Ⅱ度肿大，质地不均，有压痛。舌质红，苔黄腻，脉弦缓。

中医诊断：早泄。

西医诊断：早泄，慢性非细菌性前列腺炎。

辨证：湿热瘀滞肝经。

治法：清热利湿，活血化瘀。

方剂：连翘金贝煎、治浊固本丸等方加减。

处方：金银花30g，连翘30g，蒲公英20g，大血藤30g，黄柏15g，土茯苓30g，车前草30g，石韦30g，延胡索30g，川楝子10g，甘草10g。14剂，每日1剂，水煎，分3次服。

二诊（2011年5月27日）：患者诉其服上方后小腹会阴坠胀减轻；现症性欲低下，尿频、尿急、尿痛，同房射精仍然过快。复查舌质红、苔黄腻、脉弦缓。药用金银花30g，连翘

30g，蒲公英20g，鱼腥草30g，大血藤30g，黄柏15g，土茯苓30g，车前草30g，石韦30g，延胡索30g，川楝子10g，甘草10g。14剂，每日1剂，水煎，分3次服。

三诊（2011年6月10日）：患者诉其服上方后尿频、尿急减轻，同房射精时间延迟，插入后大约5分钟射精，但感性欲有所下降。EPS常规检查：WBC 3～7个/HP，卵磷脂小体（＋＋）。舌质淡红，舌苔薄白，脉缓。均为湿热已去、瘀滞已解之象。唯性欲低下，是为湿热伤肾，肾气尚未恢复，治拟补肾固精。药用金樱子30g，芡实30g，沙苑子20g，覆盆子20g，山茱萸15g，桑螵蛸20g，补骨脂10g，煅龙骨30g，煅牡蛎30g。14剂，每日1剂，水煎，分3次服，以善其后。

【点按】《灵枢·经脉》说："肝足厥阴之脉，起于大指丛毛之际，上循足跗上廉，去内踝一寸，上踝八寸，交出太阴之后，上腘内廉，循股阴入毛中，过阴器。"前列腺是阴器的重要组成部分，故前列腺与肝的关系非常密切。湿热之邪循肝经侵犯阴器，蕴结精室，扰动精关，故临房早泄；肝经过阴器，湿热犯肝，肝之疏泄失常，气血瘀滞精室，故小腹、会阴胀痛；湿热下注，影响膀胱气化，故尿频、尿急、尿痛。元代朱震亨《格致余论·阳有余阴不足论》说："主闭藏者肾也，司疏泄者肝也。"肾主闭藏则精关阖，肝司疏泄则精关开，可见精关之开阖由肝肾所主。湿热犯肝则肝实，肝实则疏泄失司而精关常开；湿热伤肾则肾虚，肾虚则封藏失职而精关不阖，肝实肾虚则精关不固而易开，故临房早泄。二诊时仍然尿频、尿急、尿痛，故以前方加鱼腥草以增强其清热通淋之力。三诊时射精时间延迟，但仍性欲低下，是为肝实已经解除，肾气尚未恢复，故治拟补肾固精，药用金锁固精丸、水陆二仙丹等方加减以善其后。

阳痿(1)

付某，男，60岁，已婚。2013年11月26日初诊。

主诉：阴茎勃起不坚6年，勃起困难2年。

患者于2008年起发生阴茎勃起不坚；近2年来阴茎勃起困难，并且逐渐加重。患者患高血压病10余年，常年服用降压药，目前血压值已经控制在正常范围内。外院血清性激素检测：睾酮（T）212 pg/mL（正常值为241～827 pg/mL），促黄体生成素（LH）、促卵泡激素（FSH）、雌二醇（E_2）、泌乳素（PRL）值均在正常范围内。彩色多普勒阴茎动脉血流检查：提示双侧阴茎动脉供血不足。刻下患者阴茎勃起困难，完全不能同房，受性刺激后亦无勃起反应，伴有性欲低下、腰膝酸软、形寒肢冷、阴茎冰凉、龟头色黯。舌黯苔白，脉沉而涩。

中医诊断：阳痿。

西医诊断：勃起功能障碍，阴茎动脉供血不足。

辨证：肾虚肝实（肾阳虚衰，肝脉瘀阻）。

治法：温肾壮阳，活血通络。

方剂：补肾活血汤加减。

处方：巴戟天20g，淫羊藿20g，仙茅15g，韭菜子15g，杜仲20g，制附子20g，肉桂10g，枸杞子20g，熟地黄20g，川牛膝20g，当归20g，三棱15g，莪术15g，王不留行20g，蜈蚣1条。14剂，每日1剂，水煎，分3次服。

二诊（2013年12月10日）：患者诉其服上方后性欲增强，

遇性刺激时阴茎已有勃起反应，形寒肢冷、阴茎冰冷亦有减轻，但胃纳欠佳，尚未同房。复查舌质偏黯、脉沉而涩。药用巴戟天 20g，淫羊藿 20g，仙茅 15g，韭菜子 15g，杜仲 20g，制附子 20g，肉桂 10g，枸杞子 20g，川牛膝 20g，当归 20g，三棱 15g，莪术 15g，王不留行 20g，蜈蚣 1 条，陈皮 10g。14 剂，每日 1 剂，水煎，分 3 次服。

三诊（2013 年 12 月 24 日）：患者诉其服上方后勃起良好，同房成功，腰膝酸软已除，四肢阴茎转温，食纳增进。复查舌质偏黯、脉沉略弱。药用巴戟天 20g，淫羊藿 20g，仙茅 15g，韭菜子 15g，杜仲 20g，枸杞子 20g，川牛膝 20g，当归 20g，三棱 15g，莪术 15g，王不留行 20g，蜈蚣 1 条，陈皮 10g，党参 30g。嘱其再进 14 剂，每日 1 剂，水煎，分 3 次服，以资巩固。

【点按】 肾阳是阴茎勃起的直接动力，肾阳充足，鼓动有力，则性事活动时阴茎得气血之充盈而能快速勃起；若肾阳虚衰，鼓动无力，则性事活动时阴茎得不到气血的适时充盈而勃起困难。患者肾阳不足，命门火衰，鼓动无力，形体失煦，腰府失养，故见勃起困难、形寒肢冷、阴茎冰凉、腰膝酸软。药用巴戟天、淫羊藿、仙茅、杜仲、制附子、肉桂等温肾壮阳，消散阴寒，鼓舞阳事；然阴阳两者互根互用，阴为阳之基，故用枸杞子、熟地黄等滋补肾阴，以从阴中求阳。瘀血内停，阻滞经脉，阴茎动脉供血不足，故见勃起困难、龟头色黯、舌黯脉涩。药用川牛膝、当归、三棱、莪术、王不留行、蜈蚣等活血化瘀，疏通经络，充盈阳具。其中川牛膝在活血化瘀、补肾壮腰的同时，又可引药下行而直达下焦病所。二诊时胃纳欠佳，故去熟地黄以杜其碍胃之弊，加陈皮以增强其健胃之力。三诊时去制附子、肉桂是因其阴寒已散，加党参是增强其益气行血之力。此案阳虚在肾，血瘀在肝，肾虚肝实，虚实夹杂，治以补肾之虚，泻肝之实，肾肝同治，虚实同调。

阳痿(2)

邓某，男性，32岁，已婚。2014年2月16日初诊。

主诉：阴茎勃起困难2年余。

患者于2012年元旦结婚，婚后同房时阴茎勃起困难而未能完成插入，此后虽偶有勃起，但勃起不坚，并且逐渐加重，至今未能完成插入。外院血清性激素检测：睾酮（T）、促黄体生成素（LH）、促卵泡激素（FSH）、雌二醇（E_2）、泌乳素（PRL）检测值均在正常范围内。彩色多普勒阴茎动脉血流检查：双侧阴茎动脉供血正常。刻下患者阴茎勃起困难，完全不能同房，受性刺激后虽偶有勃起，但是勃起不坚，没有晨勃，伴有性欲低下、腰膝酸软、精神萎靡、心烦易怒、抑郁寡欢、时而太息，病情轻重与情绪变化密切相关。舌淡苔白，脉沉略迟。

中医诊断：阳痿。

西医诊断：勃起功能障碍。

辨证：肾阳虚衰，肝气郁结。

治法：温肾壮阳，疏肝行气。

方剂：补肾疏肝汤加减。

处方：巴戟天20g，淫羊藿20g，仙茅15g，肉苁蓉10g，杜仲20g，鹿角胶10g（烊化），熟地黄20g，川芎20g，郁金20g，刺蒺藜15g，醋柴胡10g，制香附15g。14剂，每日1剂，水煎，分3次服。

二诊（2014年2月23日）：患者诉其服上方后晨勃较前增多，勃起硬度有所增强。自感精神不振，且睡不安稳，大便偏稀。复查舌淡苔白、脉沉略迟。药用巴戟天20g，淫羊藿20g，仙茅15g，杜仲20g，鹿角胶10g（烊化），熟地黄20g，川芎20g，郁金20g，刺蒺藜15g，醋柴胡10g，制香附15g，灵芝20g，红景天10g。14剂，每日1剂，水煎，分3次服。

三诊（2014年3月11日）：患者服上方后与其妻同来复诊，告知其服药后勃起良好，性欲提高，同房成功，比较满意，睡眠略安，余症大减。复查舌淡苔白、尺脉略沉。药用巴戟天20g，淫羊藿20g，仙茅15g，杜仲20g，鹿角胶10g（烊化），熟地黄20g，川芎20g，郁金20g，刺蒺藜15g，灵芝20g，红景天10g，刺五加20g。14剂，每日1剂，水煎，分3次服，以资巩固。

【点按】 患者阴茎勃起不坚、性欲低下、精神萎靡、腰膝酸软、舌淡苔白、脉沉而迟等，均属肾阳不足，鼓动无力，腰府失养所致，故用巴戟天、淫羊藿、仙茅、肉苁蓉、杜仲、鹿角胶等温肾壮阳，鼓舞阳事。明代张介宾《景岳全书·新方八阵·补略》说："善补阳者，必于阴中求阳，则阳得阴助而生化无穷。"故于大队温补肾阳药中少佐熟地黄以滋补肾阴，从阴中求阳。患者心烦易怒、抑郁寡欢、时而太息、病情轻重与情绪变化关系密切等，均属肝气郁结，疏泄失职，情志不畅所致，故用川芎、郁金、刺蒺藜、醋柴胡、制香附等疏肝行气，解郁畅情；气为血之帅，气机郁滞，易致血液瘀滞，方中川芎、郁金等既能疏肝解郁，又能行气活血，意为"务在先安未受邪之地”而“治未病”也。二诊时睡不安稳、大便偏稀，故去肉苁蓉以杜其缓泻之弊，加灵芝、刺五加等以助其补气安神之力。此案阳虚在肾，气滞在肝，亦是肾虚肝实，虚实夹杂，治以补肾之虚，泻肝之实，肾肝同治，虚实同调。

阳痿(3)

黄某，男，27岁，已婚。2014年3月12日初诊。

主诉：阴茎勃起困难1年余。

患者于2010年开始发生尿频、尿急、尿痛，西医诊断为慢性前列腺炎，经治疗后缓解，但经常复发，时轻时重；近1年多来伴发阴茎勃起不坚，同房困难。血清性激素检测：睾酮(T)、促黄体生成素（LH)、促卵泡激素（FSH)、雌二醇(E_2)、泌乳素（PRL）检测值均在正常范围内。彩色多普勒阴茎动脉血流检查：双侧阴茎动脉供血正常；肛门指诊：前列腺Ⅰ度肿大，压痛（+）；前列腺液（EPS）常规检查：白细胞(WBC)（++），卵磷脂小体少许。刻下患者阴茎勃起困难，完全不能同房，受性刺激后虽然有时可以勃起，但是勃起不坚，不能完成插入，伴有尿频尿急、小便灼热、尿道滴白、小腹胀痛、情绪抑郁、腰脊酸痛。舌红苔黄，脉弦略数。

中医诊断：阳痿。

西医诊断：勃起功能障碍，慢性前列腺炎。

辨证：肝经湿热，肾气亏虚。

治法：清热利湿，兼补肾气。

方剂：清肝补肾汤加减。

处方：蒲公英30g，败酱草30g，白花蛇舌草30g，石韦

30g，萹蓄 20g，土茯苓 30g，萆薢 20g，青皮 15g，杜仲 20g，桑寄生 30g，巴戟天 20g，黄芪 30g。14 剂，每日 1 剂，水煎，分 3 次服。

二诊（2014 年 3 月 26 日）：患者诉其服上方后尿频尿急、小便灼热、尿道滴白、小腹胀痛、腰脊酸痛等症大减，心情舒畅，勃起硬度增加，唯觉大便略稀。药用蒲公英 15g，败酱草 30g，白花蛇舌草 30g，石韦 30g，萹蓄 20g，土茯苓 30g，萆薢 20g，青皮 15g，杜仲 20g，桑寄生 30g，巴戟天 20g，黄芪 30g。14 剂，每日 1 剂，水煎，分 3 次服。

三诊（2014 年 4 月 17 日）：患者诉其服上方后尿频尿急、小便灼热、尿道滴白、小腹胀痛、腰脊酸痛等症基本消失，勃起硬度显著增加，同房 2 次均获成功。复查 EPS，WBC 少许、卵磷脂小体（ + + ）。舌质淡红，舌苔薄白，脉缓略弱。药用蒲公英 15g，败酱草 30g，白花蛇舌草 30g，土茯苓 30g，萆薢 20g，青皮 15g，杜仲 20g，桑寄生 30g，巴戟天 20g，黄芪 30g，生晒参 10g。14 剂，每日 1 剂，水煎，分 3 次服，以资巩固。

【点按】《灵枢·经脉》说："肝足厥阴之脉……循股阴入毛中，过阴器，抵小腹。"男子精室属于阴器范畴，精室毗邻膀胱，精室之病常常波及膀胱；肝经湿热下注，蕴结精室，波及膀胱，故见尿频尿急、小便灼热、尿道滴白、舌红苔黄、脉弦略数等症，故用蒲公英、败酱草、白花蛇舌草、石韦、萹蓄、土茯苓、萆薢等清肝泄热，利湿通淋；小腹为肝经所过，肝经湿热蕴结，经气不利，情志不畅，故见小腹胀痛、情绪抑郁，药用青皮疏肝行气，解郁畅情；且青皮归肝经，还可引白花蛇舌草、石韦、萹蓄、萆薢等清热利湿通淋药归入肝经而下达精室病所。肾之元气亏虚，无力推动气血，腰府失于荣养，阴茎失于充盈，故见腰脊酸痛、勃起困难，药用杜仲、桑寄生、巴戟天、黄芪等强腰脊，益肾气；黄芪主升，为补气要药，明代贾所学《药品化义》谓其“性温能升阳”，元代王好古《汤液本草》谓其“入……足少阴命门”“补肾脏元气”，因其善补元气，又具升举之性而有举阳之功，是治疗肾气亏虚之阳痿的要药。二诊时大便略稀，故减蒲公英用量以杜其缓泻之弊。三诊时去石韦、萹蓄等是因其湿热之邪已衰，加生晒参是助其扶正祛邪之力。此案湿热在肝，气虚在肾，是为肝实肾虚，虚实夹杂，治以泻肝之实，补肾之虚，寒温同用，虚实同调。

阳痿(4)

吴某，男，57岁，已婚。2014年10月17日初诊。

主诉：勃起不坚4年，勃起困难1年。

患者于2007年开始发生性欲低下，2010年开始发生勃起不坚，近1年来发生勃起困难。患者2007年体检时发现空腹血糖升高，但没有治疗，直到1年前复查空腹血糖达到17.3mmol/L才开始用降糖药治疗，目前通过降糖药治疗后空腹血糖值基本正常。但从发现患糖尿病以来，性欲低下，进而勃起不坚，近1年来勃起困难，现在完全不能同房。外院检测空腹血糖5.9mmol/L；血清性激素检测各项指标正常；彩色多普勒阴茎动脉血流检查：双侧阴茎动脉血流速度异常缓慢，提示双侧阴茎动脉供血不足。刻下患者阴茎勃起困难，完全不能同房，伴有性欲低下、神疲乏力、口淡无味、大便稀溏、直肠脱垂。舌淡苔白，脉象沉迟。

中医诊断：阳痿。

西医诊断：勃起功能障碍，阴茎动脉供血不足，糖尿病。

辨证：脾气亏虚，命门火衰。

治法：补脾益气，温肾壮阳。

方剂：补中益气汤、右归丸等方加减。

处方：红参10g，炙黄芪30g，党参30g，炒白术15g，炙升麻10g，北柴胡10g，制附子15g，肉桂10g，巴戟天20g，淫羊藿20g，当归15g，熟地黄10g。14剂，每日1剂，水煎，分3次服。

二诊（2014年10月31日）：患者诉其服上方后性欲提高，食欲增进，大便正常，脱肛减轻，仍然同房不成功。复查舌质淡红、舌苔薄白、脉来沉缓。药用红参10g，炙黄芪30g，党参30g，炒白术15g，炙升麻10g，北柴胡10g，制附子15g，肉桂10g，巴戟天20g，淫羊藿20g，当归15g，熟地黄10g，九香虫10g。14剂，每日1剂，水煎，分3次服。

三诊（2014年11月14日）：患者诉其服上方后自发勃起良好，同房成功，精神转佳，未再脱肛，但感觉同房时阴茎勃起欠坚。复查舌质淡红、舌苔薄白、脉略沉缓。药用红参10g，炙黄芪30g，党参30g，炒白术15g，制附子15g，肉桂10g，巴戟天20g，淫羊藿20g，当归15g，熟地黄10g，九香虫10g，雄蚕蛾10g。14剂，每日1剂，水煎，分3次服，以资巩固。

【点按】 糖尿病患者普遍存在的躯体神经、自主神经功能障碍及全身内皮细胞和平滑肌功能障碍，可阻碍阴茎动脉血管的扩张，严重影响阴茎的供血，从而导致阴茎勃起功能障碍。本例患者神疲乏力、口淡无味、大便稀溏、直肠脱垂等症，俱属脾气亏虚、中气下陷所致。脾主运化，脾气虚弱，运化失职，纳食不化，水湿不运，下趋大肠，故见口淡无味、大便稀溏；脾气主升，脾气亏虚，中气下陷，故见直肠脱垂；脾为气血生化之源，脾虚则气血化源不足，不能充达濡养形体、肌肉，故见神疲乏力。治拟健脾益气升阳，药用红参、党参、炙黄芪、炒白术等益气健脾；炙黄芪、炙升麻、北柴胡等升举中气。《素问·痿论》说："阳明者，五脏六腑之海，主润宗筋……故阳明虚则宗筋纵。"清代叶天士《临证指南医案》华岫云按："盖胃为水谷之海，纳食不旺，精气必虚，况男子外肾，其名为势，若谷气不充，欲求其势之雄壮坚举，不亦难乎！治唯有通补阳明而已。"脾胃为后天之本，是为表里关系，故脾气亏虚可以引起勃起困难，补益脾气具有助阳起痿之功。患者性欲低下、勃起困难等症，俱属命门火衰所致。命门之火（肾阳）是阴茎勃起的直接动力，命门火衰，鼓动无力，故见性欲低下、勃起困难。治拟温补肾阳，药用制附子、肉桂、巴戟天、淫羊藿等温肾壮阳；当归、熟地黄等补血填精，俱有从血中求气、阴中求阳之功，还可防止制附子、肉桂等大热之品温燥太过。二诊时，仍然同房不成功，故加九香虫以振奋肾阳。三诊时，虽同房成功，但感勃起欠坚，故再加雄蚕蛾以壮阳起痿；去炙升麻、北柴胡是因其不再脱肛，故无需升举。

阳痿(5)

赵某，男，48岁，已婚。2015年11月20日初诊。

主诉：阴茎勃起困难2年。

患者于2012年起发生阴茎勃起障碍；近2年来勃起困难，

完全不能同房。刻下患者阴茎勃起困难，阴茎疲软，完全不能完成插入，伴有形寒肢冷、腰酸腿软、神疲乏力。空腹血糖检测值正常，血脂检测值异常，血清性激素各项检测值正常；B超检查提示脂肪肝及阴茎动脉斑块形成、阴茎动脉血流断续。舌质黯红，舌边有瘀点，舌苔薄白，脉象弦涩。

中医诊断：阳痿。

西医诊断：勃起功能障碍，阴茎动脉粥样硬化症。

辨证：肾阳亏虚，肝经血瘀。

治法：补肾壮阳，活血化瘀。

方剂：右归丸、桃红四物汤、失笑散等方加减。

处方：肉桂10g，制附子15g，巴戟天20g，淫羊藿20g，仙茅10g，杜仲20g，红参10g，熟地黄15g，当归15g，川芎20g，桃仁10g，红花15g，五灵脂15g（布包煎），蒲黄15g（布包煎），王不留行15g，蜈蚣1条。28剂，每日1剂，水煎，分3次服。

二诊（2015年12月18日）：患者诉其服上方后勃起有所好转，但仍不能完成插入；形寒肢冷、腰酸腿软、神疲乏力等症减轻；大便偏稀。复查舌质黯红、舌苔薄白、脉象弦涩。药用肉桂10g，制附子15g，巴戟天20g，淫羊藿20g，仙茅10g，杜仲20g，红参10g，熟地黄15g，当归15g，川芎20g，红花15g，五灵脂15g（布包煎），蒲黄15g（布包煎），王不留行15g，蜈蚣1条，九香虫10g。28剂，每日1剂，水煎，分3次服。另加水蛭胶囊，每次3粒，每日3次，以增强其活血化瘀通络之力。

三诊（2016年1月15日）：患者诉其服上方以来连续3次

同房均获成功，但感勃起欠坚；形寒肢冷、腰酸腿软、神疲乏力等症消失。复查舌质黯红、舌苔薄白、脉象弦缓。药用巴戟天 20g，淫羊藿 20g，仙茅 10g，韭菜子 10g，杜仲 20g，红参 10g，熟地黄 15g，当归 15g，川芎 20g，红花 15g，五灵脂 15g（布包煎），蒲黄 15g（布包煎），王不留行 15g，三七粉 10g（冲服）。14 剂，每日 1 剂，水煎，分 3 次服，以资巩固。

【点按】《素问·举痛论》说："厥阴之脉，络阴器，属于肝。"《灵枢·经脉》说："肝足厥阴之脉，起于大指丛毛之际……上腘内廉，循股阴入毛中，过阴器……足厥阴之别……循胫上睾，结于茎。"说明肝经与阴器的关系密切。肝藏血，主疏泄而调节血量。《素问·五脏生成》说："肝受血而能视，足受血而能步，掌受血而能握，指受血而能摄。"以此推之，阴茎受血而能勃举。本例患者 B 超检查提示阴茎动脉斑块形成、阴茎动脉血流断续，又兼舌质黯红、脉象弦涩，综合四诊判断，证属血瘀肝经，不能充盈阴茎，故阴茎勃起困难；治拟活血化瘀，药用当归、川芎、桃仁、红花、五灵脂、蒲黄、王不留行、蜈蚣等活血化瘀，疏通肝脉；配伍当归、熟地黄等补血之品，又能使活血而不伤血。肾阳是阴茎勃起的直接动力，在性事活动之时能鼓动气血，使气血迅速充盈阴茎，阴茎随之勃举。本例患者形寒肢冷、腰酸腿软、神疲乏力、舌苔薄白等，均是一派虚寒之象，证属肾阳亏虚，命门火衰，不能鼓动气血以充盈阴茎，故阴茎勃起困难；治拟补肾壮阳，药用肉桂、制附子、巴戟天、淫羊藿、仙茅、杜仲等补肾壮阳；红参大补元气，能从气中求阳；熟地黄补益阴血，能从阴中求阳。本例患者属于肾肝同病、虚实夹杂，治拟肾肝同治、虚实同调，使肾虚得补、肝脉得通，阴茎得气血之充盈便能正常勃起。二诊时以前方去桃仁是杜其缓泻之弊，加九香虫是增强其温肾壮阳通络之力。三诊时以前方去肉桂、制附子等大热之品是防其伤阴耗精之弊，去蜈蚣、九香虫、水蛭等虫类药是防其伤胃碍脾之弊，加韭菜子、三七粉等是增强其壮阳活血之力。

阳痿(6)

孙某，男，30岁，已婚。2016年12月7日初诊。

主诉：勃起不坚、疲软过快2年余。

患者于2014年10月结婚，婚后发生勃起不坚、疲软过快，以致不能完成插入；自此至今，同房一直不成功。患者夫妻关系融洽，女方积极陪同患者四处求医，但久治无效。外院血清性激素检测各项指标正常，阴茎海绵体造影显示双侧阴茎海绵体静脉漏。患者目前通过性刺激可有阴茎勃起，但勃起不坚，疲软过快，女方积极配合也不能完成插入，伴有形寒肢冷、神疲乏力、纳呆便溏、腰酸腿软、性欲低下。体检：阴茎、睾丸发育正常。舌质淡红，舌苔薄白，脉沉缓无力。

中医诊断：阳痿。

西医诊断：勃起功能障碍，阴茎海绵体静脉漏。

辨证：脾肾两虚，气不摄血。

治法：补脾温肾，益气摄血。

方剂：归脾汤、右归丸、赞育丹等方加减。

处方：红参10g，炙黄芪30g，党参30g，黄精20g，山药20g，炒白术15g，巴戟天20g，淫羊藿20g，仙茅10g，补骨脂10g，杜仲20g。14剂，每日1剂，水煎，分3次服。

二诊（2016 年 12 月 21 日）：患者诉其服上方后精神转佳，食欲增进，大便成形，勃起硬度增强，但仍然同房不成功，性欲低下。复查舌质淡红、舌苔薄白、脉沉无力。治拟补益脾气、温壮肾阳，药用红参 10g，炙黄芪 30g，党参 30g，黄精 20g，炒白术 15g，巴戟天 20g，淫羊藿 20g，仙茅 10g，补骨脂 10g，韭菜子 10g，九香虫 10g，杜仲 20g。14 剂，每日 1 剂，水煎，分 3 次服。

三诊（2017 年 1 月 4 日）：患者诉其服上方后同房 1 次并能成功插入，但插入后不足 1 分钟就疲软，自感阴器冰冷。复查舌质淡红、舌苔薄白、脉沉无力。治拟温补肾阳，兼补脾气，药用肉桂 10g，制附子 15g，巴戟天 20g，淫羊藿 20g，仙茅 10g，韭菜子 10g，蛇床子 10g，九香虫 10g，雄蚕蛾 10g，枸杞子 20g，黄精 20g，红参 10g，炒白术 15g。14 剂，每日 1 剂，水煎，分 3 次服。

四诊（2017 年 1 月 18 日）：患者告知其服上方以来多次同房均能顺利完成插入，并能在女方体内射精，余症消失，仅感射精较快。复查舌质淡红、舌苔薄白、脉来沉缓。药用肉桂 10g，制附子 15g，巴戟天 20g，淫羊藿 20g，仙茅 10g，韭菜子 10g，蛇床子 10g，九香虫 10g，雄蚕蛾 10g，枸杞子 20g，黄精 20g，红参 10g，炒白术 15g。14 剂，每日 1 剂，水煎，分 3 次服，以善其后。

【点按】 肾阳具有鼓动阴茎勃起之功，若肾阳亏虚，命门火衰，鼓动无力，则易致阴茎勃起不坚，甚至不能勃起；脾主统血，具有维持血液在血管内正常运行而不逸出的作用，若脾气亏虚，摄血无权，不能控制血液的流动方向与流动速度，则易形成阴茎海绵体静脉漏，导致阴茎海绵体静脉回流过快，故阴茎疲软过快。结合患者形寒肢冷、神疲乏力、纳呆便溏、腰酸腿软、性欲低下、舌苔薄白、脉沉缓无力等表现，证属脾肾两虚、气不摄血，治拟补脾温肾、益气摄血，药用归脾汤、右归丸、赞育丹等方加减。方中红参、炙黄芪、党参、黄精、山药、炒白术等补脾益气摄血；巴戟天、淫羊藿、仙茅、补骨脂、杜仲等温肾壮阳起痿；黄精又能滋补肾阴，有从阴中求阳之义。二诊时虽然勃起功能增强，但仍然性欲低下，同房不能成功，故加韭菜子、九香虫等以助肾阳鼓动之力。三诊时患者已经同房成功插入 1 次，但插入后不足 1 分钟就疲软，自感阴器冰冷，说明肾阳仍然亏虚，命门之火不足，故药用肉桂、制附子、巴戟天、淫羊藿、仙茅、韭菜子、蛇床子、九香虫、雄蚕蛾等大补命火；枸杞子、黄精等从阴中求阳；红参、炒白术等补脾以益肾（补后天之脾以养先天之肾）。

阳痿(7)

李某，男，29 岁，已婚。2017 年 2 月 17 日初诊。

主诉：勃起困难 2 年余。

患者结婚前自感勃起不坚，2014 年 10 月结婚，婚后同房不成功，自此至今不能勃起。刻下患者虽有阴茎偶可勃起但不坚，且不能完成插入，伴有性欲低下、阴器冰冷、形寒肢冷、神疲乏力、腰膝酸软。血清性激素检测：睾酮（T）239.1ng/dL（正常值 241 ~ 827ng/dL），泌乳素（PRL）69.45ng/L（正常值 2.1 ~ 17.7ng/L）；脑垂体磁共振成像（MRI）检查：垂体微腺瘤可疑。舌质淡，苔薄白，脉沉无力。

中医诊断：阳痿。

西医诊断：勃起功能障碍，高泌乳素血症。

辨证：肾阳亏虚，命门火衰。

治法：温补肾阳。

方剂：右归丸、赞育丹等方加减。

处方：肉桂10g，制附子15g，仙茅10g，淫羊藿20g，巴戟天20g，韭菜子10g，蛇床子10g，海马5g，红参10g，麦芽90g，黄精20g，熟地黄15g。28剂，每日1剂，水煎，分3次服。

二诊（2017年3月17日）：患者诉其服上方后勃起增强，性欲提高，畏寒减轻，精神转佳，但仍腰膝酸软，同房仍未成功。复查舌质淡、苔薄白、脉沉细。药用肉桂10g，制附子15g，仙茅10g，淫羊藿20g，巴戟天20g，韭菜子10g，蛇床子10g，海马5g，红参10g，麦芽90g，黄精20g，熟地黄15g，杜仲20g，桑寄生30g，续断30g。28剂，每日1剂，水煎，分3次服。

三诊（2017年4月14日）：患者诉其服上方后腰膝酸软消失，勃起明显增强，但同房仍未成功。复查血清PRL降至27.5ng/L。舌质淡，苔薄白，脉沉细。药用肉桂10g，制附子15g，仙茅10g，淫羊藿20g，巴戟天20g，韭菜子10g，蛇床子10g，雄蚕蛾10g，海马5g，红参10g，麦芽90g，黄精20g，熟地黄15g。28剂，每日1剂，水煎，分3次服。

四诊（2017年1月12日）：患者诉其服上方以来勃起显著增强，近半月来同房4次均获成功，腰膝酸软消失。复查血清T 248.5ng/dL，PRL 15.6ng/L；舌质淡、苔薄白、脉沉细。药用肉桂10g，制附子15g，仙茅10g，淫羊藿20g，巴戟天20g，韭菜子10g，蛇床子10g，雄蚕蛾10g，海马5g，红参10g，麦芽90g，黄精20g，熟地黄15g。14剂，每日1剂，水煎，分3次服，以资巩固。

【点按】 高泌乳素血症引起阳痿的原因可能与抑制促性腺激素的释放、降低垂体反应性及减少睾酮生成并导致血清睾酮水平降低有关。一般认为，在未使血清泌乳素水平恢复到正常之前，单纯补充睾酮制剂是不能奏效的，这就提示高泌乳素血症对中枢神经系统也有直接作用。中医学对高泌乳素血症勃起功能障碍的治疗亦是辨证论治。根据本例患者性欲低下、阴器冰冷、形寒肢冷、神疲乏力、腰膝酸软及舌质淡、苔薄白、脉沉无力等表现，当属肾阳亏虚、命门火衰，治拟补肾壮阳，药用肉桂、制附子、仙茅、淫羊藿、巴戟天、韭菜子、蛇床子、海马等补肾壮阳；红参益气生阳；黄精、熟地黄等从阴中求阳，又能填精益脑；海马既能补肾壮阳，又能活血消瘤，故明代李时珍《本草纲目》谓其能“入肾经命门，专善兴阳”，又谓其能“暖水道，壮阳道，消癥块”；麦芽具有回乳之功，现代实验研究发现麦芽具有抑制血清泌乳素分泌的作用。二诊时仍有腰膝酸软，故以前方加补肾壮腰之杜仲、桑寄生、续断。三诊时以前方去杜仲、桑寄生、续断等是因腰膝酸软已愈，加雄蚕蛾是增强其补肾壮阳之力。

阳痿（8）

郑某，男，43岁，已婚。2017年5月23日初诊。

主诉：勃起困难2年。

患者于2013年患桥本甲状腺炎，进而引起甲状腺功能减退，目前仍在服抗甲减药（左甲状腺素钠片）治疗。患者从2014年起，勃起功能逐渐减退，近2年来基本没有勃起，完全不能同房。刻下患者阴茎勃起困难，完全不能完成插入，伴有性欲减退、怕冷少汗、倦怠乏力、眼睑浮肿、纳呆、便溏。舌质淡，苔薄白，脉沉缓。

中医诊断：阳痿，瘿病。

西医诊断：勃起功能障碍，甲状腺功能减退症。

辨证：脾肾阳虚。

治法：温补脾肾。

方剂：附子理中汤、赞育丹、参附汤等方加减。

处方：制附子15g，肉桂10g，干姜10g，红参10g，炒白术15g，茯苓15g，炙甘草10g，巴戟天20g，淫羊藿20g，仙茅10g，蛇床子10g，韭菜子10g，鹿角胶10g（烊化），熟地黄15g。14剂，每日1剂，水煎，分3次服。

二诊（2017年6月6日）：患者诉其服上方后怕冷、浮肿减轻，大便成形；现症勃起困难，倦怠乏力，食欲不振。复查舌质淡、苔薄白、脉沉缓。药用制附子15g，肉桂10g，干姜10g，红参10g，炒白术15g，茯苓15g，炙甘草10g，巴戟天20g，淫羊藿20g，仙茅10g，蛇床子10g，韭菜子10g，雄蚕蛾10g，鹿角胶10g（烊化），熟地黄15g，陈皮10g。14剂，每日1剂，水煎，分3次服。

三诊（2017年6月20日）：患者诉其服上方后勃起显著增强，同房成功，余症基本消失。复查舌质淡、苔薄白、脉沉缓。药用制附子15g，肉桂10g，干姜10g，红参10g，炒白术15g，茯苓 15g，炙甘草 10g，巴戟天 20g，淫羊藿 20g，仙茅 10g，蛇床子 10g，韭菜子 10g，雄蚕蛾 10g，陈皮 10g。10 剂，制成小蜜丸，每服 10g，每日 3 次，以善其后。

【点按】 甲状腺素具有促进组织物质代谢、提高神经兴奋性的作用。甲状腺功能减退症患者的血清甲状腺素浓度降低，导致物质代谢减慢、神经兴奋性降低，男性血清游离睾酮下降、性神经兴奋性降低，从而引起阴茎勃起功能障碍。临床上通过抗甲减药物治疗后，即使其血清甲状腺素浓度提升到了正常值，但其勃起功能往往不能随之恢复正常。本例患者性欲减退、怕冷少汗、倦怠乏力、眼睑浮肿、纳呆便溏、舌质淡、苔薄白、脉沉缓等表现，俱是脾肾阳虚之象。脾主运化，脾阳亏虚，运化失职，气血生化乏源，无以充盈阴茎，故阴茎勃起障碍。药用制附子、肉桂、干姜、红参、炒白术、茯苓、炙甘草等温补脾阳，脾为后天之本，补后天可以益先天。肾阳具有温煦和鼓动作用，肾阳亏虚，无以温煦阴茎，无以鼓动阳物，故阴茎勃起障碍。药用制附子、肉桂、干姜、红参、巴戟天、淫羊藿、仙茅、蛇床子、韭菜子、鹿角胶等温补肾阳，肾为先天之本，补先天可以促后天；熟地黄滋阴填精，有阴中求阳之功。二诊时以前方加雄蚕蛾是增强其补肾壮阳之力，加健胃之陈皮是防鹿角胶、熟地黄等滋腻碍胃之弊。

阳痿(9)

王某，男，29 岁，已婚。2017 年 10 月 13 日初诊。

主诉：勃起困难 3 年。

患者于 2014 年起发生尿频、尿急，会阴胀痛，B 超检查提示前列腺呈炎性声像图表现，前列腺液（EPS）常规检查白细胞（WBC）（++），经抗生素治疗后尿频、尿急及会阴胀痛好转，但却逐渐发生勃起障碍。近1年来阴茎很难勃起，同房不成功。外院血清性激素检测各项指标均正常；B超检查前列腺4.8cm×3.9cm×2.6cm，内部回声不均、光点稍粗；EPS细菌培养未见致病菌生长。刻下患者阴茎勃起困难，同房很难完成插入，伴有尿频、尿急，尿末滴白，会阴胀痛。肛门指诊：前列腺Ⅰ度肿大，有压痛。EPS常规检查：WBC（++），卵磷脂小体（+）。舌质偏红，舌苔黄厚而腻，脉象弦滑。

中医诊断：阳痿。

西医诊断：勃起功能障碍，慢性非细菌性前列腺炎。

辨证：湿热瘀滞肝经。

治法：清热利湿，行气活血。

方剂：连翘金贝煎、萆薢分清饮、少腹逐瘀汤等方加减。

处方：黄柏10g，金银花30g，连翘30g，大血藤30g，土茯苓30g，萆薢20g，当归15g，川芎15g，红花10g，五灵脂15g（布包煎），蒲黄15g（布包煎），延胡索20g，乌药15g，甘草10g。14剂，每日1剂，水煎，分3次服。

二诊（2017年10月27日）：患者诉其服上方后尿频、尿急、会阴胀痛好转，阴茎勃起无明显增强，大便偏稀。复查舌质偏红、舌苔黄腻、脉象弦缓。药用黄柏10g，金银花30g，连翘30g，大血藤30g，土茯苓30g，萆薢20g，川芎15g，红花10g，五灵脂15g（布包煎），蒲黄15g（布包煎），延胡索20g，乌药15g，滑石30g（布包煎），甘草10g。14剂，每日1剂，水煎，分3次服。

三诊（2017年11月10日）：患者诉其服上方后阴茎勃起增强，同房成功，大便正常，略感精神不振。EPS常规检查：WBC少许，卵磷脂小体（++）。舌质偏红，舌苔微黄，脉缓。药用黄柏10g，金银花30g，连翘30g，大血藤30g，土茯苓30g，萆薢20g，川芎15g，红花10g，五灵脂15g（布包煎），蒲黄15g（布包煎），延胡索20g，乌药15g，滑石30g（布包煎），黄芪30g，党参30g，甘草10g。14剂，每日1剂，水煎，分3次服，以资巩固。

【点按】 肝经过阴器，阴器位处卑湿之所，易为湿热之邪所伤，若湿热邪气自下而袭，或由内而生，阻滞肝经，使肝之气血运行不畅，宗筋因之失濡失充，从而导致阳痿，此即《素问·生气通天论》所谓之“湿热不攘……小筋弛长……弛长为痿”。本例患者之尿频、尿急、尿末滴白、前列腺液WBC增多、会阴胀痛、前列腺压痛、舌质偏红、舌苔黄厚而腻、脉象弦滑等俱是湿热蕴结之象，药用黄柏、金银花、连翘、大血藤、土茯苓、萆薢、甘草等清热利湿；肝主筋，前阴为宗筋之所聚，药后湿热已攘，筋不弛长，故痿自愈。会阴胀痛，肛门指诊前列腺肿大，B超检查前列腺体积增大、内部回声不均、光点稍粗等均是气滞血瘀之象，药用大血藤、当归、川芎、红花、五灵脂、蒲黄、延胡索、乌药等行气活血；肝主疏泄，肝经过阴器，阴茎的勃起有赖于肝血的充盈，药后血不瘀滞，肝脉通畅，阴茎赖肝血之充盈，故痿自愈。二诊时大便偏稀，故以前方去具有缓泻作用的当归；加滑石是增强其清热利湿之力。三诊时以前方加黄芪、党参等是增强其补脾益气、扶正祛邪之力。

阳强(1)

李某，男，48岁，已婚。2009年5月13日初诊。

主诉：阴茎异常勃起1年。

患者于2008年春的某个晚上在没有性刺激及性要求的情况下发生阴茎异常勃起，勃起非常坚硬，阴茎持续不软，勃起时没有性兴奋感，反而感觉阴茎疼痛不适，以致不能入睡，必须起床散步才能使勃起的阴茎慢慢疲软，阴茎疼痛不适才能慢慢消失，但入睡后不久又发生异常勃起。初发时每夜异常勃起1~2次，近2个月来异常勃起次数明显增加，每夜异常勃起3~5次，而且阴茎疼痛更甚。为了减轻异常勃起带来的痛苦，患者强迫自己晚睡早起。近1年来，服滋阴降火、疏肝解郁等方药200余剂而无效。检查血常规、尿常规、肝功能均正常；前列腺液（EPS）常规检查：白细胞（WBC）（+）。舌苔薄黄而干，舌质略黯，脉弦略数。

中医诊断：阳强。

西医诊断：阴茎异常勃起症。

辨证：阴虚阳亢，瘀血内停。

治法：滋阴降火，活血化瘀。

方剂：抑阳汤加减。

处方：黄柏15g，知母20g，生地黄20g，玄参20g，牡丹皮20g，赤芍20g，制乳香10g，制没药10g，郁金20g，红花12g，延胡索30g，三七粉10g（冲服）。7剂，每日1剂，水煎，分3次服。

二诊（2009年5月20日）：患者诉其服上方后阴茎异常勃

起减为每夜2～3次，阴茎疼痛程度亦有缓解。复查舌苔薄黄而干、舌色略黯、脉弦略数。药用黄柏15g，知母20g，生地黄20g，玄参20g，牡丹皮20g，赤芍20g，制乳香10g，制没药10g，郁金20g，红花12g，延胡索30g，三七粉10g（冲服）。7剂，每日1剂，水煎，分3次服。

三诊（2009年5月27日）：患者诉其服上方后阴茎异常勃起减为每夜0～1次。复查舌苔薄黄而干、舌色略黯、脉弦略数。药用黄柏15g，知母20g，生地黄20g，玄参20g，牡丹皮20g，赤芍20g，制乳香10g，制没药10g，郁金20g，红花12g，延胡索30g，三七粉10g（冲服）。14剂，每日1剂，水煎，分3次服。

四诊（2009年6月10日）：患者诉其服上方后阴茎异常勃起消失，性欲及性功能也恢复正常。复查舌质淡红、舌苔薄白、脉象弦缓。药用黄柏15g，知母20g，生地黄20g，玄参20g，牡丹皮20g，赤芍20g，制乳香10g，制没药10g，郁金20g，红花12g，延胡索30g，三七粉10g（冲服）。14剂，每日1剂，水煎，分3次服，以资巩固。

【点按】 阴茎异常勃起，是指与性欲和性刺激无关，持续4小时以上的阴茎持续勃起状态。清代陈士铎《石室秘录·男治法》说："强阳不倒，此虚火炎上。"肝肾阴虚，相火妄动，可以引起阴茎异常勃起，但滋阴降火方药治疗无效，显然不是单纯的相火妄动；肝主疏泄，肝气郁结，疏泄失常，在阴茎持续勃起后不能将阴茎中的血液及时疏泄回流入肝，导致血瘀茎络而发生阴茎异常勃起，但疏肝解郁方药治疗无效，显然不是肝失疏泄所致。查其舌苔薄黄而干、脉细略数，存在肝肾阴虚无疑，肝肾阴虚则相火妄动，相火妄动则阴茎异常勃起；阴茎疼痛、舌质略黯，存在血瘀茎络之象，血瘀茎络则络血回流受阻，回流受阻则阴茎异常勃起。因此，药用滋阴降火之黄柏、知母、生地黄、玄参、牡丹皮、赤芍等以泻妄动之相火；用活血化瘀之乳香、没药、郁金、红花、延胡索、三七等以促茎络之回流。相火得以制约，络血得以回流，故异常勃起随之而愈。

阳强(2)

谢某，男，51岁，已婚。2011年7月19日初诊。

主诉：阴茎异常勃起2年，加重1年。

患者于2009年上半年起开始发生夜间阴茎勃起频率显著增加，勃起时没有阴茎胀痛不适，也没有性欲要求，因此也很少同房性交。近1年来，夜间阴茎频繁勃起，勃起时自感阴茎胀痛，需要起床下地行走直至阴茎疲软，每夜如此反复数次，内心深感痛苦。目前患者夜间阴茎频繁勃起，勃起时没有性兴奋感及性行为要求，反而感觉阴茎胀痛不适，需要起床下地行走直至阴茎疲软才可上床休息，每夜如此反复4~5次，伴有急躁易怒、口苦咽干。血常规检查正常。舌质黯红，舌苔薄黄，脉象弦数。

中医诊断：阳强。

西医诊断：阴茎异常勃起症。

辨证：肝火亢盛，肝血瘀阻。

治法：清泻肝火，活血化瘀。

方剂：龙胆泻肝汤、失笑散、金铃子散等方加减。

处方：龙胆草10g，炒栀子15g，黄芩15g，夏枯草15g，醋柴胡 10g，虎杖 10g，五灵脂 20g（布包煎），蒲黄 20g（布包煎），延胡索 30g，川楝子 10g，甘草 10g。14 剂，每日 1 剂，水煎，分 3 次服。

二诊（2011 年 8 月 2 日）：患者诉其服上方后阴茎异常勃起频次减少、疼痛不适减轻，每夜有阴茎胀痛不适感的异常勃起 2～3 次；现症急躁易怒，口苦咽干。复查舌质黯红、舌苔薄黄、脉象弦数。药用龙胆草 10g，炒栀子 15g，黄芩 15g，夏枯草 15g，醋柴胡 10g，虎杖 10g，五灵脂 20g（布包煎），蒲黄 20g（布包煎），延胡索 30g，川楝子 10g，明党参 20g，甘草 10g。14 剂，每日 1 剂，水煎，分 3 次服。

三诊（2011 年 8 月 16 日）：患者诉其服上方后阴茎勃起时的疼痛不适感消失，在阴茎勃起时伴有性兴奋感，而且也不需要起床下地行走以促使阴茎疲软；急躁易怒、口苦咽干等症减轻。复查舌质黯红、舌苔薄黄、脉象弦数。药用龙胆草 10g，炒栀子 15g，黄芩 15g，夏枯草 15g，醋柴胡 10g，虎杖 10g，五灵脂 20g（布包煎），蒲黄 20g（布包煎），延胡索 30g，川楝子 10g，明党参 20g，甘草 10g。14 剂，每日 1 剂，水煎，分 3 次服，以善其后。

【点按】《素问·举痛论》说："厥阴之脉，络阴器，属于肝。"《灵枢·经脉》说："肝足厥阴之脉，起于大指丛毛之际……上腘内廉，循股阴入毛中，过阴器……足厥阴之别……循胫上睾，结于茎。"说明肝经与阴器的关系密切。火性属阳，肝火亢盛，鼓阳太过，故见阴茎异常勃起；肝火亢盛，疏泄失职，情志不舒，故见急躁易怒；肝火亢盛，火盛伤阴，阴不上承，故见咽干；肝与胆相表里，肝火亢盛，迫使胆汁上逆于口，故见口苦；肝经火郁，疏泄失职，气血瘀滞肝经，故见阴茎胀痛不适。本例患者证属肝火亢盛、肝血瘀阻，治拟清泻肝火、活血化瘀，药用龙胆泻肝汤、失笑散、金铃子散等方加减。方中龙胆草、栀子、黄芩、夏枯草、虎杖、甘草等泄肝清热降火；虎杖、五灵脂、蒲黄、延胡索、醋柴胡、川楝子等疏肝行气活血。二诊时异常勃起好转，但仍然急躁易怒、口苦咽干，证属实火伤阴，故加明党参滋阴降火平肝。

阳强(3)

姜某，男，31岁，已婚。2012年5月11日初诊。

主诉：性亢进1年余。

患者于2009年结婚，婚后性生活正常。2010年夏，其妻到国外做访问学者，患者一人独居，自感性欲过盛，频繁勃起，阴茎勃起坚硬，常常持久不衰；2011年夏，其妻回国，因久别重逢，性行为要求过于强烈，每天均要与其同房，一有机会一天同房几次，其妻因此而感到身疲力尽；当其妻经期不能同房时就感到欲火难耐，必须手淫排精。刻下患者性行为要求非常强烈，每天均要同房性交，甚至一天性交几次，伴有身体燥热、五心烦热、心烦失眠、口咽干燥。血常规检查正常。舌质绛红，舌苔微黄，脉象细数。

中医诊断：阳强。

西医诊断：性亢进症。

辨证：肾阴不足，相火妄动。

治法：滋补肾阴，清泻相火。

方剂：知柏地黄丸、大补阴丸、左归饮等方加减。

处方：黄柏15g，知母20g，生地黄20g，山茱萸10g，山药20g，牡丹皮20g，茯苓15g，泽泻10g，龟甲20g（先煎），枸杞子20g，甘草10g。14剂，每日1剂，水煎，分3次服。

二诊（2012年5月25日）：患者诉其服上方后性亢进程度略有减轻，阴茎勃起频次有所减少，可以忍受隔天同房一次；身体燥热、五心烦热、心烦失眠、口咽干燥等症显著减轻。复查舌质红、苔微黄、脉细数。药用黄柏15g，知母20g，生地黄20g，山茱萸10g，山药20g，牡丹皮20g，茯苓15g，泽泻10g，龟甲20g（先煎），枸杞子20g，甘草10g。14剂，每日1剂，水煎，分3次服。

三诊（2012年6月8日）：患者诉其服上方后性欲要求及勃起频次正常，间隔2~6天同房一次，身体燥热、五心烦热、心烦失眠、口咽干燥等症基本消失；其妻也认为患者性欲及性生活基本正常。复查舌质淡红、舌苔微黄、脉象略数。药用黄柏15g，知母20g，生地黄20g，山茱萸10g，山药20g，牡丹皮20g，茯苓15g，泽泻10g，龟甲20g（先煎），枸杞子20g，甘草10g。14剂，每日1剂，水煎，分3次服，以资巩固。

【点按】性亢进症，又称性欲过盛，是以对性行为要求过于强烈为主要特征的疾病。此类患者性生活次数过于频繁，要求每天性交，或不分昼夜一天几次性交仍不满足，甚至不避亲疏，公开要求性交；也可表现为性兴奋出现过快、过剧，甚至拥抱、接吻、触及阴部也可产生强烈的性兴奋高潮。本例患者证属肾阴不足，相火妄动所致。肾寄相火，相火具有激发脏腑功能、鼓动阳具勃起的作用。在正常情况下，肾阴与相火保持平衡状态，因此人的性欲要求及性生活频率保持在正常范围内。

本例患者肾阴亏虚，不能制约相火，相火因此过亢而妄动，激发性欲与鼓动勃起太过，故见性欲过盛、欲火难耐、勃起坚硬、性交频繁；肾阴不足，阴虚火旺，扰动心神，故见心烦失眠；肾阴不足，阴液不能上承口咽，口咽失濡，故见口咽干燥；肾阴不足，阴不制阳，阳气偏亢，阳盛则热，故见身体燥热。药用六味地黄丸（生地黄、山茱萸、山药、牡丹皮、茯苓、泽泻）及龟甲、枸杞子等滋补肾阴以制相火；黄柏、知母、牡丹皮、甘草等清热滋阴以制亢阳。诸药合用，共奏滋补肾阴、清泻相火之功。

不育(1)

郑某，男，31 岁，已婚。2006 年 2 月 21 日初诊。

患者婚后同居 4 年未育。

患者于 2002 年元旦结婚，婚后同居，性生活正常，未行避孕而至今未育，多次精液常规检查为严重死精子症。外院外周血染色体核形分析为 46，XY；精液常规检查：精液量 6mL，pH 8.0，超过 60 分钟不液化，精子密度 43.4×10^6/mL，精子存活率 2.6%，A 级精子（快速前向运动精子）0%，B 级精子（慢速前向运动精子）0%，C 级精子（非前向运动精子）2.6%，D 级精子（不活动精子）97.4%，正常形态精子 19.8%，白细胞（WBC）6 个/HP；血清性激素检测：睾酮（T）、促黄体生成素（LH）、促卵泡激素（FSH）、PRL（泌乳素）检测值均正常。刻下患者阴囊坠胀。体检：胡须、喉结、乳房、阴茎发育正常，双侧睾丸体积各约 14mL，附睾、输精管未见异常。肛门指诊：前列腺 I 度肿大。前列腺液（EPS）常规检查：白细胞（WBC）（++），卵磷脂小体少许。舌苔黄腻，舌质偏红，脉濡略数。

中医诊断：不育。

西医诊断：严重死精子症，精液不液化症，慢性前列腺炎。

辨证：湿热下注，腐败精液。

治法：清热解毒利湿。

方剂：活精汤加减。

处方：黄柏15g，金银花30g，连翘30g，鱼腥草30g，败酱草30g，大血藤30g，土茯苓30g，萹蓄20g，瞿麦20g，薏苡仁30g，黄芪30g，党参30g，小茴香6g，甘草10g。14剂，每日1剂，水煎，分3次服。

二诊（2006年3月7日）：患者诉其服上方后大便偏溏。复查精液常规：精液量4mL，pH 7.8，超过60分钟不液化，精子密度43.4×10^6/mL，精子存活率15.3%，A级精子3.9%，B级精子5.8%，C级精子5.6%，D级精子84.7%，正常形态精子20.8%，WBC 3个/HP；舌脉如前。药用黄柏15g，金银花30g，连翘30g，鱼腥草30g，败酱草30g，大血藤30g，土茯苓30g，萹蓄20g，瞿麦20g，薏苡仁30g，黄芪30g，党参30g，小茴香6g，炒白术15g，甘草10g。21剂，每日1剂，水煎，分3次服。

三诊（2006年3月28日）：患者诉其服上方后大便正常。复查精液常规：精液量3mL，pH 7.2，45分钟液化，精子密度44.1×10^6/mL，精子存活率63.7%，A级精子25.1%，B级精子24.3%，C级精子14.3%，D级精子36.3%，正常形态精子19.9%，精液常规检查各项指标均已正常。嘱服五子衍宗丸以善其后。

2008 年 4 月 15 日，患者因早泄前来就诊，诉其妻 2006 年 6 月受孕，育有一子，已满 1 岁，健康可爱。

【点按】 患者舌苔黄腻、舌质偏红、脉濡略数，是为湿热下注，蕴结不解之征；精液及前列腺液常规检查 WBC 增高，是为湿热内蕴，腐败精液所致；精子存活率过低、精子死亡率过高，乃是湿热酿毒，邪毒伤精所致。本例患者证属湿热下注，腐败精液，治拟清热解毒利湿。药用黄柏、金银花、连翘、鱼腥草、败酱草、大血藤、土茯苓、萹蓄、瞿麦、薏苡仁等清热解毒，利湿化浊；黄芪、党参、甘草等健脾益气，却邪护精；小茴香辛温，归经肝肾，防止黄柏等苦寒之品寒凉太过。诸药合用，共奏清热解毒、利湿化浊、健脾益气、扶正祛邪之功，使之祛邪而不伤正，扶正而不助邪。

不育(2)

赵某，男，28 岁，已婚。2007 年 7 月 10 日初诊。

主诉：婚后同居 2 年未育。

患者于 2005 年结婚，婚后同居，性生活正常，未行避孕而至今未育，多次精液常规检查为严重少精子症。外院外周血染色体核形分析为 46，XY。刻下患者面色无华，形体瘦弱，食欲不振。复查精液常规：精液量 1.5mL，pH 7.2，20 分钟液化，精子分析仪不能检测其精子密度，人工检查精子密度为 1 ~ 2 个/HP，全部为死精子；血清性激素检测：睾酮（T）、促黄体生成素（LH）、促卵泡激素（FSH）、泌乳素（PRL）检测值均正常。体检：胡须、喉结、乳房、阴茎发育正常，双侧睾丸体积各约12mL，弹性较差，附睾、输精管、精索静脉未见异常。舌苔薄白，舌质淡白，脉象细弱。

中医诊断：不育，子虚。

西医诊断：严重少精子症，严重死精子症，睾丸发育不良。

中医辨证：肾精不足，脾气亏虚。

治法：补肾生精，补脾益气。

方剂：益精汤加减。

处方：熟地黄20g，制何首乌20g，黄精20g，枸杞子20g，菟丝子20g，覆盆子20g，五味子10g，巴戟天20g，淫羊藿20g，鹿角胶10g（烊化），炙黄芪30g，党参30g，炒白术15g。30剂，每日1剂，水煎，分3次服。

二诊（2007年8月14日）：患者诉其服上方后食欲增进。复查精液常规：精液量2mL，pH 7.5，20分钟液化，精子密度10.2×10^6/mL，精子存活率45.6%，A级精子（快速前向运动精子）7.1%，B级精子（慢速前向运动精子）14.2%，C级精子（非前向运动精子）24.3%，D级精子（不动精子）54.4%，畸形精子32.8%。复查舌苔薄白、舌质淡红、脉象沉细。均属脾气渐复之象。药用熟地黄20g，制何首乌20g，黄精20g，枸杞子20g，菟丝子20g，覆盆子20g，五味子10g，巴戟天20g，淫羊藿20g，鹿角胶10g（烊化），炙黄芪30g，党参30g，当归15g。30剂，每日1剂，水煎，分3次服。

三诊（2007年9月18日）：患者诉其服上方后已无不适，面有光泽。复查精液常规：精液量2.5mL，pH 7.5，20分钟液化，精子密度21.9×10^6/mL，精子存活率61.5%，A级精子18.8%，B级精子21.3%，C级精子21.4%，D级精子38.5%，畸形精子28.8%，精液质量显著提高。舌苔薄白，舌质淡红，脉象细缓。药用熟地黄20g，制何首乌20g，黄精20g，枸杞子20g，菟丝子20g，覆盆子20g，五味子10g，巴戟天20g，淫羊藿20g，鹿角胶10g（烊化），炙黄芪30g，党参30g，当归15g。30剂。每日1剂，水煎，分3次服。

2007年10月23日，患者来电话告知，其在某省三甲医院复查精液常规，各项指标均已正常。嘱其减量服用，原方一剂改服两天。

2008年1月8日患者发来感谢短信，告知其妻已孕2个月。

【点按】《灵枢·经筋》说："足少阴之筋……并太阴之筋而上循阴股，结于阴器。"明代林珮琴《类证治裁·卷之首》说："睾丸者，肾之外候。"睾丸有外肾之称，所以睾丸属肾。肾藏精，主生殖。肾精是形成新生命体的原始物质，肾精充盛，则生殖功能旺盛；肾精不足，则生殖功能衰退。少精子症系由睾丸生精功能障碍所致，故睾丸生精功能障碍性少精子症多属肾精不足，治疗宜用补肾生精法；药用熟地黄、制何首乌、黄精、枸杞子、菟丝子、覆盆子、五味子、鹿角胶等补肾生精；其中鹿角胶为血肉有情之品，系补肾上品、生精要药。精血同源，血能化精，补血即可以补精，药用鹿角胶、熟地黄、制何首乌等既可直接补益肾精，又可通过补血而化精。精属阴，明代张介宾《景岳全书·新方八略·补略》说"善补阴者，必于阳中求阴，则阴得阳升而泉源不竭"；药用淫羊藿、巴戟天等补阳以益精而有"阳生阴长"之功。《素问·上古天真论》说：肾"受五脏六腑之精而藏之，故五脏盛乃能泻"，说明肾精有赖五脏之精的充养；脾为后天之本，气血生化之源，所以肾精尤其需要脾胃化生的后天水谷之精的滋养，才能充盛不衰，维持生殖功能；药用炙黄芪、党参、炒白术等补益脾气，使脾气健旺则化源充足，化源充足则肾精得养，即所谓脾健则肾强、气旺则精充。诸药合用，共奏补肾填精、益气生精之功。

不育(3)

夏某，男，25 岁，已婚。2010 年 6 月 4 日初诊。

主诉：婚后同居 3 年未育。

患者于 2007 年结婚，婚后同居，性生活正常，未行避孕而至今未育，外院多次精液常规检查均无精子，外周血染色体核形分析为 46，XY。刻下患者尿频、尿急，睾丸疼痛，会阴坠胀。复查精液常规：精液量 3mL，pH 7.8，超过 60 分钟不液化，精子密度为 0，白细胞（WBC）5 个/HP；血清性激素检测：睾酮（T）、促黄体生成素（LH）、促卵泡激素（FSH）、泌乳素（PRL）检测值均正常。体检：胡须、喉结、乳房、阴茎、睾丸发育正常，双侧附睾肿大（均约 1.0cm × 0.8cm），质地较硬，触痛明显，双侧输精管明显增粗，精索静脉无曲张；肛门指诊：前列腺Ⅱ度肿大，质地不均：前列腺液常规检查：WBC（++），卵磷脂小体少许。舌苔黄腻，舌质淡红，脉象弦涩。

中医诊断：不育，子痈。

西医诊断：梗阻性无精子症，慢性附睾炎，慢性输精管炎，慢性前列腺炎。

辨证：湿热下注、瘀血内停。

治法：清热利湿，活血化瘀。

方剂：通管汤加减。

处方：黄柏15g，金银花30g，连翘30g，败酱草30g，大血藤30g，鱼腥草30g，土茯苓30g，丹参30g，当归15g，红花10g，三七粉10g（冲服），橘核20g，小茴香6g，甘草10g。21剂，每日1剂，水煎，分3次服。

二诊（2010年6月25日）：患者诉其服上方后睾丸疼痛、会阴坠胀显著减轻，尿频、尿急改善不明显。体检：双侧附睾肿块缩小（均约0.8cm×0.6cm），触痛减轻。复查舌苔微黄、舌质淡红、脉象弦缓。药用黄柏15g，金银花30g，连翘30g，败酱草30g，大血藤30g，鱼腥草30g，土茯苓30g，丹参30g，当归15g，红花10g，三七粉10g（冲服），橘核20g，小茴香6g，甘草10g。21剂，每日1剂，水煎，分3次服。

三诊（2010年7月16日）：患者诉其服上方后睾丸疼痛、会阴坠胀消失，尿频、尿急显著减轻。体检：双侧附睾及输精管基本恢复正常。精液常规检查：精液量3mL，pH 7.6，30分钟液化，精子密度35.8×10^6/mL，精子存活率63.7%，A级精子（快速前向运动精子）24.5%，B级精子（慢速前向运动精子）24.7%，C级精子（非前向运动精子）14.5%，D级精子（不动精子）36.3%，畸形精子18.4%，WBC 1个/HP。复查舌苔薄白、舌质淡红、脉象细缓。证属肾气亏虚、肾精不足，治拟补肾生精，方用益精汤加减，药用熟地黄20g，制何首乌20g，黄精20g，枸杞子20g，菟丝子20g，覆盆子20g，五味子10g，沙苑子20g，巴戟天20g，淫羊藿20g，炙黄芪30g，党参30g，鹿角胶10g（烊化）。14剂，每日1剂，水煎，分3次服。

2010年10月15日，患者诉其服上方后无何不适，便自行停药。今日陪其妻子来院检查，证实已孕8周。

【点按】患者多次精液常规检查均为无精子症，血清性激素检测及外周血染色体检查正常，体检睾丸发育正常，说明不是真性无精子症；查体双侧附睾肿大、质地较硬、触痛明显，输精管明显增粗，说明输精管道存在炎性充血、水肿，因此考虑为梗阻性无精子症。患者尿频尿急、精液不液化、舌苔黄腻、舌质淡红，则是湿热蕴结下焦，腐败精液所致；睾丸疼痛、会阴坠胀、脉象弦涩，则是气血瘀滞精室、阻塞精道所致；多次精液常规检查均无精子，则是湿热瘀滞精道、精道不通所致。本例患者证属湿热下注、瘀血内阻，治拟清热利湿、活血化瘀。药用黄柏、金银花、连翘、败酱草、大血藤、鱼腥草、土茯苓、甘草等清热解毒，利湿化浊；丹参、当归、红花、三七、橘核、小茴香等行气活血，化瘀散结。三诊时湿热已清，瘀滞已通，邪气已去，故改投熟地黄、制何首乌、黄精、枸杞子、菟丝子、覆盆子、五味子、沙苑子、巴戟天、淫羊藿、炙黄芪、党参、鹿角胶等药补肾生精。药后无何不适，其妻不日而孕。

不育(4)

郑某，男，30岁，已婚。2012年5月9日初诊。

主诉：婚后同居1年余未育。

患者于2011年元旦结婚，婚后同居，性生活正常，未行避孕而至今未育，女方检查未见异常。2012年4月27日某省级医院精液常规检查：精液量5.0mL，pH 7.3，液化时间30分钟，精子密度14.15×10^6/mL，精子存活率36.12%，PR（前向运动精子）11.10%，NP（非前向运动精子）25.02%，IM（不动精子）63.88%，正常形态精子4%。刻下患者精神不振，面白无华。体检：左侧睾丸体积约 11mL，右侧睾体积约 13mL，双侧睾丸弹性均差。舌质淡，苔薄白，脉沉细。

中医诊断：不育，子虚。

西医诊断：少精子症，弱精子症，死精子症，睾丸发育不良。

辨证：肾精亏虚。

治法：补肾填精。

方剂：五子衍宗丸、四物汤、龟鹿二仙胶等方加减。

处方：枸杞子 20g，菟丝子 20g，覆盆子 20g，五味子 10g，沙苑子 20g，熟地黄 20g，制何首乌 20g，黄精 20g，当归 15g，巴戟天 20g，淫羊藿 20g，仙茅 15g，鹿角胶 12g（烊化），炙黄芪 30g，党参 30g，炒白术 15g。7 剂，每日 1 剂，水煎，分 3 次服。

二诊（2012 年 5 月 16 日）：患者诉其服上方后精神转佳，唯觉稍有脘胀。复查舌质淡、苔薄白、脉沉细。药用枸杞子 20g，菟丝子 20g，覆盆子 20g，五味子 10g，沙苑子 20g，熟地黄 20g，制何首乌 20g，黄精 20g，当归 15g，巴戟天 20g，淫羊藿 20g，仙茅 15g，鹿角胶 12g（烊化），炙黄芪 30g，党参 30g，炒白术 15g，陈皮 10g。7 剂，每日 1 剂，水煎，分 3 次服。

三诊（2012 年 5 月 23 日）：患者诉其服上方后脘胀消失，余无不适。复查舌质淡红、舌苔薄白、脉象沉缓。药用枸杞子 20g，菟丝子 20g，覆盆子 20g，五味子 10g，沙苑子 20g，熟地黄 20g，制何首乌 20g，黄精 20g，当归 15g，巴戟天 20g，淫羊藿 20g，仙茅 15g，鹿角胶 12g（烊化），炙黄芪 30g，党参 30g，炒白术 15g，陈皮 10g。14 剂，每日 1 剂，水煎，分 3 次服。

四诊（2012年6月6日）：患者诉其服上方后气色渐好。复查舌质淡红、舌苔薄白、脉象和缓。药用枸杞子20g，菟丝子20g，覆盆子20g，五味子10g，沙苑子20g，熟地黄20g，制何首乌20g，黄精20g，当归15g，巴戟天20g，淫羊藿20g，仙茅15g，鹿角胶12g（烊化），炙黄芪30g，党参30g，炒白术15g，陈皮10g。28剂，每日1剂，水煎，分3次服。

五诊（2012年7月21日）：患者诉其服上方后无何不适。复查精液常规：精液量5.0mL，pH 7.3，液化时间30分钟，精子密度30.60×10^6/mL，精子存活率84.98%，PR 44.52%，NP 40.46%，IM 15.02%，正常形态精子20%，精液常规检查各项指标均已恢复正常。于是嘱其上方减量后再进14剂，以资巩固。

2012年10月，患者来电，告知其妻已孕。

【点按】 肾藏精，主生殖，为人体生命之本源，睾丸有外肾之称。肾之精气亏虚，故其睾丸体积较小，精子密度降低，精子存活率不足，精子活动力低下。《素问·阴阳应象大论》说“精不足者，补之以味”，故用熟地黄、制何首乌、当归、黄精、枸杞子、菟丝子、覆盆子、五味子、鹿角胶等味厚之品，滋补肾精。精血同源，精能化血，血能生精，故用熟地黄、制何首乌、当归等补血之品，以从血中求精。明代张介宾《景岳全书·新方八阵·补略》说“善补阴者，必于阳中求阴，则阴得阳升而泉源不竭”，故用巴戟天、淫羊藿、仙茅等温补肾阳，以从阳中求阴。肾为先天之本，脾为后天之本，先天与后天相互滋生、相互促进，故用炙黄芪、党参、炒白术等补脾益气，使脾气健而肾精充，并有补气以生精、从气中求精之妙。诸药配伍，共奏补肾填精、益气生精之功，药证相合，功效甚速，故其妻不日而孕。

不育(5)

艾某，男，36岁，已婚。2012年7月13日初诊。

主诉：婚后同居7年未育。

患者于2005年结婚，婚后同居，性生活正常，未行避孕而至今未育。2012年6月28日北京某部级医院精液常规检查：精液量2.5mL，pH 7.0，液化时间30分钟，精子密度13.71×10^6/mL，精子存活率30.72%，PR（前向运动精子）10.77%，NP（非前向运动精子）19.95%，IM（不动精子）69.28%，正常形态精子5%。刻下患者腰膝酸软，性欲减退，神疲乏力，阴囊坠胀。体检：双侧睾丸体积均约12mL，弹性均差，左侧精索静脉Ⅱ度曲张。B超检查：左侧精索静脉内径2.9mm，伴有反流。舌质黯，苔薄白，脉沉涩。

中医诊断：不育，筋瘤。

西医诊断：少精子症，弱精子症，死精子症，精索静脉曲张。

辨证：肾虚血瘀。

治法：补肾生精，活血化瘀。

方剂：补肾活血汤加减。

处方：鹿角胶12g（烊化），熟地黄20g，制何首乌15g，枸杞子20g，菟丝子20g，覆盆子20g，五味子10g，巴戟天20g，淫羊藿20g，当归20g，川芎15g，丹参30g，红景天20g。7剂，每日1剂，水煎，分3次服。

二诊（2012年7月20日）：患者诉其服上方后精神转佳，略感脘胀。复查舌质黯、苔薄白、脉沉涩。药用鹿角胶12g（烊化），熟地黄10g，制何首乌15g，枸杞子20g，菟丝子20g，覆盆子20g，五味子10g，巴戟天20g，淫羊藿20g，当归20g，川芎15g，丹参30g，红景天20g，砂仁6g（后下）。7剂，每日1剂，水煎，分3次服。

三诊（2012年7月27日）：患者诉其服上方后脘胀消失、性欲提高。复查舌质偏黯、舌苔薄白、脉象沉缓。药用鹿角胶12g（烊化），熟地黄10g，制何首乌15g，枸杞子20g，菟丝子20g，覆盆子20g，五味子10g，巴戟天20g，淫羊藿20g，当归20g，川芎15g，丹参30g，红景天20g，砂仁6g（后下）。28剂，每日1剂，水煎，分3次服。

四诊（2012年8月31日）：患者诉其服上方后诸症消失。舌质略黯，舌苔薄白，脉象沉缓。精液常规检查：精液量3mL，pH 7.3，液化时间20分钟，精子密度20.67×10^{6}/mL，精子存活率70.16%，PR 35.42%，NP 34.74%，IM 29.84%，正常形态精子15%，精液常规检查各项指标均已恢复正常。于是嘱其再以上方减量调理，以资巩固。

2013年10月，患者因身感乏力而来院调理，并诉其妻已产一健康男婴。

【点按】 肾藏精，主生殖，肾精亏虚，故其精子密度降低，精子存活率不足，精子活动力低下，药用鹿角胶、熟地黄、制何首乌、枸杞子、菟丝子、覆盆子、五味子等补肾生精；腰为肾之府，肾气为生命活动的原动力，肾气亏虚，鼓动无力，腰府失养，故腰膝酸软、性欲减退、神疲乏力，药用巴戟天、淫羊藿等温补肾阳，鼓舞肾气；肝经过阴器，血瘀肝经，故见精索静脉曲张，并有阴囊坠胀，药用当归、川芎、丹参、红景天等活血化瘀；当归还有补血作用，故用当归有从血中求精之意；红景天还有补气作用，故用红景天有从气中求精之妙。诸药合用，共奏补肾生精、活血化瘀之功。

不育(6)

颜某，男，42岁，已婚。2012年7月27日初诊。

主诉：婚后同居6年未育。

患者于2006年结婚，婚后同居，性生活正常，未行避孕而至今未育，女方检查未见异常。2012年7月26日某省级医院精液常规检查：精液量3.0mL，pH 7.4，液化时间30分钟，精子密度17.95×10^6/mL，精子存活率27.54%，PR（前向运动精子）7.70%，NP（非前向运动精子）19.84%，IM（不动精子）72.46%，正常形态精子15%。刻下患者神疲乏力，腰膝酸软，形寒肢冷，性欲减退，阴茎勃起不坚，甚或不能勃起。体检：阴茎发育正常，双侧睾丸体积均约14mL，弹性均差。舌质淡，苔薄白，脉沉迟。

中医诊断：不育，阳痿。

西医诊断：弱精子症，死精子症，勃起功能障碍。

辨证：肾阳亏虚。

治法：补肾助阳。

方剂：五子衍宗丸、赞育丹等方加减。

处方：制附子10g，肉桂10g，仙茅15g，淫羊藿20g，巴戟天20g，枸杞子20g，菟丝子20g，覆盆子20g，五味子10g，鹿角胶 10g（烊化），熟地黄 20g。7 剂，每日 1 剂，水煎，分 3 次服。

二诊（2012 年 8 月 3 日）：患者诉其服上方后精神转佳、性欲提高。复查舌质淡、苔薄白、脉沉迟。药用制附子 10g，肉桂 10g，仙茅 15g，淫羊藿 20g，巴戟天 20g，枸杞子 20g，菟丝子 20g，覆盆子 20g，五味子 10g，鹿角胶 10g（烊化），熟地黄 20g。7 剂，每日 1 剂，水煎，分 3 次服。

三诊（2012 年 8 月 10 日）：患者诉其服上方后腰膝酸软、形寒肢冷等症消失，勃起功能增强。复查舌质淡红、舌苔薄白、脉象沉细。药用制附子 10g，肉桂 10g，仙茅 15g，淫羊藿 20g，巴戟天 20g，枸杞子 20g，菟丝子 20g，覆盆子 20g，五味子 10g，鹿角胶 10g（烊化），熟地黄 20g。14 剂，每日 1 剂，水煎，分 3 次服。

四诊（2012 年 8 月 24 日）：患者诉其服上方后勃起良好，同房正常。复查舌质淡红、舌苔薄白、脉象沉细。药用制何首乌 20g，黄精 20g，仙茅 15g，淫羊藿 20g，巴戟天 20g，枸杞子 20g，菟丝子 20g，覆盆子 20g，五味子 10g，鹿角胶 12g（烊化），熟地黄 20g。14 剂，每日 1 剂，水煎，分 3 次服。

五诊（2012 年 9 月 21 日）：患者来院复查精液常规：精液量 4.0mL，pH 7.3，液化时间 30 分钟，精子密度 20.15×10^6/mL，精子存活率 80.45%，PR 47.12%，NP 33.33%，IM 19.55%，正常形态精子 17%，精液常规检查各项指标均已恢复正常。于是嘱其再以上方减量调理，以资巩固。

2013 年 7 月，患者介绍一友前来看病，询问其情况，告知颜某之妻已孕待产。

【点按】肾阳为一身之阳的根本，是生命活动的原动力，具有温煦机体、激发性欲、鼓动勃起、促进精子前向运动的作用。肾阳亏虚，温煦不足、激发不能、鼓动无力，故见形寒肢冷、腰膝酸软、神疲乏力、性欲减退、勃起障碍、精子存活率不足、精子活动力低下。药用制附子、肉桂、仙茅、淫羊藿、巴戟天、菟丝子、覆盆子、五味子、鹿角胶等温肾助阳。明代张介宾《景岳全书·新方八阵》说“善补阳者，必于阴中求阳，则阳得阴助而生化无穷”，故药用枸杞子、鹿角胶、熟地黄等滋补肾精，以从阴中求阳。

不育(7)

朱某，男，33岁，已婚。2012年9月11日初诊。

主诉：婚后同居3年未育。

患者于2009年结婚，婚后同居，性生活正常，未行避孕而至今未育。2012年8月13日某省级医院精液常规检查：精液量5.0mL，pH 7.0，超过60分钟不液化，精子密度34.58×10^6/mL，精子存活率30.73%，PR（前向运动精子）13.17%，NP（非前向运动精子）17.56%，IM（不动精子）69.27%，正常形态精子18%。刻下患者睾丸、会阴等处疼痛，面部痤疮，面生油腻。体检：双侧睾丸体积均约15mL，双侧附睾头肿大，均约1.0cm×1.2cm，质地较硬，触痛明显。肛门指诊：前列腺Ⅱ度肿大，中央沟消失，质地不均，且有压痛。前列腺液（EPS）常规检查：白细胞（WBC）（+++），卵磷脂小体少许。舌质黯，苔黄腻，脉弦涩。

中医诊断：不育，子痈。

西医诊断：弱精子症，死精子症，精液不液化症，慢性附睾炎，慢性前列腺炎。

辨证：湿热蕴结精室，血液瘀阻肝脉。

治法：清热利湿，活血化瘀。

方剂：连翘金贝煎、五味消毒饮、血府逐瘀汤等方加减。

处方：黄柏15g，金银花30g，连翘30g，鱼腥草30g，野菊花30g，土茯苓30g，败酱草30g，大血藤30g，丹参30g，红花15g，郁金20g，川芎15g，红景天10g，黄芪30g，炒白术15g。14剂，每日1剂，水煎，分3次服。

二诊（2012年9月25日）：患者诉其服上方后睾丸、会阴疼痛减轻，面部油腻、痤疮消失。复查舌质黯、苔黄腻、脉弦涩。药用黄柏15g，金银花30g，连翘30g，土茯苓30g，败酱草30g，大血藤30g，丹参30g，红花15g，郁金20g，川芎15g，红景天10g，黄芪30g，炒白术15g，橘核15g。14剂，每日1剂，水煎，分3次服。

三诊（2012年10月9日）：患者诉其服上方后睾丸、会阴疼痛消失。体检：双侧附睾大小、质地基本恢复正常，压痛消失。复查舌质偏黯、舌苔微黄、脉来弦缓。药用黄柏15g，金银花30g，连翘30g，土茯苓30g，败酱草30g，大血藤30g，丹参30g，红花15g，郁金20g，川芎15g，红景天10g，黄芪30g，炒白术15g，橘核15g。14剂，每日1剂，水煎，分3次服。

四诊（2012年11月13日）：患者诉其服上方后无何不适。前列腺液常规检查：WBC极少，卵磷脂小体（+++）。舌质略黯，舌苔微黄，脉来缓弱。湿热已祛，瘀滞大减，治拟扶正生精，兼以活血化瘀，药用黄芪30g，党参30g，炒白术15g，枸杞子 20g，菟丝子 20g，覆盆子 20g，五味子 10g，巴戟天 20g，淫羊藿 20g，绞股蓝 20g，红景天 10g，大血藤 30g，丹参 30g，甘草 10g。30 剂，每日 1 剂，水煎，分 3 次服。

五诊（2012 年 12 月 18 日）：患者来院复查精液常规：精液量 4.5mL，pH 7.4，30 分钟液化，精子密度 42.35×10^6/mL，精子存活率 63.18%，PR 33.54%，NP 29.64%，IM 36.82%，正常形态精子 21%，精液常规检查各项指标均已正常。

2013 年 10 月，患者特意送来喜糖，诉其妻已产一健康男婴。

【点按】 患者面部痤疮，且多油腻，双侧附睾肿大触痛，前列腺液常规检查 WBC（+++），舌质黯红，舌苔黄腻，均属湿热瘀阻之征。湿热蕴蒸阳明，则面生痤疮，且生油腻；湿热蕴结精室，腐败精液，则前列腺液白细胞较多、精子存活率不足、精子活动力低下、精液不液化。当此邪实之时，治拟攻其实邪，故药用黄柏、金银花、连翘、败酱草、鱼腥草、野菊花、大血藤、土茯苓等清热解毒利湿。肝经过阴器，湿热瘀阻肝脉，则前列腺及附睾肿大、压痛，故药用败酱草、大血藤、丹参、红花、郁金、川芎、红景天等清热解毒，活血化瘀。方中用黄芪、炒白术，一是补气以助活血化瘀，二是补脾以防苦寒伤胃，三是扶正以助祛除实邪。五诊时实邪基本祛除，故治拟扶正生精为主，兼以化瘀却邪，因此不日精液检查正常，其妻受孕。此案治分标本，先泻后补，法证相应，故能愈之。

不育(8)

王某，男，29 岁，已婚。2014 年 3 月 12 日初诊。

主诉：婚后同居3年未育。

患者于2011年元旦结婚，婚后同居，性生活一般，未行避孕而至今未育。外院多次精液常规检查均为少精子症、弱精子症；染色体核型分析46，XY；其妻在医院生殖中心检查未见异常。刻下患者神疲乏力，精神不振。体检：胡须较少，喉结较平，阴茎常态下长5cm，精索静脉无曲张，双侧附睾无肿大，双侧睾丸体积偏小、质地柔软、弹性较差，左侧睾丸体积约10mL，右侧睾丸体积约11mL。精液常规检查：精子密度9.1×10^6/mL，精子存活率25.9%，前向运动精子（PR）10.6%，非前向运动精子（NP）15.3%，不动精子（IM）74.1%。血清性激素检测：睾酮（T）237.5ng/dL（正常值241～827ng/dL）。舌质淡红，舌苔薄白，脉象沉细。

中医诊断：不育，子虚。

西医诊断：少精子症，弱精子症，死精子症，睾丸发育不良。

辨证：肾精亏虚。

治法：补肾生精。

方剂：赞育丹、五子衍宗丸、龟鹿二仙胶等方加减。

处方：熟地黄20g，制何首乌20g，黄精20g，枸杞子20g，菟丝子20g，覆盆子20g，五味子10g，沙苑子20g，巴戟天20g，淫羊藿20g，鹿角胶10g（烊化），炙黄芪30g，红参10g。28剂，每日1剂，水煎，分3次服。

二诊（2014年4月9日）：患者诉其服上方后精神转佳，食欲有所减退。复查血清T：259.7ng/dL。舌质淡红，舌苔薄白，脉象沉细。药用熟地黄10g，制何首乌20g，黄精20g，枸杞子20g，菟丝子20g，覆盆子20g，五味子10g，沙苑子20g，巴戟天20g，淫羊藿20g，鹿角胶10g（烊化），炙黄芪30g，红参10g，砂仁6g（后下）。28剂，每日1剂，水煎，分3次服。

三诊（2014年5月7日）：患者诉其服上方后神清气爽，精力充沛，纳食正常。复查精液常规：精子密度14.5×10^6/mL，精子存活率62.8%，PR 23.9%，NP 38.9%，IM 37.2%。舌质淡红，舌苔薄白，脉象沉缓。药用熟地黄10g，制何首乌20g，黄精20g，枸杞子20g，菟丝子20g，覆盆子20g，五味子10g，沙苑子20g，巴戟天20g，淫羊藿20g，鹿角胶10g（烊化），炙黄芪30g，红参10g，砂仁6g（后下）。28剂，每日1剂，水煎，分3次服。

四诊（2014年6月4日）：患者诉其服上方后无何不适。复查精液常规：精子密度20.1×10^6/mL，精子存活率70.5%，PR 36.1%，NP 34.4%，IM 29.5%，精液常规检查各项指标均已正常。舌质淡红，舌苔薄白，脉象沉缓。药用熟地黄10g，制何首乌20g，黄精20g，枸杞子20g，菟丝子20g，覆盆子20g，五味子10g，沙苑子20g，巴戟天20g，淫羊藿20g，鹿角胶10g（烊化），炙黄芪30g，红参10g，砂仁6g（后下）。28剂，每日1剂，水煎，分3次服，以资巩固。

2014年8月，患者专程来院告知其妻已孕，并深表感谢。

【点按】《素问·金匮真言论》说："北方色黑，入通于肾，开窍于二阴，藏精于肾。"二阴，系指后阴之肛门与前阴之阴器。《灵枢·经筋》说："足少阴之筋……并太阴之筋而上循阴股，结于阴器。"睾丸是阴器的重要组成部分，说明睾丸通过足少阴经筋而隶属于肾。睾丸为肾所主，有外肾之称，故明代王肯堂《证治准绳》说："肾……其气通于外肾（睾丸）。"肾藏精而主生殖，本例患者精子密度低、精子活力差等现象是生殖之精虚弱的表现，此乃肾精不足所致；肾主生长发育，本例患者睾丸软小、胡须较少、喉结较平、阴茎短小等现象是肾不主生长发育的表现，亦乃肾精不足所致。肾之精气不足，治拟补肾生精，药用熟地黄、制何首乌、黄精、枸杞子、菟丝子、覆盆子、五味子、沙苑子、巴戟天、淫羊藿、鹿角胶等补肾生精；炙黄芪、红参等补脾益气，脾为后天之本，肾为先天之本，补后天可以养先天。二诊时以前方减熟地黄用量是杜其滋腻碍胃之弊，加砂仁是防鹿角胶等滋腻药之碍胃。

不育(9)

张某，男，27 岁，已婚。2013 年 10 月 12 日初诊。

主诉：婚后同居 2 年未育。

患者于 2011 年 5 月结婚，婚后同居，性生活正常，未行避孕而至今未育。2011 年 6 月，患者突发左侧睾丸肿大疼痛，经抗生素治疗半月而疼痛消失；1 个月后又发右侧睾丸肿大疼痛，经抗生素治疗半月而疼痛消失。自此之后，每遇劳累即有阴囊轻微胀痛的表现，但由于不影响工作和生活而未引起注意。婚后曾 3 次精液常规检查均未见精子，精浆中性 α-葡糖苷酶 6.2mU/一次射精量（正常值≥20mU/一次射精量），睾丸穿刺细胞学检查双侧睾丸可见大量精子。刻下患者阴囊坠胀疼痛，劳累后加重，偶有尿频、尿急。体检：双侧睾丸体积均约 15mL，双侧附睾体积增大、质地不均、压痛（+），双侧输精管增粗。精液常规检查未见精子，精液离心沉渣检查亦未见精子。舌质黯红，舌苔薄黄，脉弦。

中医诊断：不育，子痈。

西医诊断：梗阻性无精子症，慢性附睾炎，慢性输精管炎。

辨证：湿热瘀滞，精道不通。

治法：清热利湿，活血通络。

方剂：连翘金贝煎、桃红四物汤、失笑散等方加减。

处方：金银花30g，蒲公英30g，连翘30g，大血藤30g，土茯苓30g，当归20g，川芎20g，赤芍20g，红花10g，五灵脂15g（布包煎），蒲黄15g（布包煎），王不留行20g，水蛭10g，蜈蚣2条、制香附15g。28剂，每日1剂，水煎，分3次服。

二诊（2013年11月9日）：患者诉其服上方后阴囊胀痛消失，但大便一日2次，而且偏稀。体检：双侧附睾压痛消失，双侧输精管基本正常。舌质黯红，舌苔薄黄，脉弦。药用金银花30g，蒲公英15g，连翘30g，大血藤30g，土茯苓30g，当归10g，川芎20g，赤芍20g，红花10g，五灵脂15g（布包煎），蒲黄15g（布包煎），王不留行20g，水蛭10g，蜈蚣2条，制香附15g。28剂，每日1剂，水煎，分3次服。

三诊（2013年12月7日）：患者诉其服上方后大便正常，尿频、尿急减轻。体检：双侧附睾质地变软。复查精液常规：精子密度4.3×10^6/mL，精子存活率65.0%，前向运动精子（PR）33.2%，非前向运动精子（NP）31.8%，不动精子（IM）35.0%。舌质略黯，舌苔微黄，脉缓。药用金银花30g，蒲公英15g，连翘30g，大血藤30g，土茯苓30g，当归10g，川芎20g，赤芍20g，红花10g，五灵脂15g（布包煎），蒲黄15g（布包煎），王不留行20g，水蛭10g，蜈蚣2条，制香附15g，路路通15g。28剂，每日1剂，水煎，分3次服。

四诊（2014年1月4日）：患者诉其服上方后无何不适。复查精液常规：精子密度25.4×10^6/mL，精子存活率80.6%，PR 54.9%，NP 25.7%，IM 19.4%，精液常规检查各项指标均已正常。舌质略黯，舌苔微黄，脉缓。药用金银花30g，蒲公英15g，连翘30g，大血藤30g，土茯苓30g，当归10g，川芎20g，赤芍20g，红花10g，五灵脂15g（布包煎），蒲黄15g（布包煎），王不留行20g，水蛭10g，蜈蚣2条，制香附15g，路路通15g。14剂，每日1剂，水煎，分3次服，以资巩固。

2014年6月，患者张某介绍其患不育症的朋友前来我科诊疗，其朋友告知张某之妻已孕。

【点按】《灵枢·经脉》说："肝足厥阴之脉，起于大指丛毛之际，上循足跗上廉，去内踝一寸，上踝八寸，交出太阴之后，上腘内廉，循股阴入毛中，过阴器，抵小腹，挟胃属肝络胆。"附睾是阴器的组成部分，为肝经之所过，故与肝的关系非常密切。患者婚后1个月即发左侧睾丸肿大疼痛，是为湿热入侵肝经，蕴结阴器所致，使用抗生素后，湿热之邪得以遏制，但并未彻底清除；发病1个月后，湿热之邪再起，并导致右侧睾丸肿大疼痛，再次使用抗生素后，湿热之邪又得遏制，但亦未彻底清除，以致留下隐患。湿热蕴结肝经，影响肝经气血运行，进而瘀滞精道，导致精子通行受阻，引起梗阻性无精子症。治拟清热利湿、行气活血，药用金银花、蒲公英、连翘、大血藤、土茯苓等清热解毒利湿；当归、川芎、赤芍、红花、五灵脂、蒲黄、王不留行、水蛭、蜈蚣、制香附等行气活血通络。二诊时大便偏稀，故以前方减润肠缓泻之蒲公英、当归用量；三诊时以前方加路路通是增强其活络通脉之功。诸药合用，共奏清热利湿、活血通络之功，使湿热得去、瘀滞得散、精道得通，精子通行顺利，其妻不日而孕。

不育（10）

叶某，男，28岁，已婚。2014年2月12日初诊。

主诉：婚后同居2年余未育。

患者2011年10月结婚，婚后同居，性生活正常，未行避孕而至今未育。外院多次精液常规检查均为弱精子症、畸形精子过多症。刻下患者左侧阴囊胀痛，久行久立后胀痛加重，腰酸腿软，纳差便溏。体检：左侧睾丸体积约12mL，弹性较差，右侧睾丸体积约14mL，弹性较好，双侧附睾无肿大压痛，左侧精索静脉Ⅱ度曲张。B超检查提示左侧精索静脉曲张，其中1条静脉内径2.8mm，并伴有反流。精液常规检查：精子密度 22.8×10^6/mL，精子存活率39.0%，前向运动精子（PR）16.2%，非前向运动精子（NP）22.8%，不动精子（IM）61.0%，正常形态精子2%。舌质黯红，舌苔薄白，脉象沉缓。

中医诊断：不育，筋瘤。

西医诊断：弱精子症，死精子症，畸形精子过多症，精索静脉曲张。

辨证：肾精亏虚，中气下陷，肝经血瘀。

治法：补肾填精，益气举陷，活血化瘀。

方剂：五子衍宗丸、补中益气汤、失笑散等方加减。

处方：枸杞子20g，菟丝子20g，覆盆子20g，五味子10g，沙苑子20g，鹿角胶10g（烊化），生晒参10g，炙黄芪30g，炙升麻 10g，当归 15g，五灵脂 15g（布包煎），蒲黄 15g（布包煎），王不留行 20g。28 剂，每日 1 剂，水煎，分 3 次服。

二诊（2014 年 3 月 12 日）：患者诉其服上方后阴囊胀痛减轻；现症腰酸腿软，纳差，便溏。复查舌质黯红、舌苔薄白、脉象沉缓。药用枸杞子 20g，菟丝子 20g，覆盆子 20g，五味子 10g，沙苑子 20g，鹿角胶 10g（烊化），生晒参 10g，炙黄芪 30g，炙升麻 10g，当归 15g，五灵脂 15g（布包煎），蒲黄 15g（布包煎），王不留行 20g，杜仲 20g，炒白术 15g。28 剂，每日 1 剂，水煎，分 3 次服。

三诊（2014 年 4 月 9 日）：患者诉其服上方后阴囊胀痛消失，腰酸腿软、纳差、便溏好转。复查精液常规：精子密度 25.1×10^6/mL，精子存活率 55.1%，PR 29.6%，NP 25.5%，IM 44.9%，正常形态精子 5%。舌质略黯，舌苔薄白，脉象细缓。药用枸杞子 20g，菟丝子 20g，覆盆子 20g，五味子 10g，沙苑子 20g，鹿角胶 10g（烊化），生晒参 10g，炙黄芪 30g，炙升麻 10g，当归 15g，五灵脂 15g（布包煎），蒲黄 15g（布包煎），王不留行 20g，杜仲 20g，炒白术 15g。28 剂，每日 1 剂，水煎，分 3 次服。

四诊（2014 年 5 月 7 日）：患者诉其服上方后诸症消失。复查精液常规：精子密度 27.6×10^6/mL，精子存活率 72.1%，PR 39.8%，NP 32.3%，IM 27.9%，正常形态精子 6%，精液常规检查各项指标均已正常。舌质略黯，舌苔薄白，脉象细缓。药用枸杞子 20g，菟丝子 20g，覆盆子 20g，五味子 10g，沙苑子 20g，鹿角胶 10g（烊化），生晒参 10g，炙黄芪 30g，炙升麻 10g，当归 15g，五灵脂 15g（布包煎），蒲黄 15g（布包煎），王不留行20g，杜仲20g，炒白术15g。14剂，每日1剂，水煎，分3次服，以资巩固。

【点按】《灵枢·经筋》说："足少阴之筋……并太阴之筋而上循阴股，结于阴器。"睾丸是阴器的重要组成部分，说明睾丸通过足少阴经筋而隶属于肾。患者睾丸体积偏小、弹性较差，精子活动力差、畸形率高，是为肾精亏虚；腰酸腿软，亦为肾气亏虚之象；药用枸杞子、菟丝子、覆盆子、五味子、沙苑子、鹿角胶等补肾生精以提高精子的活动力、降低精子的畸形率。精索静脉为肝之经脉所过，亦为肝之所主，故精索静脉隶属于肝；肝之疏泄不及，影响血液的正常运行，血液瘀滞阴囊，故精索增粗、阴囊胀痛。药用当归、五灵脂、蒲黄、王不留行等活血化瘀、疏通肝脉，以促进精索静脉血液向上运行；当归还能补血，可使活血而不伤血。脾气具有升举提摄之功，能够促进血液自下而上运行；脾气亏虚，中气下陷，升举提摄无力，精索静脉之血不能上行，瘀滞阴囊，故精索增粗、阴囊胀痛；纳差、便溏，亦为脾气亏虚之象；药用生晒参、炙黄芪、炙升麻等益气举陷以促进精索静脉血液向上运行。二诊时腰酸腿软、纳差、便溏，故以前方加杜仲、炒白术等以增强其壮腰、健脾之力。

不育(11)

杨某，男，32岁，已婚。2014年9月5日初诊。

主诉：婚后同居2年未育。

患者于2012年10月结婚，婚后同居，性生活一般，未行避孕而至今未育。外院精液常规检查为弱精子症；血清性激素检测：睾酮（T）305.1ng/dL（正常值241～827ng/dL），泌乳素（PRL）51.06ng/L（正常值2.1～17.7ng/L）；磁共振成像（MRI）检查诊断为垂体微腺瘤；建议先治疗不育症，待其妻受孕后再行手术摘除垂体瘤，故来我院就诊。刻下患者倦怠乏力，腰酸腿软，时有头痛，痛处固定。体检：双侧睾丸体积均约14mL，弹性一般。精液常规检查：精子密度14.1×10^6/mL，精子存活率38.4%，前向运动精子（PR）15.2%，非前向运动精子（NP）23.2%，不动精子（IM）56.6%，正常形态精子4%。舌质黯红，边有瘀点，苔白厚腻，脉沉略涩。

中医诊断：不育，脑瘤。

西医诊断：少精子症，弱精子症，死精子症，高泌乳素血症，垂体微腺瘤。

辨证：脾肾气虚，痰瘀互结。

治法：补脾益肾，活血化痰。

方剂：五子衍宗丸、赞育丹、六君子汤、失笑散等方加减。

处方：枸杞子20g，菟丝子20g，覆盆子20g，五味子10g，沙苑子20g，淫羊藿20g，巴戟天20g，红参10g，炒白术15g，茯苓15g，法半夏10g，陈皮10g，五灵脂15g（布包煎），蒲黄15g（布包煎），川芎20g。28剂，每日1剂，水煎，分3次服。

二诊（2014年10月3日）：患者诉其服上方后精神转佳，头痛减轻；现症腰酸腿软。复查舌质黯红、舌苔白腻、脉沉略涩。药用枸杞子20g，菟丝子20g，覆盆子20g，五味子10g，沙苑子20g，淫羊藿20g，巴戟天20g，红参10g，炒白术15g，茯苓15g，法半夏10g，陈皮10g，五灵脂15g（布包煎），蒲黄15g（布包煎），川芎20g，杜仲20g，川牛膝15g。28剂，每日

1剂，水煎，分3次服。

三诊（2014年10月31日）：患者诉其服上方后腰酸腿软及头痛消失。血清性激素检测：PRL降至14.6ng/L。精液常规检查：精子密度20.5×10^6/mL，精子存活率63.7%，PR 41.8%，NP 21.9%，IM 36.3%，正常形态精子8%，精液常规检查各项指标均已正常。舌质略黯，舌苔薄白，脉象沉缓。药用枸杞子20g，菟丝子20g，覆盆子20g，五味子10g，沙苑子20g，淫羊藿20g，巴戟天20g，红参10g，炒白术15g，茯苓15g，法半夏10g，陈皮10g，五灵脂15g（布包煎），蒲黄15g（布包煎），杜仲20g，川牛膝15g。14剂，每日1剂，水煎，分3次服，以资巩固。

2015年11月，患者杨某介绍其不育症朋友前来我科诊疗，其不育症朋友告知杨某夫妻已育一子。

【点按】 本例患者是垂体微腺瘤导致高泌乳素血症，高泌乳素血症又导致睾丸生精功能减退，从而引起不育。患者脾肾气虚，形体组织失养，故见倦怠乏力、腰酸腿软、脉沉；痰瘀内停，结聚于脑，进而成瘤，故见时有头痛，痛处固定；舌质黯红，边有瘀点；脉涩、苔白厚腻；肾气亏虚，生精功能障碍，故见精子密度低、活力差。药用枸杞子、菟丝子、覆盆子、五味子、沙苑子、淫羊藿、巴戟天、红参、炒白术、茯苓等补脾益气，补肾生精；法半夏、陈皮、五灵脂、蒲黄、川芎等化痰活血，祛瘀通络；脾为生痰之源，红参、炒白术、茯苓、陈皮等健脾祛湿，以杜生痰之源；气行则血行，红参大补元气，以推动气血运行而除血瘀之根；药用五子衍宗丸加减，补肾以促后天，四君子汤加减，补脾以养先天，脾肾同调，取效更快。

二诊时腰酸腿软，故以前方加杜仲、川牛膝以增强其强腰壮骨之功；三诊时以前方去川芎是因头痛已愈。

不育(12)

汪某，男，32岁，已婚。2015年4月17日初诊。

主诉：婚后同居2年未育。

患者于2013年初结婚，婚后同居，性生活一般，未行避孕而至今未育。2012年3月患甲状腺功能减退症，目前仍在服抗甲减药（左甲状腺素钠片）治疗。多次精液常规检查均为少精子症、弱精子症。刻下患者性欲低下，腰酸腿软，倦怠乏力，纳差，便溏。体检：左侧睾丸体积约12mL，右侧睾丸体积约14mL，弹性一般。血清睾酮（T）检测：230.2ng/dL（正常值241~827ng/dL）。精液常规检查：精子密度16.8×10^6/mL，精子存活率35.1%，前向运动精子（PR）15.7%，非前向运动精子（NP）19.4%，不动精子（IM）64.9%，正常形态精子5%。舌质淡红，舌苔薄白，脉象沉缓。

中医诊断：不育，瘿病。

西医诊断：弱精子症，死精子症，甲状腺功能减退症。

辨证：脾气亏虚，肾精不足。

治法：补脾益气，补肾生精。

方剂：四君子汤、五子衍宗丸、赞育丹等方加减。

处方：红参10g，炙黄芪30g，炒白术15g，茯苓15g，炙甘草10g，枸杞子20g，菟丝子20g，覆盆子20g，五味子10g，沙苑子20g，巴戟天20g，淫羊藿20g，鹿角胶10g（烊化）。21剂，每日1剂，水煎，分3次服。

二诊（2015年5月8日）：患者诉其服上方后性欲提高，精神转佳，食欲增进，腰酸腿软减轻，现症便溏。复查血清T：298.2ng/dL。舌质淡红，舌苔薄白，脉象沉缓。药用红参10g，炙黄芪30g，炒白术15g，茯苓15g，炙甘草10g，枸杞子20g，菟丝子20g，覆盆子20g，五味子10g，沙苑子20g，巴戟天20g，淫羊藿20g，鹿角胶10g（烊化），补骨脂10g，芡实30g。28剂，每日1剂，水煎，分3次服。

三诊（2015年6月5日）：患者诉其服上方后同房正常，腰酸腿软、倦怠乏力、纳差、便溏等症消失。复查精液常规：精子密度 22.4×10^6/mL，精子存活率62.5%，PR 37.3%，NP 25.2%，IM 37.5%，正常形态精子6%，精液常规检查各项指标均已正常。舌质淡红，舌苔薄白，脉象沉缓。药用红参10g，炙黄芪30g，炒白术15g，茯苓15g，炙甘草10g，枸杞子20g，菟丝子20g，覆盆子20g，五味子10g，沙苑子20g，巴戟天20g，淫羊藿20g，鹿角胶10g（烊化），补骨脂10g，芡实30g。14剂，每日1剂，水煎，分3次服，以资巩固。

2016年1月，患者汪某介绍其不育症朋友前来我科诊疗，其不育症朋友告知汪某之妻已孕。

【点按】 甲状腺功能减退症患者通过抗甲减药物治疗后，即使其血清甲状腺素浓度提升到了正常值，但其精液质量常常不能随之而提高到正常值。对此类患者，往往需要按不育症进行治疗，然后才有可能恢复其生育能力。本例患者性欲低下、腰酸腿软、精子存活率低、精子活动力差、脉沉，均是肾精不足之象；倦怠乏力、纳差、便溏、舌苔薄白、脉缓，均是脾气亏虚之象。药用枸杞子、菟丝子、覆盆子、五味子、沙苑子、巴戟天、淫羊藿、鹿角胶等补肾生精；红参、炙黄芪、炒白术、茯苓、炙甘草等补脾益气。二诊时便溏，故以前方加补骨脂、芡实以增强其补肾健脾固肠之力。

不育(13)

吕某，男，27岁，已婚。2015年11月6日初诊。

主诉：婚后同居2年未育。

患者2013年初曾患急性前列腺炎，经抗生素治疗1周后症状基本消失。2013年5月结婚，婚后同居，性生活正常，未行避孕而至今未育。外院多次精液检查均为死精子症、精液不液化症；前列腺液（EPS）常规检查：白细胞（WBC）（++），卵磷脂小体少许；EPS细菌培养：金黄色葡萄球菌生长。刻下患者尿频、尿急、尿痛，排尿时尿道有灼热感，小腹会阴胀痛。体检：双侧睾丸体积均约14mL，弹性较好，双侧附睾无肿大压痛；精液常规检查：精液量8mL，大于60分钟不液化，精子密度35.2×10^6/mL，精子存活率9.4%，前向运动精子（PR）0%，非前向运动精子（NP）9.4%，不动精子（IM）90.6%，正常形态精子6%，白细胞（WBC）25~30个/HP。舌质红，苔黄腻，脉濡数。

中医诊断：不育，精凝。

西医诊断：死精子症，弱精子症，精液不液化症，慢性前列腺炎。

辨证：湿热瘀滞肝经。

治法：清热解毒利湿，行气活血化瘀。

方剂：五味消毒饮、连翘金贝煎、失笑散等方加减。

处方：金银花30g，连翘30g，蒲公英30g，野菊花30g，紫花地丁30g，土茯苓30g，大血藤30g，五灵脂15g（布包煎），蒲黄15g（布包煎），延胡索20g，川楝子10g，川牛膝20g，甘草10g。28剂，每日1剂，水煎，分3次服。

二诊（2015年12月4日）：患者诉其服上方后尿频、尿急、尿痛及会阴胀痛减轻，大便偏稀。复查EPS，WBC（+），卵磷脂小体（++）。舌质偏红，舌苔黄腻，脉象濡缓。药用金银花30g，连翘30g，蒲公英15g，野菊花30g，紫花地丁30g，土茯苓30g，大血藤30g，五灵脂15g（布包煎），蒲黄15g（布包煎），延胡索20g，川楝子10g，川牛膝20g，甘草10g。28剂，每日1剂，水煎，分3次服。

三诊（2015年1月8日）：患者诉其服上方后上症消失。精液常规检查：精液量5mL，40分钟液化，精子密度34.8×10^6/mL，精子存活率35.7%，PR 13.5%，NP 22.2%，IM 64.3%，正常形态精子6%，WBC 1~2个/HP。舌质淡红，舌苔薄白，脉来徐缓。湿热已去，瘀滞已解，唯精子存活率偏低、活动力不强，是为湿热伤正，正气尚未恢复，治拟补肾扶正，药用枸杞子20g，菟丝子20g，覆盆子20g，五味子10g，沙苑子20g，巴戟天20g，淫羊藿20g，鹿角胶10g（烊化），炙黄芪30g，党参30g。28剂，每日1剂，水煎，分3次服。

四诊（2015年2月5日）：患者诉其服上方后无何不适。复查精液常规：精液量4mL，30分钟液化，精子密度33.6×10^6/mL，精子存活率62.5%，PR 39.3%，NP 23.2%，IM 37.5%，正常形态精子6%，WBC 0~1个/HP，精液常规检查各项指标均已正常。舌质淡红，舌苔薄白，脉来徐缓。药用枸杞子20g，菟丝子 20g，覆盆子 20g，五味子 10g，沙苑子 20g，巴戟天 20g，淫羊藿 20g，鹿角胶 10g（烊化），炙黄芪 30g，党参 30g。14 剂，每日 1 剂，水煎，分 3 次服，以资巩固。

2016 年 2 月 19 日，患者春节期间因饮酒过多诱发尿频、尿痛而来就诊，诉其已育一子，健康活泼。

【点按】《灵枢·经脉》说："肝足厥阴之脉，起于大指丛毛之际，上循足跗上廉，去内踝一寸，上踝八寸，交出太阴之后，上腘内廉，循股阴入毛中，过阴器。"前列腺属于中医精室范畴，精室属于阴器范畴。因此，前列腺与肝的关系密切。湿热之邪入侵肝经，侵犯阴器，蕴结精室，腐败精液，故精子存活率不足、活动力低下；湿热蕴结精室，湿性黏滞，热盛耗液，湿热胶结不解，煎熬黏滞精液，故精液不能液化；前列腺位于小腹与会阴之间，湿热蕴结精室，影响膀胱气化，阻滞气血运行，故尿频、尿急、尿痛，排尿时尿道有灼热感，小腹、会阴胀痛。本例患者证属湿热瘀滞肝经，治拟清热解毒利湿、行气活血化瘀，药用五味消毒饮、连翘金贝煎、失笑散等方加减。方中金银花、连翘、蒲公英、野菊花、紫花地丁、土茯苓、大血藤、甘草等清热解毒利湿；大血藤、五灵脂、蒲黄、川牛膝、延胡索、川楝子等行气活血化瘀。三诊时诸症消失，说明湿热已去，瘀滞已解；但精子存活率偏低、活动力不强，说明湿热日久伤正，肾之精气不足，故药用枸杞子、菟丝子、覆盆子、五味子、沙苑子、巴戟天、淫羊藿、鹿角胶、炙黄芪、党参等补肾填精以扶其正，使正气得旺，肾精得充，精子存活率与活动力提高，自然受孕得子。

不育(14)

项某，30岁，2018年4月13日初诊。

主诉：婚后同居3年未育。

患者于2015年初结婚，婚后性生活正常，未行避孕而至今未育。多次精液检查均为少精子症、弱精子症，曾服左卡尼汀、锌硒宝、维生素E滴丸、维参锌胶囊、龙鹿胶囊、麒麟丸等药无效。外院血清性激素检测值均在正常范围；B超检查前列腺体积3.4cm×2.6cm×1.8cm，光点分布尚均；右侧睾丸体积3.9cm×2.8cm×1.9cm，左侧睾丸体积3.8cm×2.6cm×1.7cm；右侧精索静脉最大内径1.6mm，左侧精索静脉最大内径1.8mm，未见反流；双侧睾丸每个切面均有5个以上相互独立的直径<3mm的点状强回声，后方无声影，提示为双侧睾丸微石症（经典型）。刻下患者无明显特异性症状。体检：双侧睾丸、附睾正常大小，无明显触痛，精索无增粗。精液常规检查：2mL，30分钟液化，pH 7.2，精子密度13.56/mL，精子存活率20.4%，前向运动精子（PR）11.5%，非前向运动精子（NP）8.9%，不动精子（IM）79.6%，正常形态精子6%。舌质淡，苔薄白，舌体胖、有齿痕，舌下络脉紫黑而怒张，脉沉而涩。

中医诊断：不育。

西医诊断：少精子症，弱精子症，死精子症，睾丸微石症（经典型）。

辨证：肾脾两虚，肝经血瘀。

治法：补肾健脾，活血化瘀。

方剂：五子衍宗丸、四君子汤、桃红四物汤等方加减。

处方：枸杞子20g，菟丝子20g，覆盆子20g，五味子10g，沙苑子20g，鱼鳔胶10g，生晒参10g，炒白术15g，茯苓20g，沙棘15g，当归15g，川芎20g，红花10g，桃仁10g。28剂，每日1剂，水煎，分3次服。

二诊（2018年5月15日）：患者诉其服上方后大便偏稀，余无不适。复查精液常规：2.2mL，20分钟液化，pH 7.3，精子密度15.16/mL，PR 21.3%，NP 11.4%，IM 67.3%，正常形态精子8%。舌质淡红，舌苔薄白，舌边齿痕，舌下络脉显露，脉沉略涩。药用枸杞子20g，菟丝子20g，覆盆子20g，五味子10g，沙苑子20g，鱼鳔胶10g，生晒参10g，炒白术15g，茯苓20g，沙棘15g，当归15g，川芎20g，红花10g，丹参30g。28剂，每日1剂，水煎，分3次服。

三诊（2018年6月15日）：患者诉其服上方后大便正常。复查精液常规：3mL，20分钟液化，pH 7.3，精子密度20.86/mL，PR 36.1%，NP 13.2%，IM 50.7%，正常形态精子10%，精液常规检查各项指标均已正常。舌质淡红，舌苔薄白，脉沉而缓。药用枸杞子20g，菟丝子20g，覆盆子20g，五味子10g，沙苑子20g，鱼鳔胶10g，生晒参10g，炒白术15g，茯苓20g，沙棘15g，当归15g。28剂，每日1剂，水煎，分3次服，以资巩固。

2018年9月，患者来电告知其妻已孕。

【点按】 睾丸微石症的病变在睾丸，主要后果是引起少精、弱精和死精。肾主藏精与主生殖，肾气亏虚，肾精不足，造成睾丸生精障碍，从而导致少精、弱精，故药用枸杞子、菟丝子、覆盆子、五味子、沙苑子、鱼鳔胶等补肾以生精；脾主运化与肌肉，脾气亏虚，运化失职，气血生化乏源，睾丸失于营养，致使睾丸生精障碍，从而导致少精、弱精，故药用生晒参、炒白术、茯苓、沙棘等补脾以生精。睾丸微石症的基础病理是睾丸曲细精管被众多的钙化灶及变性脱落的曲细精管上皮细胞所阻塞，既影响睾丸的血供，又阻碍精子的生成，致使睾丸生精障碍，从而导致少精、弱精；阻塞病变属于中医瘀血范畴，故药用当归、川芎、红花、桃仁等活血化瘀以除瘀阻。睾丸曲细精管被阻塞后，曲细精管内压增加，既影响睾丸的血液供应，又破坏睾丸的生精环境，造成睾丸生精障碍，从而导致少精、弱精，故药用当归、川芎、红花、桃仁等活血化瘀以解除曲细精管阻塞，用枸杞子、菟丝子、覆盆子、五味子、沙苑子、鱼鳔胶、生晒参、炒白术、茯苓、沙棘等补益肾脾以改善睾丸生精环境。二诊时因其大便偏稀，故以丹参易桃仁，以杜桃仁缓泻之弊；三诊时以前方去川芎、红花、丹参是因其瘀血已去。诸药合用，共奏补肾健脾、活血化瘀之功。

十六、妇科病证

痛经(1)

汪某，女，25 岁，未婚。2015 年 1 月 7 日初诊。末次月经 2014 年 12 月 28 日。

主诉：痛经 3 年余。

患者于 2012 年初开始发生痛经，近 1 年来痛经加重而致影响工作，每次痛经期间必须用双氯芬酸钠栓治疗数日方可缓解。刻下患者月经后期，经血量少，色黯有块，每次月经均要推后 7～15 天，月经来潮的前一天开始发生下腹疼痛难忍，每次痛经疼痛持续 3～4 天，每天均需采用双氯芬酸钠栓止痛治疗，痛处拒按，痛处不移。舌质紫黯，舌苔薄白，脉来弦涩。

中医诊断：痛经。

辨证：气滞血瘀。

治法：行气活血，逐瘀止痛。

方剂：桃红四物汤、失笑散、金铃子散等方加减。

处方：当归 15g，川芎 20g，赤芍 15g，桃仁 10g，红花 15g，蒲黄 20g（布包煎），五灵脂 20g（布包煎），延胡索 30g，川楝子 10g，制香附 20g。7 剂，嘱其在预计下次月经来潮前 5 天左右开始服药，每日 1 剂，水煎，分 3 次服。

二诊（2015 年 2 月 11 日）：患者诉其 2 月 1 日开始服用上方，2 月 4 日月经来潮，仅在月经来潮的前一天及月经来潮的当天有下腹隐痛，未用双氯芬酸钠栓治疗而疼痛自行消失，经量增加、色红无块。复查舌质略黯、舌苔薄白、脉象略涩。药用当归 15g，川芎 20g，赤芍 15g，桃仁 10g，红花 15g，蒲黄 20g（布包煎），五灵脂 20g（布包煎），延胡索 30g，川楝子 10g，制香附 20g。7 剂，嘱其仍在预计下次月经来潮前 5 天左右开始服药，每日 1 剂，水煎，分 3 次服。

三诊（2015 年 3 月 11 日）：患者诉其 3 月 2 日开始服用上方，3 月 4 日月经来潮，仅在月经来潮的前一天有下腹微痛，未用双氯芬酸钠栓止痛治疗而疼痛自行消失。复查舌质淡红、舌苔薄白、脉象细缓。药用当归 15g，川芎 20g，赤芍 15g，桃仁 10g，红花 15g，蒲黄 20g（布包煎），五灵脂 20g（布包煎），延胡索 30g，川楝子 10g，制香附 20g。7 剂，嘱其仍在预计下次月经来潮前 5 天左右开始服药，每日 1 剂，水煎，分 3 次服，以资巩固。

2015 年 9 月 23 日，患者带其朋友前来看病，诉其服用上方后至今半年未发痛经。

【点按】 肝藏血，主疏泄，“足厥阴肝经起于大趾丛毛之际……循股阴入毛中，过阴器，抵小腹”（《灵枢 · 经脉》）。肝经经气不利，气血瘀滞小腹、胞宫，经血排出不畅，胞宫气机不通，不通则痛，故见月经后期、经期前后腹痛；血瘀肝经，停聚小腹、胞宫，故见痛处固定不移、经血量少、色黯有块。本例患者证属气滞血瘀，治拟行气活血、逐瘀止痛，药用桃红四物汤、失笑散、金铃子散等方加减。方中当归、川芎、赤芍等活血补血而不伤血；桃仁、红花、蒲黄、五灵脂等活血化瘀而通经脉；延胡索、川楝子等行气活血而止疼痛；制香附行气以行血。诸药合用，共奏理肝气、行肝血、逐瘀血、止疼痛之功。

痛经(2)

王某，女，36岁，已婚。2016年3月16日初诊。末次月经2016年3月2日。

主诉：痛经3年余。

患者于2013年开始发生痛经，每次痛经必须用止痛西药方能缓解。刻下患者月经前一天开始发生下腹剧痛，每次痛经疼痛持续4~5天，痛处拒按，得热痛减，经血量少，色黯有块，面色淡白，形寒肢冷，小腹冰冷。舌黯苔白，脉来沉紧。

中医诊断：痛经。

辨证：冲任虚寒，胞宫血瘀。

治法：温经散寒，活血化瘀。

方剂：温经汤、当归四逆汤等方加减。

处方：当归15g，川芎20g，阿胶10g（烊化），桂枝10g，吴茱萸6g，细辛3g，白芍20g，麦冬10g，牡丹皮10g，通草10g，生姜10g，法半夏10g，红参10g，大枣4枚，炙甘草10g。28剂，每日1剂，水煎，分3次服。

二诊（2016年4月13日）：患者诉其本次月经于4月6日来潮，在月经来潮的前一天及月经来潮的当天下腹疼痛，但较前次月经来潮前后的疼痛显著减轻，未用止痛西药而疼痛自行缓解，仍然形寒肢冷、小腹冰冷。复查舌黯苔白、脉来沉涩。药用当归15g，川芎20g，阿胶10g（烊化），桂枝10g，吴茱萸6g，细辛3g，白芍20g，麦冬10g，牡丹皮10g，通草10g，生姜10g，法半夏10g，红参10g，大枣4枚，炙甘草10g，制附子15g，肉桂10g。28剂，每日1剂，水煎，分3次服。

三诊（2016年5月11日）：患者诉其本次月经于5月5日来潮，未再发生痛经，面色红润；形寒肢冷、小腹冰冷显著减轻。复查舌质淡红、舌苔薄白、脉象细缓。药用当归15g，川芎20g，阿胶10g（烊化），桂枝10g，吴茱萸6g，细辛3g，白芍20g，红参10g，炙甘草10g，制附子15g，肉桂10g。7剂，每日1剂，水煎，分3次服，以善其后。

【点按】《素问·举痛论》说："寒气客于肠胃之间，膜原之下，血不得散，小络急引，故痛。"冲任虚寒，寒凝血瘀，阻滞胞宫，胞宫气机不通，不通则痛，故见经期前后腹痛；血得寒则凝，得热则行，寒凝胞宫，故见经血量少、色黯有块，疼痛拒按，得热痛减；胞宫位于小腹，冲任虚寒，寒凝胞宫，故见小腹冰冷；冲脉、任脉起于胞宫，胞宫属肾，冲任虚寒，肾阳亦虚，形体失煦，故见形寒肢冷；冲任虚寒，血虚无以荣养颜面，故见面色淡白。本例患者证属冲任虚寒、胞宫血瘀，治拟补益冲任、温经散寒、活血化瘀，药用温经汤、当归四逆汤等方加减。方中桂枝、吴茱萸、细辛等温经散寒；当归、川芎、牡丹皮、通草等化瘀通络；当归、白芍、阿胶、麦冬、大枣等补血而不伤血；红参补气以生血行血；生姜、法半夏等祛寒散结；白芍、炙甘草等缓急止痛。诸药合用，共奏补益冲任、温经散寒、活血化瘀之功。二诊时仍然形寒肢冷、小腹冰冷，故加制附子、肉桂以增强其温阳散寒之力。三诊时去麦冬、牡丹皮、通草、生姜、法半夏，是因其疼痛已除、寒结已散、阴液不亏。

崩漏(1)

胡某，女，41岁。2016年2月24日初诊。

主诉：经血非其时而暴下不止或淋漓不尽2年余。

患者于2014年开始发生经血非其时而暴下不止或淋漓不尽，外院诊断性刮宫检查诊断为子宫内膜增生症。刻下患者经血非其时而暴下不止，继而日久淋漓不尽，经血色淡质稀，夹有血块，面色淡白，神疲乏力，纳呆，便溏。血常规检查：红细胞 $3.0\times10^{12}/L$［正常值（3.5～5.0）$\times10^{12}/L$］，血小板81g/L（正常值110～150g/L）。舌质淡红，舌苔薄白，脉象虚缓。

中医诊断：崩漏，血虚。

西医诊断：功能失调性子宫出血，子宫内膜增生症，贫血。

辨证：脾气亏虚，统摄失司。

治法：益气补脾，统血止血。

方剂：归脾汤、四物汤等方加减。

处方：生晒参10g，炙黄芪50g，炒白术15g，当归10g，白芍30g，熟地黄20g，阿胶10g（烊化），仙鹤草30g，血余炭15g，炒蒲黄15g，茜草20g。14剂，每日1剂，水煎，分3次服。

二诊（2016年3月9日）：患者诉其服上方后出血量显著减少，血块消失，仍然面色淡白、神疲乏力、纳呆、便溏。复查舌质淡红、舌苔薄白、脉象虚缓。药用生晒参10g，炙黄芪50g，炒白术15g，当归10g，白芍30g，熟地黄20g，阿胶10g（烊化），仙鹤草30g，血余炭15g，棕榈炭20g。14剂，每日1

剂，水煎，分3次服。

三诊（2016年3月23日）：患者诉其服上方7剂，仅有微量出血；继服上方7剂，出血完全停止，面色淡红，精神转佳，仍然纳呆、便溏。血常规检查：红细胞3.6×10^{12}/L，血小板112g/L。复查舌质淡红、舌苔薄白、脉象细缓。药用生晒参10g，炙黄芪50g，炒白术15g，当归10g，白芍30g，熟地黄20g，阿胶10g（烊化），茯苓20g，鸡内金10g，禹余粮20g。14剂，每日1剂，水煎，分3次服，以资巩固。

患者于2016年12月7日带朋友前来看病，告知其崩漏已愈，经期经量基本恢复正常。

【点按】 脾主统血，脾气亏虚，统血失司，血液不行常道而逸出经脉，故见经血非其时而暴下不止或淋漓不尽；血液逸出经脉，不能归经，停而成瘀，故见经血夹有血块；出血日久，耗血过多，气血虚少，故见经血色淡、面色淡白；脾主运化，为气血生化之源，脾气亏虚，运化失司，气血乏源，无以上荣于面而见面色淡白，无以充养形体而见神疲乏力；脾主运化，脾气亏虚，运化失司，水谷不化而见纳呆，水谷杂下而见便溏。本例患者证属脾气亏虚、统摄失司，治拟益气补脾、统血止血，药用归脾汤、四物汤等方加减。方中生晒参、炙黄芪、炒白术等益气补脾摄血；当归、白芍、熟地黄、阿胶等补血养血止血；仙鹤草、血余炭、炒蒲黄、茜草等收敛化瘀止血。诸药合用，共奏益气补脾、补血养血、收敛止血之功。二诊时出血量显著减少、血块消失，故去化瘀止血之炒蒲黄、茜草；三诊时出血停止，仍然纳呆、便溏，故加茯苓、鸡内金、禹余粮等健脾、消食、涩肠。

崩漏(2)

刘某，女，49岁。2016年10月12日初诊。

主诉：月经淋漓不尽2年余。

患者于2014年开始发生月经淋漓不尽，外院妇科诊断为功能失调性子宫出血，曾经给服炔雌醇环丙孕酮片、戊酸雌二醇片、黄体酮胶囊等药。由于久治不愈，而来中医院寻求中医药治疗。刻下患者月经不调，经乱无期，淋漓不尽，累月不止，经色鲜红，手心发热，头晕，耳鸣，失眠多梦。舌红少苔，脉象细数。

中医诊断：崩漏。

西医诊断：功能失调性子宫出血。

辨证：阴虚火旺，迫血妄行。

治法：滋阴降火，凉血止血。

方剂：知柏地黄丸、二至丸等方加减。

处方：黄柏10g，知母15g，生地黄20g，山药15g，山茱萸10g，牡丹皮10g，茯苓15g，泽泻10g，女贞子15g，墨旱莲20g，地锦草20g，苎麻根30g。7剂，每日1剂，水煎，分3次服。

二诊（2016年10月19日）：患者诉其服上方后出血显著减少，仍然手心发热、头晕耳鸣、失眠多梦。复查舌红少苔、脉象细数。药用黄柏10g，知母15g，生地黄20g，山药15g，山茱萸10g，牡丹皮10g，茯苓15g，泽泻10g，女贞子20g，墨旱莲20g，地锦草20g，苎麻根30g，磁石20g。7剂，每日1剂，水煎，分3次服。

三诊（2016 年 10 月 26 日）：患者诉其服上方后出血停止，手心发热、头晕耳鸣、失眠多梦等症显著减轻。复查舌质淡红、舌苔薄白、脉细略数。药用黄柏 10g，知母 15g，生地黄 20g，山药 15g，山茱萸 10g，牡丹皮 10g，茯苓 15g，泽泻 10g，女贞子 20g，墨旱莲 20g，磁石 20g。7 剂，每日 1 剂，水煎，分 3 次服，以善其后。

【点按】 血得热则行，得寒则凝。肝肾阴虚，阴虚火旺，虚火迫血妄行，故见月经淋漓不尽，累月不止；肝肾阴虚，阴虚则内热，内热则血热，故见经色鲜红；肝肾阴虚，阴虚内热，故见手心发热；肝肾阴虚，阴虚火旺，虚火上扰清窍，故见头晕、耳鸣；肝肾阴虚，阴虚内热，内热扰心，心神不宁，故见失眠多梦。本例患者证属阴虚火旺、迫血妄行，治拟滋阴降火、凉血止血，药用知柏地黄丸、二至丸等方加减。方中知柏地黄丸（黄柏、知母、生地黄、山药、山茱萸、牡丹皮、茯苓、泽泻）清热滋阴降火；二至丸（女贞子、墨旱莲）滋阴降火止血；加地锦草、苎麻根等清热凉血止血。诸药合用，共奏滋阴降火、凉血止血之功。二诊时仍然手心发热、头晕、耳鸣、失眠多梦，故加磁石以平肝潜阳、重镇安神、滋肾聪耳。

十七、不孕病证

不孕(1)

黄某，女，31 岁，已婚。2016 年 6 月 17 日初诊。末次月经 2016 年 3 月 5 日。

主诉：婚后同居 4 年未孕。

患者于 2012 年结婚，婚后同居，夫妻性生活正常，未行避孕而至今未孕，曾经中西药治疗未效，男方精液常规检查各项指标正常。外院妇科血清性激素检测：睾酮 96.27ng/dL（正常值 6 ~ 80ng/dL）；经阴道 B 超检查：两侧卵巢各有 12 个以上直径为 2 ~ 9mm 的无回声区，连续监测未见优势卵泡发育及排卵迹象；诊断为多囊卵巢综合征。刻下患者月经稀发，45 ~ 70 天来潮一次。月经量少，色淡无块。身体多毛，体型略胖，神疲乏力。舌质淡白，舌苔薄白，脉象细弱。

中医诊断：不孕。

西医诊断：不孕症，多囊卵巢综合征。

辨证：气血亏虚，肾精不足。

治法：补气养血，补肾填精。

方剂：八珍汤、五子衍宗丸等方加减。

处方：生晒参 10g，炒白术 15g，茯苓 15g，当归 15g，川芎 15g，白芍 20g，熟地黄 15g，炙甘草 10g，枸杞子 20g，菟丝子 20g，覆盆子 20g，五味子 10g，沙苑子 20g，阿胶 10g（烊化）。

28剂，每日1剂，水煎，分3次服。

二诊（2016年7月15日）：患者诉其末次月经于7月8日来潮，经量较前增多，4天干净，精神转佳，余无不适。复查舌质淡白、舌苔薄白、脉象细弱。药用生晒参10g，炒白术15g，茯苓15g，当归15g，川芎15g，白芍20g，熟地黄15g，炙甘草10g，枸杞子20g，菟丝子20g，覆盆子20g，五味子10g，沙苑子20g，阿胶10g（烊化）。28剂，每日1剂，水煎，分3次服。

三诊（2016年8月19日）：患者诉其末次月经于8月13日来潮，经量正常，5天干净，余无不适。复查舌质淡红、舌苔薄白、脉象细缓。药用生晒参10g，炒白术15g，茯苓15g，当归15g，川芎15g，白芍20g，熟地黄15g，炙甘草10g，枸杞子20g，菟丝子20g，覆盆子20g，五味子10g，沙苑子20g，阿胶10g（烊化）。28剂，每日1剂，水煎，分3次服。

2016年9月23日患者来电，诉其停经40余天，查血人绒毛膜促性腺激素1806U/L，提示已孕。

2017年6月10日患者再次来电，告知其剖宫产一健康男婴。

【点按】 多囊卵巢综合征（PCOS），是以发病多因性、临床症状呈多态性为主要特征的一种内分泌综合征，大多数患者表现为体内雄激素过多和持续无排卵状态，是导致育龄女性月经紊乱最常见的原因之一。临床症状可见月经稀发或闭经、不孕、多毛和肥胖等症状，双侧卵巢呈多囊样增大。本例患者证属气血亏虚，肾精不足。肝藏血，肾藏精，冲为血海，任主胞胎，冲任气血亏虚，肾之精气不足，经血乏源，故见月经稀发、色淡无块；《素问·调经论》说："人之所有者，血与气耳。"《素问·金匮真言论》说："夫精者，身之本也。"气血亏虚，肾精不足，无以充养形体，故见神疲乏力。治拟补气养血、补肾填精，药用八珍汤、五子衍宗丸等方加减。方中八珍汤（生晒参、炒白术、茯苓、当归、川芎、白芍、熟地黄、炙甘草）加阿胶等补气养血；五子衍宗丸（枸杞子、菟丝子、覆盆子、五味子、车前子）去车前子，加沙苑子等补肾填精。诸药合用，共奏补气血、填肾精、养冲任之功。

不孕(2)

胡某，女，28岁，已婚。2016年9月9日初诊。末次月经2016年8月3日。

主诉：婚后同居3年未孕。

患者于2013年结婚，婚后夫妻性生活正常，未行避孕而今未孕，男方精液常规检查未见异常。外院妇科血清性激素检测：睾酮93.23ng/dL（正常值6~80ng/dL），促黄体生成素13.4mU/mL（正常值1.9~12.5mU/mL），促卵泡激素2.2mU/mL（正常值2.5~10.2mU/mL）；空腹血糖6.9mmol/L（正常值3.6~6.1mU/mL）；经阴道B超检查：双侧卵巢均匀性增大，包膜回声增强，轮廓光滑，内部回声强弱不一，各有12个以上大小不等的无回声区围绕卵巢边缘，连续监测未见优势卵泡发育；诊断为多囊卵巢综合征。刻下患者月经紊乱，口干舌燥，五心烦热，面部痤疮，腰膝酸软。舌红少苔，脉象细数。

中医诊断：不孕。

西医诊断：不孕症，多囊卵巢综合征。

辨证：肝肾不足，阴虚火旺。

治法：滋补肝肾，清降虚火。

方剂：知柏地黄丸、大补阴丸、五子衍宗丸等方加减。

处方：黄柏15g，知母15g，生地黄20g，山药20g，山茱萸15g，牡丹皮20g，枸杞子20g，菟丝子20g，覆盆子20g，五味子10g，沙苑子20g，龟甲胶10g（烊化）。28剂，每日1剂，水煎，分3次服。

二诊（2016年10月7日）：患者诉其末次月经于9月29日来潮，6天干净，口干舌燥、五心烦热消失，腰膝酸软、面部痤疮好转。复查舌质淡红、舌苔薄白、脉细略数。药用黄柏15g，知母15g，生地黄20g，山药20g，山茱萸15g，牡丹皮20g，枸杞子20g，菟丝子20g，覆盆子20g，五味子10g，沙苑子20g，龟甲胶10g（烊化）。28剂，每日1剂，水煎，分3次服。

三诊（2016年11月4日）：患者诉其末次月经于10月28日来潮，腰膝酸软、面部痤疮消失。复查舌质淡红、舌苔薄白、脉象细缓。药用黄柏15g，知母15g，生地黄20g，山药20g，山茱萸15g，牡丹皮20g，枸杞子20g，菟丝子20g，覆盆子20g，五味子10g，沙苑子20g，龟甲胶10g（烊化）。28剂，每日1剂，水煎，分3次服。

四诊（2016年12月9日）：患者诉其目前停经已经35天，查血人绒毛膜促性腺激素1143U/L，提示已经受孕。建议停药观察。

2018年8月20日患者来电，告知其已顺产一健康女婴。

【点按】 肾属水，肝属木，水木相生，肝肾同源，生理上相互促进，病理上相互影响。肝肾不足，阴精亏虚，无以充养冲任，冲任不足，无以充养胞宫，故见月经紊乱；肝肾阴虚，阴精不能上承于口，口舌失濡，故见口干舌燥；肝肾阴虚，阴虚则内热，故见五心烦热；肝主筋，肾主骨，肝肾不足，筋骨失养，故见腰膝酸软；肝肾阴虚，虚火上炎，故见面生痤疮。本例患者证属肝肾不足、阴虚火旺，治拟滋补肝肾、清降虚火，药用知柏地黄丸、大补阴丸、五子衍宗丸等方加减。方中黄柏、知母、生地黄、牡丹皮等清降虚火；生地黄、山药、山茱萸、枸杞子、五味子、龟甲胶等滋补肝肾；枸杞子、五味子、菟丝子、覆盆子、沙苑子等补肾填精，又能防知、柏苦寒太过。诸药合用，共奏滋补肝肾、清降虚火之功。

附：方剂名录

一画

一贯煎（《柳州医话》） 沙参、麦冬、当归、生地黄、枸杞子、川楝子。

二画

二仙汤（《中医方剂临床手册》） 仙茅、淫羊藿、当归、巴戟天、黄柏、知母。

二至丸（《医方集解》） 女贞子、旱莲草。

二陈汤（《太平惠民和剂局方》） 半夏、陈皮、茯苓、甘草。

二妙散（《丹溪心法》） 黄柏、苍术。

丁香柿蒂汤（《症因脉治》） 丁香、柿蒂、人参、生姜。

七味白术散（《小儿药证直诀》） 人参、茯苓、白术、藿香叶、木香、葛根、甘草。

七味都气丸（《医宗已任编》） 熟地黄、山茱萸、山药、茯苓、泽泻、牡丹皮、五味子。

七宝美髯丹（《本草纲目》） 赤首乌、白何首乌、黑豆、赤茯苓、白茯苓、牛膝、当归、枸杞子、菟丝子、补骨脂。

八正散（《太平惠民和剂局方》） 木通、车前子、萹蓄、瞿麦、滑石、甘草梢、大黄、山栀、灯心。

八珍汤（《正体类要》） 人参、白术、茯苓、甘草、当归、白芍、川芎、熟地黄、生姜、大枣。

人参养荣汤（《太平惠民和剂局方》） 人参、甘草、当归、白芍、熟地黄、肉桂、大枣、黄芪、白术、茯苓、五味子、远志、橘皮、生姜。

九味羌活汤（《此事难知》） 羌活、防风、苍术、细辛、川芎、白芷、生地黄、黄芩、甘草。

三画

三才封髓丹（《卫生宝鉴》） 天冬、熟地黄、人参、黄柏、砂仁、甘草。

下瘀血汤（《金匮要略》） 大黄、桃仁、䗪虫。

大补元煎（《景岳全书》） 人参、山药、熟地黄、杜仲、枸杞子、当归、山茱萸、炙甘草。

大补阴丸（《丹溪心法》） 知母、黄柏、熟地黄、龟甲、猪脊髓。

小百劳散（《宣明论方》） 罂粟壳、乌梅。

小青龙汤（《伤寒论》） 麻黄、桂枝、芍药、甘草、干姜、细辛、半夏、五味子。

小建中汤（《伤寒论》） 桂枝、芍药、饴糖、生姜、大枣、甘草。

小续命汤（《备急千金要方》） 麻黄、防己、人参、黄芩、桂心、甘草、芍药、川芎、杏仁、附子、防风、生姜。

小蓟饮子（《济生方》） 生地黄、小蓟、滑石、通草、炒蒲黄、淡竹叶、藕节、当归、山栀、甘草。

川芎散（《兰室秘藏》） 川芎、柴胡、羌活、防风、藁本、生甘草、熟甘草、升麻、酒生地黄、酒黄连、酒黄芩。

川芎茶调散（《太平惠民和剂局方》） 川芎、荆芥、白芷、羌活、甘草、细辛、防风、薄荷。

四画

天王补心丹（《摄生秘剖》） 酸枣仁、柏子仁、当归身、天冬、麦冬、生地黄、人参、丹参、玄参、白茯苓、五味子、远志、桔梗、辰砂。

天麻钩藤饮（《杂病证治新义》） 天麻、钩藤、石决明、山栀、黄芩、川牛膝、杜仲、益母草、桑寄生、首乌藤、朱茯神。

无比山药丸（《太平惠民和剂局方》） 赤石脂、茯神、巴戟肉、熟干地黄、山茱萸、牛膝、泽泻、山药、五味子、肉苁蓉、杜仲、菟丝子。

五苓散（《伤寒论》） 猪苓、泽泻、白术、茯苓、桂枝。

五子衍宗丸（《丹溪心法》） 枸杞子、菟丝子、覆盆子、五味子、车前子。

五味消毒饮（《医宗金鉴》） 金银花、野菊花、蒲公英、紫花地丁、紫背天葵。

少腹逐瘀汤（《医林改错》） 小茴香、干姜、延胡索、没药、当归、川芎、官桂、赤芍、蒲黄、五灵脂。

贝母瓜蒌散（《医学心悟》） 贝母、瓜蒌、花粉、茯苓、橘红、桔梗。

内消瘰疬丸（《医学启蒙》） 夏枯草、玄参、青盐、海藻、川贝母、薄荷叶、天花粉、海蛤粉、白蔹、连翘、熟大黄、生甘草、生地黄、桔梗、枳壳、当归、消石。

水陆二仙丹（《证治准绳》） 金樱子、芡实。

化瘀汤（《会约医镜》） 当归、熟地、白芍、川芎、肉桂、桃仁、红花。

丹栀逍遥散（《医统》） 当归、白芍、白术、柴胡、茯苓、甘草、煨姜、薄荷、丹皮、栀子。

乌附麻辛桂姜汤（《中医治法与方剂》） 制川乌、制附子、麻黄、细辛、桂枝、干姜、甘草、蜂蜜。

六一散（《伤寒直格》） 滑石、甘草。

六君子汤（《医学正传》） 茯苓、甘草、人参、白术、陈皮、半夏。

六味地黄丸（《小儿药证直诀》） 熟地黄、山茱萸、山药、泽泻、牡丹皮、茯苓。

孔圣枕中丹（《备急千金要方》） 龟甲、龙骨、远志、菖蒲。

五画

玉女煎（《景岳全书》） 石膏、熟地、麦冬、知母、牛膝。

玉屏风散（《丹溪心法》） 黄芪、白术、防风。

甘麦大枣汤（《金匮要略》） 甘草、淮小麦、大枣。

甘姜苓术汤（《金匮要略》） 甘草、白术、干姜、茯苓。

左归丸（《景岳全书》） 熟地黄、山药、枸杞子、山茱萸、川牛膝、鹿角胶、龟甲胶、菟丝子。

左归饮（《景岳全书》） 熟地黄、山药、枸杞子、甘草、茯苓、山茱萸。

石韦散（《证治汇补》） 石韦、冬葵子、瞿麦、滑石、车前子。

右归丸（《景岳全书》） 熟地黄、山药、山茱萸、枸杞子、菟丝子、鹿角胶、杜仲、肉桂、当归、附子。

右归饮（《景岳全书》） 熟地黄、山药、枸杞子、山茱萸、甘草、肉桂、杜仲、附子。

龙胆泻肝汤（《兰室秘藏》） 龙胆草、泽泻、木通、车前子、柴胡、当归、生地黄（近代方有黄芩、栀子）。

平陈汤（《症因脉治》） 苍术、半夏、陈皮、茯苓、甘草。

平胃散（《太平惠民和剂局方》） 苍术、厚朴、橘皮、甘草、生姜、大枣。

归脾汤（《济生方》） 白术、茯神、黄芪、龙眼肉、酸枣仁、人参、木香、炙甘草、当归、远志、生姜、大枣。

四妙丸（《成方便读》） 黄柏、苍术、牛膝、薏苡仁。

四妙散（《丹溪心法》） 威灵仙、羊角灰、白芥子、苍耳。

四物汤（《仙授理伤续断秘方》） 当归、川芎、白芍药、熟地黄。

四逆汤（《伤寒论》） 甘草、干姜、附子。

四逆散（《伤寒论》） 甘草、枳实、柴胡、白芍药。

四神丸（《证治准绳》） 肉豆蔻、补骨脂、五味子、吴茱萸、生姜、大枣。

四君子汤（《太平惠民和剂局方》） 人参、白术、茯苓、甘草。

四逆加人参汤（《伤寒论》） 附子、干姜、人参、炙甘草。

生脉散（《内外伤辨惑论》） 人参、麦冬、五味子。

失笑散（《太平惠民和剂局方》） 五灵脂、蒲黄。

白头翁汤（《伤寒论》） 白头翁、黄柏、黄连、秦皮。

白虎加苍术汤（《类证活人书》） 石膏、知母、粳米、甘草、苍术。

白虎加桂枝汤（《金匮要略》） 知母、甘草、石膏、粳米、桂枝。

瓜蒌薤白半夏汤（《金匮要略》） 瓜蒌、薤白、半夏、白酒。

半夏泻心汤（《伤寒论》） 半夏、黄芩、干姜、人参、炙甘草、黄连、大枣。

半夏厚朴汤（《金匮要略》） 半夏、厚朴、茯苓、生姜、紫苏。

半夏白术天麻汤（《医学心悟》） 半夏、天麻、茯苓、陈皮、白术、甘草、生姜、大枣。

加味二妙丸（《杂病源流犀烛》） 黄柏、苍术、当归、牛膝、防己、萆薢、龟甲。

加味四妙丸（《中医男科临床治疗学》） 苍术、黄柏、薏苡仁、怀牛膝、土茯苓、车前草、荔枝草、连翘、板蓝根、小蓟、土茯苓、丹皮、青黛。

圣愈汤（《医宗金鉴》） 熟地黄、白芍、川芎、人参、当归、黄芪。

六画

巩堤丸（《景岳全书》） 熟地黄、菟丝子、白术、五味子、益智仁、补骨脂（破故纸）、附子、茯苓、韭菜子。

地黄饮子（《宣明论方》） 生地黄、巴戟天、山茱萸、肉苁蓉、石斛、炮附子、五味子、肉桂、茯苓、麦冬、石菖蒲、远志、生姜、大枣、薄荷。

耳聋左慈丸（《重订广温热论》） 泽泻、茯苓、磁石、熟地黄、山茱萸、石菖蒲、山药、丹皮、五味子。

芍药汤（《素问病机气宜保命集》） 芍药、当归、黄连、槟榔、木香、甘草、大黄、黄芩、官桂。

芍药甘草汤（《伤寒论》） 白芍药、炙甘草。

百合固金丸（《医方集解》） 生地黄、熟地黄、麦冬、贝母、百合、当归、芍药、甘草、玄参、桔梗。

当归饮子（《重订严氏济生方》） 当归、白芍药、川芎、生地黄、白蒺藜、荆芥、防风、何首乌、黄芪、甘草。

当归六黄汤（《兰室秘藏》） 当归、生地黄、熟地黄、黄连、黄芩、黄柏、黄芪。

当归四逆汤（《伤寒论》） 当归、桂枝、芍药、细辛、甘草、通草、大枣。

回阳救急汤（《伤寒六书》） 人参、茯苓、白术、甘草、陈皮、半夏、肉桂、附子、干姜、五味子、麝香。

华盖散（《圣济总录》） 麻黄、紫苏子、杏仁、陈皮、桑白皮、茯苓、甘草。

血府逐瘀汤（《医林改错》） 当归、生地黄、桃仁、红花、枳壳、赤芍药、柴胡、甘草、桔梗、川芎、牛膝。

交泰丸（《韩氏医通》） 黄连、肉桂。

安神定志丸（《医学心悟》） 人参、茯苓、茯神、远志、石菖蒲、龙齿。

导赤散（《小儿药证直诀》） 生地黄、木通、竹叶、甘草。

导痰汤（《校注妇人良方》） 陈皮、半夏、茯苓、枳实、甘草、制天南星、生姜。

七画

麦味地黄丸（《医级》） 麦冬、五味子、熟地黄、山萸肉、山药、牡丹皮、泽泻、茯苓。

芪附汤（《赤水玄珠》） 黄芪、炮附子。

杞菊地黄丸（《医级》） 枸杞子、菊花、熟地黄、山茱萸、山药、丹皮、泽泻、茯苓。

还少丹（《医方集解》） 熟地黄、枸杞子、山萸肉、肉苁蓉、远志、巴戟天、小茴香、杜仲、怀牛膝、楮实子、人参、茯苓、山药、大枣、五味子、石菖蒲。

连翘金贝煎（《景岳全书》） 金银花、连翘、蒲公英、红藤、夏枯草、土贝母。

吴茱萸汤（《伤寒论》） 吴茱萸、人参、生姜、大枣。

牡蛎散（《太平惠民和剂局方》） 煅牡蛎、黄芪、麻黄根、浮小麦。

秃鸡散（《医心方》引洞玄子方） 肉苁蓉、五味子、菟丝子、远志、蛇床子。

身痛逐瘀汤（《医林改错》） 当归、川芎、桃仁、红花、五灵脂、没药、香附、牛膝、秦艽、羌活、地龙、甘草。

龟鹿二仙胶（《医便》） 鹿角胶、龟甲胶、人参、枸杞子。

羌活胜湿汤（《内外伤辨惑论》） 羌活、独活、川芎、蔓荆子、甘草、防风、藁本。

补阳汤（《类证治裁》） 人参、白术、黄芪、甘草、五味子。

补中益气汤（《脾胃论》） 人参、黄芪、白术、甘草、当归、陈皮、升麻、柴胡。

补阳还五汤（《医林改错》） 黄芪、当归尾、赤芍药、地龙、川芎、桃仁、红花。

附子理中丸（《太平惠民和剂局方》） 炮附子、人参、炮姜、白术、炙甘草。

鸡膍胵散（《太平圣惠方》） 鸡膍胵、黄芪、桑螵蛸、牡蛎、甘草。

八画

青娥丸（《太平惠民和剂局方》） 胡桃肉、补骨脂、杜仲、大蒜头。

青蒿鳖甲汤（《温病条辨》） 青蒿、鳖甲、生地、知母、丹皮。

抵当汤（《金匮要略》） 水蛭、虻虫、桃仁、大黄。

苓桂术甘汤（《金匮要略》） 茯苓、桂枝、白术、甘草。

肾气丸（《金匮要略》） 桂枝、附子、熟地黄、山萸肉、山药、茯苓、丹皮、泽泻。

固阴煎（《景岳全书》） 人参、熟地黄、山药、山茱萸、远志、炙甘草、五味子、菟丝子。

知柏地黄丸（《医宗金鉴》） 知母、黄柏、熟地黄、山茱萸、山药、茯苓、丹皮、泽泻。

金铃子散（《素问病机气宜保命集》） 金铃子、延胡索。

金锁固精丸（《医方集解》） 沙苑子（沙苑蒺藜）、芡实、莲须、龙骨、牡蛎、莲子。

炙甘草汤（《伤寒论》） 炙甘草、人参、桂枝、生姜、阿胶、生地黄、麦冬、火麻仁、大枣。

河车大造丸（《扶寿精方》） 紫河车、熟地黄、杜仲、麦冬、天冬、龟甲、黄柏、牛膝。

泻心汤（《金匮要略》） 大黄、黄连、黄芩。

泻白散（《小儿药证直诀》） 桑白皮、地骨皮、生甘草、粳米。

泻黄散（《小儿药证直诀》） 藿香叶、山栀子、石膏、甘草、防风。

治浊固本丸（《医学正传》） 莲花须、黄连、白茯苓、砂仁、益智、半夏、黄柏、甘草、猪苓。

实脾饮（《济生方》） 附子、干姜、白术、甘草、厚朴、木香、草果、槟榔、木瓜、生姜、大枣、茯苓。

参芪膏（《全国中药成药处方集》） 党参、黄芪。

参附汤（《重订严氏济生方》） 人参、附子。

参苓白术散（《太平惠民和剂局方》） 莲子肉、薏苡仁、缩砂仁、桔梗、白扁豆、白茯苓、人参、甘草、白术、山药。

九画

拯阳理劳汤（《医宗必读》） 人参、黄芪、白术、甘草、肉桂、当归、五味子、陈皮、生姜、大枣。

茵陈蒿汤（《伤寒论》） 茵陈蒿、栀子、大黄。

茵陈五苓散（《金匮要略》） 茵陈蒿、桂枝、茯苓、白术、泽泻、猪苓。

枳术汤（《金匮要略》） 枳实、白术。

栀子柏皮汤（《伤寒论》） 栀子、甘草、黄柏。

胃苓汤（《丹溪心法》） 苍术、厚朴、陈皮、官桂、茯苓、白术、泽泻、猪苓、甘草、生姜、大枣。

香砂六君子汤（《时方歌括》） 木香、砂仁、陈皮、半夏、党参、白术、茯苓、甘草。

保元汤（《博爱心鉴》） 黄芪、人参、肉桂、甘草、生姜。

保和丸（《丹溪心法》） 神曲、山楂、茯苓、半夏、陈皮、连翘、莱菔子。

独活寄生汤（《备急千金要方》） 独活、桑寄生、秦艽、防风、细辛、生地、白芍、当归、川芎、桂心、茯苓、杜仲、人参、牛膝、甘草。

养心汤（《证治准绳》） 黄芪、茯苓、茯神、当归、川芎、炙甘草、半夏曲、柏子仁、酸枣仁、远志、五味子、人参、肉桂。

姜附汤（《太平惠民和剂局方》） 干姜、附子。

活血散瘀汤（《外科正宗》） 川芎、当归尾、赤芍、苏木、牡丹皮、枳壳、瓜蒌仁、桃仁、槟榔、大黄。

济生肾气丸（《济生方》） 熟地黄、山药、山茱萸、丹皮、茯苓、泽泻、炮附子、官桂、川牛膝、车前子。

举元煎（《景岳全书》） 人参、炙黄芪、炙甘草、升麻、白术。

十画

真武汤（《伤寒论》） 炮附子、白术、茯苓、芍药、生姜。

桂枝汤（《伤寒论》） 桂枝、芍药、生姜、炙甘草、大枣。

桂附理中汤（《产科发蒙》） 肉桂、附子、人参、白术、甘草、干姜。

桂枝茯苓丸（《金匮要略》） 桂枝、茯苓、丹皮、桃仁、芍药。

桂枝加附子汤（《伤寒论》） 桂枝、芍药、甘草、生姜、大枣、附子。

桂枝加葛根汤（《伤寒论》） 桂枝、芍药、甘草、生姜、大枣、葛根。

桂枝加龙骨牡蛎汤（《金匮要略》） 桂枝、芍药、生姜、甘草、大枣、龙骨、牡蛎。

桃红四物汤（《医宗金鉴》） 桃仁、红花、熟地黄、白芍、当归、川芎。

柴胡疏肝散（《证治准绳》引《医学统旨》方） 柴胡、枳壳、白芍、陈皮、甘草、香附、川芎。

逍遥散（《太平惠民和剂局方》） 柴胡、白术、白芍药、当归、茯苓、炙甘草、薄荷、煨姜。

益气聪明汤（《证治准绳》） 人参、黄芪、升麻、葛根、蔓荆子、黄柏、白芍、炙甘草。

消风散（《外科正宗》） 当归、生地、防风、蝉蜕、知母、苦参、胡麻仁、荆芥、苍术、牛蒡子、石膏、甘草、木通。

涤痰汤（《济生方》） 制天南星、制半夏、陈皮、枳实、茯苓、人参、石菖蒲、竹茹、甘草、生姜。

通窍活血汤（《医林改错》） 赤芍药、川芎、桃仁、红花、麝香、老葱、鲜姜、大枣、酒。

桑菊饮（《温病条辨》） 桑叶、菊花、杏仁、连翘、薄荷、桔梗、甘草、芦根。

桑螵蛸散（《本草衍义》） 桑螵蛸、龟甲、龙骨、人参、茯神、菖蒲、远志、当归。

十一画

理中丸（《伤寒论》） 人参、白术、干姜、炙甘草。

黄芪建中汤（《金匮要略》） 黄芪、白芍药、桂枝、炙甘草、生姜、大枣、饴糖。

黄连阿胶汤（《伤寒论》） 黄连、阿胶、黄芩、鸡子黄、芍药。

黄连泻心汤（《外科正宗》） 黄连、山栀、荆芥、黄芩、连翘、木通、薄荷、牛蒡子、甘草。

黄连清心饮（《沈氏尊生书》） 黄连、生地黄、当归、甘草、茯神、酸枣仁、远志、人参、莲子肉。

黄连温胆汤（《备急千金要方》） 半夏、陈皮、茯苓、竹茹、枳实、甘草、黄连、大枣。

黄连解毒汤（《肘后方》） 黄连、黄柏、黄芩、栀子。

黄芪桂枝五物汤（《金匮要略》） 黄芪、芍药、桂枝、生姜、大枣。

萆薢分清饮（《丹溪心法》） 益智仁、川萆薢、石菖蒲、乌药。

萆薢渗湿汤（《疡科心得集》） 萆薢、薏苡仁、黄柏、赤苓、丹皮、泽泻、滑石、通草。

麻黄汤（《伤寒论》） 麻黄、桂枝、杏仁、甘草。

麻杏石甘汤（《伤寒论》） 麻黄、杏仁、石膏、甘草。

麻黄附子细辛汤（《伤寒论》） 麻黄、附子、细辛。

旋覆代赭汤（《伤寒论》） 旋覆花、人参、生姜、代赭石、炙甘草、半夏、大枣。

羚角钩藤汤（《通俗伤寒论》） 羚角片、霜桑叶、川贝母、鲜生地、双钩藤、滁菊花、茯神木、生白芍、生甘草。

清中汤（《古今医彻》） 山栀、半夏、黄连、茯苓、广皮、炙甘草。

清肺饮（《证治汇补》） 茯苓、黄芩、桑白皮、麦冬、车前子、山栀、木通。

清胃散（《兰室秘藏》） 生地黄、当归、牡丹皮、黄连、升麻。

清骨散（《证治准绳》） 银柴胡、胡黄连、秦艽、鳖甲、地骨皮、青蒿、知母、甘草。

清气化痰丸（《医方考》） 陈皮、杏仁、枳实、黄芩、瓜蒌仁、茯苓、胆南星、制半夏。

清金化痰汤（《杂病广要》引《医学统旨》方） 黄芩、栀子、桔梗、麦冬、贝母、橘红、茯苓、桑皮、知母、瓜蒌仁、甘草。

清燥救肺汤（《医门法律》） 桑叶、石膏、甘草、人参、阿胶、麦冬、杏仁、炒胡麻仁、炙枇杷叶。

渗湿汤（《丹溪心法》） 干姜、甘草、丁香、苍术、白术、橘红、茯苓。

十二画

琥珀散（《太平圣惠方》） 琥珀、白术、当归、柴胡、延胡索、红花子、牡丹、木香、桂心、桃仁、鳖甲、赤芍药。

琼玉膏（《洪氏集验方》） 生地黄汁、茯苓、人参、白蜜。

程氏萆薢分清饮（《医学心悟》） 萆薢、车前子、茯苓、莲子心、菖蒲、黄柏、丹参、白术。

痛泻要方（《丹溪心法》） 白术、白芍、陈皮、防风。

温经汤（《金匮要略》） 吴茱萸、当归、芍药、川芎、人参、桂枝、阿胶、牡丹皮、生姜、甘草、半夏、麦冬。

温胆汤（《三因极一病证方论》） 半夏、陈皮、竹茹、枳实、甘草、茯苓、生姜、大枣。

温脾汤（《备急千金要方》） 干姜、附子、人参、大黄、甘草、当归、芒硝。

犀角地黄汤（《备急千金要方》） 犀角、生地黄、芍药、牡丹皮。

十三画

暖肝煎（《景岳全书》） 当归、枸杞子、茯苓、小茴香、肉桂、乌药、沉香、生姜。

煨肾丸（《素问病机气宜保命集》） 牛膝、萆薢、杜仲、苁蓉、菟丝子、防风、白蒺藜、补骨脂（破故纸）、肉桂。

十四画

酸枣仁汤（《金匮要略》） 酸枣仁、甘草、知母、茯苓、川芎。

缩泉丸（《妇人良方》） 乌药、益智仁、山药。

十五画

镇肝熄风汤（《医学衷中参西录》） 淮牛膝、生龙骨、生白芍、天冬、生麦芽、代赭石、生牡蛎、玄参、川楝子、茵陈蒿、甘草、生龟甲。

十六画

薏苡仁汤（《外科正宗》） 薏苡仁、瓜蒌仁、牡丹皮、桃仁、白芍。

橘核丸（《重订严氏济生方》） 橘核、海藻、昆布、海带、川楝子、桃仁、厚朴、木通、枳实、延胡索、桂心、木香。

橘皮竹茹汤（《金匮要略》） 橘皮、竹茹、大枣、生姜、甘草、人参。

赞育丹（《景岳全书》） 熟地黄、当归、杜仲、巴戟肉、肉苁蓉、淫羊藿、蛇床子、肉桂、白术、枸杞子、仙茅、山茱萸、韭子、附子，或加人参、鹿茸。

十八画

礞石滚痰丸（《养生主论》） 青礞石、沉香、大黄、黄芩、朴硝。

十九画

藿朴夏苓汤（《医原》） 藿香、厚朴、姜半夏、赤茯苓、杏仁、薏苡仁、白蔻仁、猪苓、豆豉、泽泻。